广西中药质量标准研究重点实验室
广西壮族自治区中医药研究院
广西壮族自治区分析测试研究中心

壮瑶药常用化学对照品手册

ZHUANG–YAOYAO
CHANGYONG HUAXUE
DUIZHAOPIN
SHOUCE

组织编写　广西壮族自治区中医药研究院

总 主 编　钟　鸣

本书主编　刘布鸣　邱宏聪

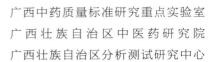

广西科学技术出版社

图书在版编目（CIP）数据

壮瑶药常用化学对照品手册／刘布鸣，邱宏聪主编. —南宁：广西科学
技术出版社，2020.8
（壮瑶药现代研究丛书）
ISBN 978－7－5551－1371－3

Ⅰ.①壮… Ⅱ.①刘… ②邱… Ⅲ.①壮医—中药化学成分—鉴定—手
册 ②瑶医—中药化学成分—鉴定—手册 Ⅳ.①R291.8－62②R295.1－62
③R284.1－62

中国版本图书馆 CIP 数据核字（2020）第 110841 号

壮瑶药常用化学对照品手册
刘布鸣　邱宏聪　主编

策划编辑：方振发　　　　　　　　　责任编辑：程　思
封面设计：韦娇林　　　　　　　　　责任印制：韦文印
责任校对：阁世景

出 版 人：卢培钊　　　　　　　　　出版发行：广西科学技术出版社
社　　址：广西南宁市东葛路 66 号　　邮政编码：530023
网　　址：http://www.gxkjs.com

经　　销：全国各地新华书店
印　　刷：广西民族印刷包装集团有限公司
地　　址：广西南宁市高新区高新三路 1 号　邮政编码：530007
开　　本：787 mm×1092 mm　1/16
字　　数：616 千字　　　　　　　　　印　　张：28.5
版　　次：2020 年 8 月第 1 版　　　　印　　次：2020 年 8 月第 1 次印刷
书　　号：ISBN 978－7－5551－1371－3
定　　价：128.00 元

《壮瑶药现代研究丛书》
编纂专家委员会

本书获广西壮瑶医药与医养结合
人才小高地专项资助

内容简介

　　壮瑶药是中华民族传统医药的重要部分,是中药学的一个分支。化学对照品是中药标准化、现代化的一个关键技术,对新药的开发、老药的评价,特别是在药品生产的质量控制中起着极其重要的作用,已广泛应用于众多领域。本书是一部壮瑶药常用化学对照品的工具书,全书共收集、归纳整理了壮瑶药中常用的近200种化学对照品,汇集了化学对照品品种信息及其基本参数,包括名称、CAS号、结构式、分子式、相对分子质量、性状、紫外光谱、红外光谱、核磁共振波谱、质谱、色谱及色谱条件等结构和鉴定数据,以及药理活性、应用,等等。为便于检索,书后附有英文索引。本书信息量大、实用性强、索引完备,为壮瑶药现代化提供标准化、信息化的实用数据,是壮瑶药质量评价与分析检测的专业工具书籍,可供壮瑶药生产、检验、科研、贸易、医疗、教学及壮瑶药爱好者等参考使用。

前　言

　　中药是中华民族的瑰宝,她包含了中国各民族的传统医药。壮瑶药是中华民族传统医药的重要组成部分,在漫长的历史发展过程中,壮族、瑶族人民在与自然和疾病的斗争中,积累并掌握了丰富的治疗疾病和保健的方法,形成了自己独特的民族用药风格,是其战胜疾病、维护健康的重要手段,为本民族人民的身体健康和生存繁衍做出了巨大贡献,成为中国传统医药学的一个分支。中药化学对照品,亦称标准品,是其质量标准和质量控制的实物对照,是中药标准化、现代化研究的一个非常重要的部分,对新药的开发、老药的评价,特别是在药品生产的质量控制中起着极其关键的作用。中药化学对照品是药品检测和研究中使用的参比物质,应用于中药真伪的确定和药品质量优劣的评价,因此对提高中药质量控制水平、保证用药的安全有效具有十分重要的作用。中药化学对照品按《中华人民共和国药典》2015年版及中药材、中成药标准中化学检验要求可分为:①鉴别用中药化学对照品,纯度95%以上,用于中药材及中药制剂的薄层色谱、气相色谱、液相色谱等定性分析;②含量测定用中药化学对照品,纯度98%以上,用于中药材、中药单体成分和提取物成分及中成药制剂的含量测定,也用于色谱法、紫外分光光度法、比色法等定性检查;③杂质检查用化学对照品,用于中药有效成分制剂中杂质的限量检查。

　　目前,我国相当部分中药尤其是民族药,其药材及制剂化学成分不明或无化学对照品,无法阐明其作用的化学物质基础,无法进行有效的质量控制,难以进入国际药品市场。因此,中药化学对照品对中药现代化的作用是显而易见的,制备高纯度的化学对照品并应用于质量标准规范化研究是中药现代化发展的必由之路,具有重大的现实意义和学术价值。随着中药质量控制的技术和方法不断改进、提高,中药质量标准正在由以单成分、单指标的质量控制向多成分、多指标的质量控制转变,向有效成分及质量标志物控制方向发展。同时,由于量化控制水平不断提高,使得对中药化学对照品的需求愈来愈大,已成为中药产业一个研究方向和重点。

　　随着全球化的发展,贸易壁垒已转为技术壁垒,而技术壁垒的核心内容是标准和检测。产品的质量标准和检测方法变得愈来愈重要,国际上药品研发与生产应围绕着"安全、有效、稳定和质量可控"展开,其核心为质量标准控制水平,而化学对照品则起到关键的作用,成为共性与关键技术之一。尽管中医药是我国特有的传统医药学体系,但中药的复杂性及一直以来对中药化学的基础研究不足,致使许多中药的药效成分仍不明确,对照品或与该药的功能主治吻合性较差,专属性不强,缺乏确定的特性或量值,可供定量用的对照品较少或纯度不符合要求,造成药品标准中收载的不少中药及制剂无含量测定的量化指标,严重制约着中药质量标准量化控制水平的提高;或由于对照品的限制,造成许多功能主治不同的中成药含量测定成分相同,因而缺乏专属性,难以达到质量控制的目的,未能真正反映中药的内在质量,缺乏多指标控制,药品质与量相关性差。目前的中药,包括新开发的药,多为单成分、单指标的含量控制,虽有的为有效成分,但实际上也只是指标性的控制,达不到以量控制质的目的,既制约了中药现代化的发展,也成为中药难以进入国际药品主流市场的堵点,给发展传统中药产业带来了困难。随着天然产物化学的研究与发展,我国中药检验和质量评价在原本的形态学和传统生药学的内容中逐渐加入了化学分析的方法,中国药典已收入了上千种的中药化学对照品,大多数药材和制剂都制定了采用中药化学对照品进行鉴别或含量测定的标准。在中药现代化进程中,业内也高度重视中药质量控制对照品的研究,但其体系和规模仍不能适应中药发展的要求。欧盟各国及美国、日本等发达国家对天然药物的研究发展较快,且越来越多地采用来源于天然药物的化学对照品进行研究和质量控制。全球最大的化学对照品公司(Sigma公司、Merk公司等)具有上万种化合物的数据库,逐步建立了天然药物化学成分及对照品数据库,推出植物药化学对照品。中国药品生物制品检定所(NICPBP)等也有中药化学对照品供应。现中药化学对照品存在的主要问题是品种与数量有限,标准化和信息化程度偏低,部分纯度达不到要求。

中药化学对照品应从几个方向开展研究:①化学成分及药效物质基础。对化学成分进行系统地提取、分离和结构鉴定研究,筛选活性物质,明确有效成分,揭示药效物质基础、指标性成分和质量标志物。②对照品制备。进行对照品提取合成、分离纯化工艺研究,确定其化学结构,制备具有特征性、专属性的中药化学对照品。③技术标准与分析测试方法研究。建立对照品的质量控制技术和方法,制定符合现行国家标准并与国际接轨的科学实用的对照品质量标准。

中药属于天然化学品范畴,成分多且结构复杂,有效成分的分离、纯化较困难,采用传统的分离技术如超离心、沉淀、萃取、超滤等往往达不到所需的纯度要求,而色谱分离技术无疑是这类物质精细分离的有效手段。随着现代科学技术的发展,已有集柱层析技术、高压液相制备色谱技术于一体,并用计算机智能控制进样、收集的全自动、高性能的纯化系统,可通过制备系统建立制备高纯度化学对照品的方法。

中药化学对照品是单一成分或混合组分,作为用于检验的标准物质,分为鉴别用和含量测定用两种。中药化学对照品在未进行标定前称为候选对照品,候选对照品需要根据国家药品标准物质研制技术要求进行研究,首先确定候选对照品的品种,一般选择有效成分、特征性成分或指标性成分。候选对照品的研制内容:①制备工艺,包括原料选择、制备工艺及参数等;②对照品标定,包括性状、理化常数、结构确证、纯度、赋值、包装贮藏、稳定性试验等。对照品制备完成后,标定是关键。首先应进行结构确证,采用各种波谱技术,获得各类数据,进行详细地结构解析与推断,并与文献数据进行比较;其次是纯度检查(纯度要求鉴别用95%以上、含量测定用98%以上),通常采用色谱法进行试验,需进行方法学验证,同时还应注意不同的色谱条件与上样量;再次是赋值,按照质量平衡法原理进行赋值,鉴别用的因不涉及量值的使用,不需要进行赋值,含量测定用的则按供色谱用或供光谱用及不同的使用方法进行赋值;最后进行稳定性试验,确定包装和贮藏条件,以及有效期限。

据统计,我国药典公布的中药化学对照品有1000多种,《中华人民共和国药典》2015年版收载中药化学对照品500多种,标准品与对照品(化学药)1600多种;收载有药材、饮片、植物油脂、提取物、成方制剂、单方制剂等,共计2598种,大多数药材、提取物和制剂都制定有采用中药化学对照品进行色谱鉴别或含量测定的标准。中国药典标准中提取物一般均建立有特征图谱,并在30多个药材标准中都建立了特征图谱,中药化学对照品在药品质量控制方面的作用不言而喻,可见中药化学对照品应用之广。我国有丰富的天然产物资源,其中广西物种资源极为丰富,现已查明有植物物种5000多种,中草药物种数量排名全国第二,壮药2200多种,瑶药1000多种。目前,壮瑶药材标准收载品种600多种,应用化学对照品有200多个,应用于鉴别的300多项,应用于含量测定的约250项,应用程度与数量并不高,且部分对照品专属性不强。从资源开发利用的角度出发,充分利用广西的资源优势,加强中药化学对照品研究,建立化学对照品及其质量控制技术方法,用科学细致的标准制定完整、严谨的分析测定方法,开发系列中药化学对照品,并制定相关标准,为中药资源的进一步开发、提高中药质量标准提供技术保障,将资源优势变为产业优势,将产品优势变为市场优势,推动中药产品质量升级换代,为全国特别是民族区域经济的可持续健康发展做出重要贡献。

笔者和研究团队长期从事中药化学对照品研究及分析测试与质量标准工作,常常遇到化学对照品的成分鉴定、质量标准、检验分析等问题,在多年的化学对照品科研、质量标准研究及应用过程中,积累了大量的实验数据、信息与经验。化学对照品品种繁多、种类复杂,存在大量各种不同的信息及理化参数,为满足中药民族药的生产加工、质量检验、科学研究及推广应用对化学对照品的需求,我们根据实际应用组织撰写了《壮瑶药常用化学对照品手册》一书。全书共收集、整理近200种主要用于壮瑶药的化学对照品,每个对照品包含名称、结构式、来源、理化性质、光谱、波谱、色谱、实验条件、药理活性、应用等基本参数,为相关药材和制剂的质量标准研究提供科学基础和技术支撑,进一步推动壮瑶药材标准的标准化、规范化与信息化。希望本书能作为一部系统的专业工具书,为壮瑶药材标准物质的应用提供参考与帮助,为中药在科研、生产、检测、教学等领域的应用提供专业的实用技术资料。

本书作为《壮瑶药现代研究丛书》的一册,自筹划、收集数据至编著撰写,历时数载,在全体编撰人员的共同努力下终于脱稿。感谢广西壮族自治区中医药研究院、广西中药质量标准研究重点实验室、广西中医药大学、广西中药药效学研究重点实验室、广西壮族自治区分析测试研究中心等单位在各方面给予的便利,感谢在本书撰写过程中所有给予支持与帮助的人们。

　　本书出版得到广西壮瑶医药与医养结合人才小高地、广西中药质量标准研究重点实验室建设项目(桂中重自 201801)、广西大型科研仪器共享网络管理及服务平台建设(第三期)项目(20181182-2)资助,在此表示感谢!

　　由于编著者水平有限,错漏之处在所难免,敬请各位读者不吝指正。

刘布鸣

2020 年 3 月

目　录

一枝蒿甲素

Bullatine A

【化学名】 （5R,11R,14S,15R,16R）-7-ethyl-5-methyl-12-methylidene-7-azahexacyclo [7. 6. 2. 2^{10,13}.0^{1,8}.0^{5,16}.0^{10,15}] nonadecane-11,14-diol。

【别名】 裸翠雀亭、光翠雀碱、无毛翠雀亭等。

【CAS 号】 1354-84-3。

【结构式】

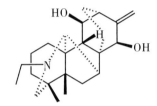

【分子式】 C$_{22}$H$_{33}$NO$_2$。

【相对分子质量】 343.50。

【主要来源】 毛茛科植物短柄乌头（*Aconitum brachypodum* Diels）、铁棒锤（*Aconitum pendulum* Busch）、宣威乌头（*Aconitum nagarum* var.*Iasiandrum* W.T.Wang）等。

【性状】 白色针状结晶。易溶于三氯甲烷。

【熔点】 249~250 ℃。

【光谱】

IR ν_{max}^{KBr}(cm^{-1})：3381,2924,2879,2792,1643,1458,1085,898[1]。

【波谱】

^{1}H-NMR （400 MHz,Pyridine-d_5）δ：5. 76,5. 29（各 1H,t,*J*=2. 0 Hz,H-17）,4. 67（1H, br. s,H-15）,4. 08（1H,d,*J*=9. 5 Hz,H-11）,2. 50（2H,m,NCH$_2$）,1. 06（3H,t,*J*=7. 2 Hz, NCH$_2$CH$_3$）[2]。

^{13}C-NMR （100 MHz,Pyridine-d_5）δ：40. 8（C-1）,23. 5（C-2）,28. 7（C-3）,34. 2（C-4）,52. 9（C-5）,21. 2（C-6）,42. 9（C-7）,46. 1（C-8）,54. 1（C-9）,44. 3（C-10）,72. 7（C-11）,48. 4（C-12）,25. 2（C-13）,27. 1（C-14）,78. 2（C-15）,155. 7（C-16）,109. 5（C-17）,26. 8（C-18）,57. 8（C-19）,72. 4（C-20）,51. 1（NCH$_2$CH$_3$）,14. 0（NCH$_2$CH$_3$）[2]。

【质谱】

EI-MS m/s：343[M]$^{+}$[2]。

【色谱】

TLC[3]

薄层板:硅胶 G。

展开剂:三氯甲烷—甲醇(20:1),置氨蒸气预饱和的展开缸内。

检识:改良碘化铋钾试液显色,日光下检视。

HPLC[4]

色谱柱:C18。

流动相:以甲醇—磷酸盐缓冲溶液(取磷酸氢二钠 1.97 g,磷酸二氢钾 0.22 g,加水溶解并稀释至 1000 mL,用 80%磷酸溶液调节 pH 至 7.3)(72:28)。

检测波长:210 nm。

【药理活性】 镇痛[5]、抗癌[6]等。

【贮藏】 干燥、密闭、避光、低温(0～10℃)。

【应用】

《贵州省中药材、民族药材质量标准》[7]

含量测定(UV):雪上一枝蒿。

参考文献

[1]丁立生,吴凤锷,陈耀祖.小白撑根部二萜生物碱研究[J].天然产物研究与开发,1994(3):50-54.

[2]王洪云,左爱学,孙赟,等.东川雪上一支蒿的化学成分研究[J].中国中药杂志,2013(24):4324-4328.

[3]王东孝.雪上一枝蒿化学成分与药物质量控制研究[D].开封:河南大学,2013.

[4]国家药典委员会.中华人民共和国药典:2015 年版 一部[M].北京:中国医药科技出版社,2015:1192.

[5]黄茜.雪上一枝蒿甲素和白首乌二苯酮镇痛作用及机制研究[D].上海:上海交通大学,2017.

[6]LI J,REN W,HUANG X J,et al.Bullatine A,a diterpenoid alkaloid of the genus Aconitum,could attenuate ATP-induced BV-2 microglia death/apoptosis via P2X receptor pathways[J].Brain Research Bulletin,2013:81-85.

[7]贵州省药品监督管理局.贵州省中药材、民族药材质量标准[M].贵阳:贵州科技出版社,2003.

乙氧基白屈菜红碱
Ethoxychelerythrine

【化学名】 13-ethoxy-1,2-dimethoxy-12-methyl-12,13-dihydro[1,3]benzodioxolo[5,6-c]phenanthridine。

【别名】 无。

【CAS 号】 79559-55-0。

【结构式】

【分子式】 $C_{23}H_{23}NO_5$。

【相对分子质量】 393.43。

【主要来源】 芸香科植物两面针[*Zanthoxylum nitidum*(Roxb.)DC.]。

【性状】 白色粉末状结晶。易溶于甲醇、乙醇。

【熔点】 207~208 ℃。

【光谱】

UV λ_{max}^{MeOH}(nm):228,283,320[1]。

IR ν_{max}^{KBr}(cm^{-1}):2830(—OCH$_3$),935(—OCH$_2$O—)[1]。

【波谱】

¹H-NMR (500 MHz,CD$_3$OD)δ:7.76(1H,d,J=8.5 Hz,H-11),7.66(1H,s,H-4),7.62(1H,d,J=8.6 Hz,H-10),7.45(1H,d,J=8.5 Hz,H-12),7.12(1H,s,H-1),7.02(1H,d,J=8.6 Hz,H-9),6.04(2H,s,OCH$_2$O),5.67(1H,s,H-6),3.96(3H,s,8-OCH$_3$),3.92(3H,s,7-OCH$_3$),3.72(2H,q,J=7.0 Hz,OCH$_2$CH$_3$),2.74(3H,s,NCH$_3$),1.09(3H,t,J=7.0 Hz,OCH$_2$CH$_3$)[2]。

¹³C-NMR (125 MHz,CD$_3$OD)δ:104.6(C-1),147.8(C-2),147.3(C-3),100.7(C-4),126.8(C-4a),138.7(C-4b),84.5(C-6),126.0(C-6a),146.6(C-7),152.2(C-8),112.9(C-9),119.0(C-10),124.9(C-10a),122.7(C-10b),120.1(C-11),61.7(7-OCH$_3$),

56.0(8-OCH$_3$),123.3(C-12),131.0(C-12a),101.0(2,3-OCH$_2$O),40.7(NCH$_3$),61.6(OCH$_2$CH$_3$),15.2(OCH$_2$CH$_3$)[2]。

【质谱】

EI-MS m/z:393[M]$^+$,348,333,332,316,305,304,290[1]。

【色谱】

TLC[3]

薄层板:硅胶 G。

展开剂:甲苯—乙酸乙酯—甲醇(25:2:0.1)。

检识:紫外光灯 365 nm 下检视。

HPLC[4]

色谱柱:C18。

流动相:乙腈(A)—0.2%磷酸+0.2%三乙胺水溶液(B),梯度洗脱(0 min,12%A;12 min,12%A;18 min,23%A;30 min,28%A)。

流速:1.0 mL/min。

检测波长:273 nm、283 nm、328 nm。

【药理活性】 抗菌[2]、抗炎[5]。

【贮藏】 干燥、密闭。

【应用】

《广西壮族自治区壮药质量标准:第一卷(2008 年版)》[3]

薄层鉴别(TLC):两面针/棵剩咯。

参考文献

[1]朱克刚,丁牧良,屠治本,等.刺异叶花椒的化学成分研究[J].武汉植物学研究,1987(1):59-63.

[2]MIAO F,YANG X J,ZHOU L,et al.Structural modification of sanguinarine and chelerythrine and their antibacterial activity[J].Natural Product Research,2011(9):863-875.

[3]广西壮族自治区食品药品监督管理局.广西壮族自治区壮药质量标准:第一卷(2008 年版)[M].南宁:广西科学技术出版社,2008.

[4]黄琪,雷鹏,李秀杰,等.两面针与毛两面针药材中 5 种化学成分的比较研究[J].中国药科大学学报,2012(2):154-158.

[5]文屏,李加福,高咏莉,等.两面针中白屈菜红碱等成分的抗炎活性研究[J].今日药学,2018(4):217-220.

23-乙酰泽泻醇 B

23-Acetate alisol B

【化学名】（8α，9β，14β)-23-乙酰氧基-11β-羟基-达玛-13（17)-烯-3,24-二酮〔(8α，9β，14β)-23-acetoxy-11β-hydroxy-dammar-13（17)-ene-3,24-dione〕。

【别名】泽泻醇 B 醋酸酯、泽泻醇 B-23-醋酸酯。

【CAS 号】19865-76-0。

【结构式】

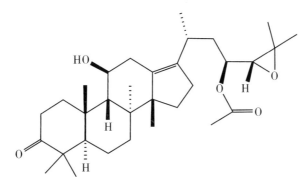

【分子式】$C_{32}H_{50}O_5$。

【相对分子质量】514.74。

【主要来源】泽泻科植物泽泻〔*Alisma orientale*（Sam.）Juzep.〕。

【性状】无色结晶。溶于甲醇。

【熔点】167.1~167.9℃。

【光谱】

IR $\nu_{max}^{KBr}(cm^{-1}):3490,1740,1700^{[1]}$。

【波谱】

¹H-NMR （400 MHz，CDCl₃)δ:0.96,1.04,1.05,1.06,1.14,1.31,1.33(各 3H,s,30,19,28,29,18,26,27-CH₃),1.02(3H,d,J=7.2 Hz,H-21),1.72(1H,d,J=10.8 Hz,H-9),2.06(3H,s,OAc),2.55(1H,dd,J=5.6,13.2 Hz,H-12),2.73(1H,d,J=8.4 Hz,H-24),3.80(1H,m,H-11),4.61(1H,m,H-23)[2]。

¹³C-NMR （100 MHz，CDCl₃)δ:30.9(C-1),33.7(C-2),222.0(C-3),46.9(C-4),48.4(C-5),20.0(C-6),34.1(C-7),40.7(C-8),50.0(C-9),34.9(C-10),70.2(C-11),34.5(C-12),138.0(C-13),57.0(C-14),30.6(C-15),29.1(C-16),134.2(C-17),23.1(C-18),25.6(C-19),27.8(C-20),20.0(C-21),36.7(C-22),71.4(C-23),65.0(C-24),58.4(C-25),19.4(C-26),24.6(C-27),29.5(C-28),20.1(C-29),23.8(C-30),169.9(C-

31),31.1(C-32)[2]。

【质谱】

ESI-MS m/z:537[M+Na]+[2]。

【色谱】

TLC[3]

薄层板:硅胶 H。

展开剂:环己烷—乙酸乙酯(1:1)。

检识:喷以 5%硅钨酸乙醇溶液,105 ℃加热至斑点显色清晰,日光下检视。

HPLC[4]

色谱柱:Waters C18,10 μm(4.6 mm×250 mm)。

流动相:乙腈—水(80:20)。

流速:0.8 mL/min。

检测波长:208 nm。

【药理活性】 降尿酸、抗菌、抗疟原虫活性、抗过敏、调血脂[5-9]等。

【贮藏】 低温。

【应用】

《广西壮族自治区壮药质量标准:第二卷(2011 年版)》[3]

薄层鉴别(TLC):泽泻/棵泽泻。

含量测定(HPLC):泽泻/棵泽泻。

参考文献

[1]NAKAJIMA Y,SATOH Y,KATSUMATA M,et al.Terpenoids of *Alisma orientale* rhizome and the crude drug alismatis rhizoma[J].Phytochemistry,1994(1):119－127.

[2]许文,罗奋熔,赵万里,等.泽泻降糖活性提取物化学成分研究[J].中草药,2014(22):3238－3245.

[3]广西壮族自治区食品药品监督管理局.广西壮族自治区壮药质量标准:第二卷(2011 年版)[M].南宁:广西科学技术出版社,2011.

[4]李清,周以飞,白泽芳,等.HPLC 法检测建泽泻中 23-乙酰泽泻醇 B 含量[J].现代农业科技,2014(7):293－294.

[5]王建平,傅旭春,白海波.泽泻降血尿酸乙醇提取物的提取工艺研究[J].中国中药杂志,2010(14):1809－1811.

[6]JIN H G,JIN Q,KIM A R,et al. A new triterpenoid from *Alisma orientale* and their antibacterial effect[J]. Archives of Pharmacal Research,2012(11):1919－1926.

[7]ADAMS M,GSCHWIND S,ZIMMERMANN S,et al. Renaissance remedies:Antiplasmodial protostane triterpenoids from *Alisma plantago-aquatica* L.(Alismataceae)[J]. Journal of Ethnopharmacology,2011(1):43－47.

[8]LEE J H,KWON O S,JIN H G,et al. The rhizomes of *Alisma orientale* and alisol derivatives inhibit allergic response and experimental atopic dermatitis[J]. Biological & Pharmaceutical Bulletin,2012(9):1581 – 1587.

[9]徐飞,于慧,陆彩,等.泽泻醇类化合物调血脂作用及分子机制的研究[J].南京中医药大学学报,2016 (5):451 – 455.

乙酸龙脑酯

Bornyl acetate

【化学名】内型-1,7,7-三甲基二环[2.2.1]庚烷-2-醇乙酸酯{endo-1,7,7-trimethylbi-cyclo[2.2.1]hept-2-yl acetate}。

【别名】乙酸冰片酯。

【CAS 号】76-49-3。

【结构式】

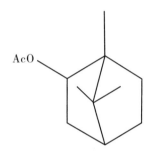

【分子式】$C_{12}H_{20}O_2$。

【相对分子质量】196.28。

【主要来源】姜科植物砂仁(*Amomum villosum* Lour.)。

【性状】无色透明液体。溶于乙醇、乙醚、大多数非挥发性油和挥发性油,微溶于水,不溶于丙二醇和甘油。

【熔点】29 ℃。

【光谱】

UV　$\lambda_{max}^{MeOH}(nm):211$[1]。

IR　$\nu_{max}^{KBr}(cm^{-1}):2900,1740(C=O),1500,1480,1260,1100,1040$[1]。

【波谱】

¹H-NMR　(400 MHz,CDCl₃)δ:4.88~4.91(1H,m,H-2),2.34~2.38(1H,m,H-3b),2.09(3H,s,COOH),1.92~1.96(1H,m,H-5b),1.76(1H,m,H-6a),1.67~1.69(1H,m,H-5a),1.23~1.34(2H,m,H-3a),0.99(1H,dd,*J*=13.5,3.5 Hz,H-4),0.97(3H,s,10-CH₃),0.96(3H,s,9-CH₃),0.91(3H,s,8-CH₃)[2]。

¹³C-NMR　(100 MHz,CDCl₃)δ:13.6(C-10),19.9(C-12),19.0(C-8),21.5(C-9),27.3(C-6),28.2(C-5),36.9(C-3),45.1(C-4),47.9(C-7),48.9(C-1),80.1(C-2),171.6(C-11)[2]。

【质谱】

FAB-MS m/z:197[M+H]$^{+[2]}$。

【色谱】

TLC[3]

薄层板:硅胶 G。

展开剂:环己烷—乙酸乙酯(22:1)。

检识:喷以 5%的香草醛硫酸溶液,加热至斑点显色清晰,日光下检视。

GC[3]

色谱柱:DB-1 毛细管柱(100%二甲基聚硅氧烷为固定相),0.25 μm(0.25 mm×30 m)。

柱温:100 ℃。

检测器温度:250 ℃。

进样口温度:230 ℃。

分流比:10:1。

【药理活性】 抗炎[4]、镇痛、止泻[5]、降血糖[6]等。

【贮藏】 干燥、密闭。

【应用】

《广西壮族自治区壮药质量标准:第二卷(2011 年版)》[3]

薄层鉴别(TLC):砂仁/棵砂仁。

含量测定(GC):砂仁/棵砂仁。

参考文献

[1]林瑞超,马双成.中药化学对照品应用手册[M].北京:化学工业出版社,2013:75-76.

[2]CHOI J W,KIM K H,LEE H K,et al.Phytochemical Constituents of *Amomum xanthioides*[J].Natural Product Sciences,2009(1):44-49.

[3]广西壮族自治区食品药品监督管理局.广西壮族自治区壮药质量标准:第二卷(2011 年版)[M].南宁:广西科学技术出版社,2011.

[4]赵锦,董志,朱毅,等.海南砂仁挥发油抗炎镇痛止泻的实验研究[J].中成药,2009(7):1010-1014.

[5]潘华新,黄丰,王培训,等.阳春砂与绿壳砂、海南砂的 ITS-1 测序鉴别[J].中药材,2001(7):481-483.

[6]赵容杰,赵正林,金梅红,等.砂仁提取物对实验性糖尿病大鼠的降血糖作用[J].延边大学医学学报,2006(2):97-99.

3,5-O-二咖啡酰奎宁酸

3,5-O-Dicaffeoylquinic acid

【化学名】3,5-O-二咖啡酰奎宁酸(3,5-O-dicaffeoylquinic acid)。

【别名】异绿原酸 A、3,5-二咖啡酰奎尼酸。

【CAS 号】2450-53-5。

【结构式】

【分子式】$C_{25}H_{24}O_{12}$。

【相对分子质量】516.45。

【主要来源】菊科植物马兰(Aster indicus L.)。

【性状】淡黄色粉末。易溶于甲醇、乙醇。

【熔点】169.4~171.3 ℃。

【光谱】

UV $\lambda_{max}^{MeOH}(nm)$:218,237,300,326[1]。

IR $\nu_{max}^{KBr}(cm^{-1})$:3393,2971,1689,1604,1516,1445,1336,1278,1181,1030,978[2]。

【波谱】

¹H-NMR (400 MHz,CD₃OD)δ:7.52(2H,d,J=16.0 Hz,H-7′,7″),6.92(2H,d,J=2.0 Hz,H-2′,2″),7.04(2H,dd,J=8.4,2.0 Hz,H-6′,6″),6.27(2H,d,J=16.0 Hz,H-8′,8″),6.78(2H,d,J=8.4 Hz,H-5′,5″),2.16(1H,m,H-2a),2.10(1H,m,H-2b),5.34(1H,m,H-3),3.70(1H,dd,J=10.0,3.2 Hz,H-4),5.39(1H,m,H-5),1.93(1H,m,H-6a),2.02(1H,m,H-6b)[3]。

¹³C-NMR (100 MHz,CD₃OD)δ:77.8(C-1),40.6(C-2),73.1(C-3),75.1(C-4),72.7(C-5),39.1(C-6),180.0(C-7),127.5(C-1′),114.0(C-2′),145.9(C-3′),148.2(C-4′),116.6(C-5′),123.0(C-6′),146.8(C-7′),115.5(C-8′),168.0(C-9′),127.8(C-1″),115.3(C-2″),146.0(C-3″),149.5(C-4″),116.7(C-5″),123.3(C-6″),146.9(C-7″),

115. 7(C-8″),169. 2(C-9″)[3]。

【质谱】

EI-MS m/z:516[M]$^{+}$[3]。

【色谱】

TLC[4]

薄层板:聚酰胺薄膜。

展开剂:甲苯—乙酸乙酯—甲酸—冰乙酸—水(1∶15∶1∶1∶2)的上层溶液。

检识:紫外光灯 365 nm 下检视。

HPLC[5]

色谱柱:Dikma Kromasil C18,5 μm(4.6 mm×250 mm)。

流动相:乙腈—0.1%磷酸(23∶77)。

流速:1.0 mL/min。

检测波长:328 nm。

【药理活性】 保护脑神经、抗氧化、降血糖[6-8]等。

【贮藏】 干燥、避光。

【应用】

《广西壮族自治区壮药质量标准:第二卷(2011 年版)》[4]

薄层鉴别(TLC):路边菊/棵怀航。

参考文献

[1]CARNAT A,HEITZ A,FRAISSE D,et al.Major dicaffeoylquinic acids from *Artemisia vulgaris*〔J〕.Fitotera-pia,2000(5):587 - 589.

[2]林瑞超,马双成.中药化学对照品手册〔M〕.北京:化学工业出版社,2013:299 - 300.

[3]姜海,满文静,杨柳,等.苍耳子中咖啡酰奎宁酸类化学成分的研究〔J〕.长春中医药大学学报,2019(1):104 - 107.

[4]广西壮族自治区食品药品监督管理局.广西壮族自治区壮药质量标准:第二卷(2011 年版)〔M〕.南宁:广西科学技术出版社,2011.

[5]何兵,田吉,刘艳,等.HPLC 测定椒木花中的 3,5-二咖啡酰奎宁酸〔J〕.华西药学杂志,2010(3):365 - 366.

[6]盛艳梅,唐绍微,张静,等.3,5-二咖啡酰奎宁酸体外透血脑屏障能力及抗大鼠脑缺血再灌注损伤作用研究〔J〕.中药药理与临床,2016(6):26 - 29.

[7]吴吉,喻叶楠,张心怡,等.3,5-*O*-二咖啡酰基奎宁酸的稳定性和抗氧化活性研究〔J〕.中国现代应用药学,2017(10):1397 - 1400.

[8]颜欢,邱琛,钟凯,等.金银花花蕾中 3,5-二咖啡酰奎宁酸对 α-葡萄糖苷酶抑制作用的研究〔J〕.现代食品科技,2015(7):44 - 49.

二氢山芹醇

Columbianetin

【化学名】(S)-8,9-二氢-8-(1-羟基-1-甲基乙基)-2H-呋喃(2,3-H)-1-苯并吡喃-2-酮 [(S)-8,9-dihydro-8-(1-hydroxy-1-methylethyl)-2H-furo(2,3-H)-1-benzopyran-2-one]。

【别名】二氢欧山芹素。

【CAS 号】3804-70-4。

【结构式】

【分子式】$C_{14}H_{14}O_4$。

【相对分子质量】246.26。

【主要来源】伞形科植物重齿毛当归(*Angelica pubescens* Maxim. f. biserrata Shan et Yuan)。

【性状】淡黄色粉末。易溶于甲醇。

【熔点】143～145 ℃。

【光谱】

UV λ_{max}^{MeOH}(nm):326,260,250[1]。

IR ν_{max}^{KBr}(cm^{-1}):3499(—OH),1702(内脂环 C=O),1613,1577,1490,1453(苯环和C=C),831,548(呋喃环)[2]。

【波谱】

^{1}H-NMR (500 MHz,CDCl$_3$)δ:6.21(1H,d,J=9.5 Hz,H-3),7.62(1H,d,J=9.5 Hz,H-4),7.26(1H,d,J=8.5 Hz,H-5),6.75(1H,d,J=8.5 Hz,H-6),4.80(1H,d,J=9.0 Hz,H-2'),3.32(2H,m,H$_2$-1'),1.37(3H,s,H$_3$-4'),1.24(3H,s,H$_3$-5')[2]。

^{13}C-NMR (125 MHz,CDCl$_3$)δ:161.0(C-2),112.3(C-3),143.9(C-4),113.1(C-4a),128.7(C-5),106.6(C-6),163.7(C-7),114.0(C-8),151.3(C-8a),27.6(C-1'),91.3(C-2'),71.8(C-3'),26.0(C-4'),24.0(C-5')[1]。

【质谱】

ES-MS m/z:246[M]$^+$[2]。

【色谱】

TLC[3]

薄层板:硅胶 G。

展开剂:石油醚(60~90 ℃)—乙酸乙酯(1∶1)。

检识:紫外光灯 365 nm 下检视。

HPLC[4]

色谱柱:SWELL Chromplus C18,5 μm(4.6 mm×250 mm)。

流动相:乙腈(A)—水(B),梯度洗脱(0~6 min,45%A;6~7 min,45%~49%A;7~35 min,49%A;35~38 min,49%~45%A;38~40 min,45%A)。

流速:1.0 mL/min。

检测波长:325 nm。

【药理活性】 抗炎、抗真菌、修复细胞损伤、抑制血小板聚集[5-8]等。

【贮藏】 0~10 ℃。

【应用】

《贵州省中药材、民族药材质量标准》[3]

薄层鉴别(TLC):九眼独活。

参考文献

[1]王志学,沈玉强,陈英杰,等.中药独活活性成分的研究[J].沈阳药学院学报,1988(3):183-188.

[2]张才煜,张本刚,杨秀伟.独活化学成分的研究[J].解放军药学学报,2007(4):241-245.

[3]贵州省药品监督管理局.贵州省中药材、民族药材质量标准[M].贵阳:贵州科技出版社,2003.

[4]王计瑞,谭均,李隆云,等.独活的质量评价[J].中成药,2019(7):1623-1630.

[5]JEONG H J,NA H J,KIM S J,et al. Anti-inflammatory effect of columbianetin on activated human mast cells[J]. Biological & Pharmaceutical Bulletin,2009(6):1027-1031.

[6]SONG P P,ZHAO J,LIU Z L,et al. Evaluation of antifungal activities and structure-activity relationships of coumarin derivatives[J]. Pest Manage Sci,2017(1):94-101.

[7]AHN B N,KIM J A,KONG C S,et al. Protective effect of(2′S)-columbianetin from Corydalis heterocarpa on UVB-induced keratinocyte damage[J]. Journal of Photochemistry and Photobiology B:Biology,2012:20-27.

[8]柳江华,徐绥绪,姚新生.独活的化学成分与药理研究进展[J].沈阳药科大学学报,1994(2):143-150.

二氢欧山芹醇当归酸酯

Columbianadin

【化学名】(S)-8-[1-[(Z)-2-甲基-2-丁烯酰基氧]-1-甲基乙基]-8,9-二氢-2H-呋喃[2,3-H]-1-苯并吡喃-2-酮{(S)-8-[1-[(Z)-2-methyl-2-butenoyloxy]-1-methylethyl]-8,9-dihydro-2H-furo[2,3-H]-1-benzopyran-2-one}。

【别名】二氢欧山芹素、哥伦比亚内酯等。

【CAS 号】5058-13-9。

【结构式】

【分子式】$C_{19}H_{20}O_5$。

【相对分子质量】328.36。

【主要来源】伞形科植物重齿毛当归(*Angelica pubescens* Maxim. f. biserrata Shan et Yuan)。

【性状】白色细针状结晶。易溶于甲醇、乙酸乙酯、三氯甲烷、丙酮、乙醚。

【熔点】118~119℃。

【光谱】

UV λ_{max}^{MeOH}(nm):326,260,250[1]。

IR ν_{max}^{KBr}(cm^{-1}):1725,1618,1575,1275,1130,1110,830[1]。

【波谱】

^{1}H-NMR (500 Hz,CDCl$_3$)δ:6.21(1H,d,J=9.5 Hz,H-3),7.63(1H,d,J=9.5 Hz,H-4),7.27(1H,d,J=8.5 Hz,H-5),6.74(1H,d,J=8.5 Hz,H-6),3.37(2H,m,H-1′),5.13(1H,dd,J=8.0,10.0 Hz,H-2′),1.60(3H,s,H-4′),1.64(3H,s,H-5′),5.97(1H,m,H-3″),1.89(3H,dd,J=1.0,7.3 Hz,H-4″),1.67(3H,br. s,H-5″)[2]。

^{13}C-NMR (125 Hz,CDCl$_3$)δ:161.0(C-2),112.9(C-3),144.0(C-4),113.5(C-4a),

128. 8(C-5),106. 6(C-6),164. 0(C-7),112. 1(C-8),151. 2(C-8a),27. 6(C-1′),89. 2(C-2′),82. 0(C-3′),22. 3(C-4′),21. 2(C-5′),167. 1(C-1″),128. 6(C-2″),137. 6(C-3″),15. 6(C-4″),20. 5(C-5″)[2]。

【质谱】

ESI-MS　m/z:351[M+Na]+[1]。

【色谱】

TLC[3]

薄层板:硅胶 G。

展开剂:石油醚(60~90℃)—乙酸乙酯(1∶1)。

检识:紫外光灯 365 nm 下检视。

HPLC[4]

色谱柱:Shiseido C18 MG 柱,5 μm(4. 6 mm×250 mm)。

流动相:乙腈—水(49∶51)。

流速:1. 0 mL/min。

检测波长:330 nm。

【药理活性】　抗炎[5]、钙离子通道阻滞作用[6]、抗癌[7]。

【贮藏】　干燥、密闭。

【应用】

《贵州省中药材、民族药材质量标准》[3]

薄层鉴别(TLC):九眼独活。

参考文献

[1]王志学,沈玉强,陈英杰,等.中药独活活性成分的研究[J].沈阳药学院学报,1988(3):183-188.

[2]张俭,李胜华,谷荣辉.水芹的化学成分研究[J].中草药,2012(7):1289-1292.

[3]贵州省药品监督管理局.贵州省中药材、民族药材质量标准[M].贵阳:贵州科技出版社,2003.

[4]王瑞,陈海云,杨琪伟,等.高效液相色谱法测定独活中二氢欧山芹醇当归酸酯的含量[J].时珍国医国药,2010(3):610-611.

[5]ZHANG Y B,LI W,YANG X W.Biotransformation of columbianadin by rat hepatic microsomes and inhibi-tion of biotransformation products on NO production in RAW 264. 7 cells *in vitro*[J].Phytochemistry,2012:109-116.

[6]TORNQUIST K,VUORELA H. The furanocoumarin columbianadin inhibits depolarization induced Ca²⁺ up-take in rat pituitary GH3 cells[J].Planta Medica,1990(1):127-129.

[7]杨秀伟,徐波,冉福香,等.11 种香豆素类化合物对人膀胱癌细胞系 E-J 细胞株生长抑制活性的筛选[J].中西医结合学报,2007(1):56-60.

丁香酚

Eugenol

【化学名】4-烯丙基-2-甲氧基苯酚(4-allyl-2-methoxyphenol)。

【别名】丁香油酚、丁子香酚、丁子香酸、2-甲氧基-4-(2-丙烯基)苯酚、4-烯丙基愈疮木酚等。

【CAS 号】97-53-0。

【结构式】

【分子式】$C_{10}H_{12}O_2$。

【相对分子质量】164.20。

【主要来源】桃金娘科植物丁香(*Eugenia caryophyuata* Thunb)。

【性状】无色或淡黄色油状液体。可与乙醇、三氯甲烷、乙醚及油混溶,溶于冰乙酸和苛性碱溶液,几乎不溶于水。

【熔点】-12~-10 ℃。

【光谱】

UV $\lambda_{max}^{MeOH}(nm):236,280$。

IR $\nu_{max}^{KBr}(cm^{-1}):3400(—OH),2900,2850,2760(—CH_3,—CH_2,—CH),1620(C＝C),1590(苯环)$。

【波谱】

^{1}H-NMR (400 Hz,CDCl$_3$)δ:3.29(2H,br. d,J=6.7 Hz,H-1'),3.85(3H,s,OCH$_3$),5.02(1H,dm,J=10.1 Hz,H-3'$_{cis}$),5.04(1H,dm,J=16.8 Hz,H-3'$_{trans}$),5.92(2H,ddt,J=16.8,10.1,6.7 Hz,H-2'),6.66(2H,m,H-5,H-6),6.82(1H,d,J=8.2 Hz,H-2)[1]。

^{13}C-NMR (100 Hz,CDCl$_3$)δ:40.6(C-1'),56.5(OCH$_3$),111.8(C-5),114.9(C-3'),116.2(C-2),121.8(C-6),132.6(C-2'),138.5(C-1),144.6(C-4),147.1(C-3)[1]。

【质谱】

ESI-MS m/z:164[M]$^+$[2]。

【色谱】

TLC[3]

薄层板:硅胶 G。

展开剂:石油醚—乙酸乙酯(9∶1)。

检识:喷以 1%香草醛浓硫酸溶液,105℃加热显色,日光下检视。

GC[3]

色谱柱:聚乙二醇毛细管,0.25 μm(0.25 mm×30 m)。

柱温:190℃。

检测器:FID 检测器。

【药理活性】 抑菌[4]、镇痛麻醉[5]。

【贮藏】 0~6℃,密封。

【应用】

《贵州省中药材、民族药材质量标准》[3]

薄层鉴别(TLC):丁香油。

含量测定(GC):丁香油。

参考文献

[1]KWON H C,LEE K R. Phytochemical constituents of *Artemisia japonica* ssp. *littoricola*[J].Archives of Pharmacal Research,2001(3):194−197.

[2]李帅,王栋,匡海学,等.手掌参的化学成分研究[J].中草药,2001(1):18.

[3]贵州省药品监督管理局.贵州省中药材、民族药材质量标准[M].贵阳:贵州科技出版社,2003.

[4]陈奇.中成药名方药理与临床[M].北京:人民卫生出版社,1998:95.

[5]ANDERSON W G,MCKINLEY R S,COLAVECCHIA M. The use of clove oil as an anesthetic for rainbow trout and its effects on swimming performance[J]. North American Journal of Fisheries Management,1997(2):301−307.

丁溴东莨菪碱
Scopolamine butylbromide

【化学名】溴化 $6\beta,7\beta$-环氧-3a-羟基-8-丁基-1αH,5αH-托烷(-)-托品酸酯[brominate $6\beta,7\beta$-epoxy-3a-hydroxy-8-butyl-1αH,5αH-tropane(-)-tropinate]。

【别名】(-)-正丁基东莨菪碱溴、丁溴酸东莨菪碱、溴丁东莨菪碱。

【CAS 号】149-64-4。

【结构式】

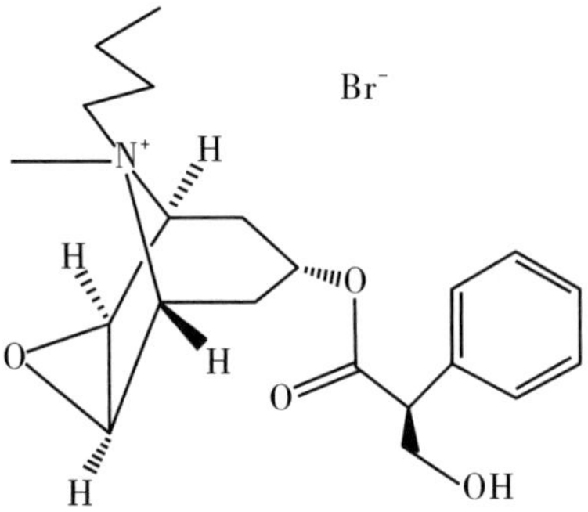

【分子式】$C_{21}H_{30}BrNO_4$。

【相对分子质量】440.37。

【主要来源】茄科植物洋金花(*Datura metel* L.)。

【性状】白色或类白色结晶性粉末。易溶于水或三氯甲烷,略溶于乙醇。

【熔点】142~144 ℃。

【光谱】无。

【波谱】无。

【质谱】无。

【色谱】

HPLC[1]

色谱柱:Waters Symmetry C18,5 μm(3.9 mm×150 mm)。

流动相:0.001 mol/L 盐酸—甲醇(185∶340)配制的 0.008 mol/L 十二烷基硫酸钠溶液。

流速:1.2 mL/min。

检测波长:210 nm。

【药理活性】治疗胃肠痉挛性腹痛[2]、颈性眩晕[3],辅助治疗胃溃疡[4],麻醉辅助用药[5]等。

【贮藏】 低温,通风,干燥。

【应用】

《广西壮族自治区壮药质量标准:第三卷(2018 年版)》[6]

含量测定(UV):矮陀陀。

参考文献

[1]王彤彤,朱蓉.高效液相色谱法测定丁溴东莨菪碱有关物质的研究[J].药物分析杂志,2000(6):392 - 394.

[2]陈雄兵,万兰,刘锡丹.丁溴东莨菪碱治疗急性胃肠痉挛性腹痛的临床研究[J].中国现代医药杂志, 2010(1):82 - 83.

[3]蒋林芬.丁溴酸东莨菪碱治疗 40 例颈性眩晕症疗效观察[J].医学信息(中旬刊),2011(1):220.

[4]牛涛,汪金燕.丁溴东莨菪碱辅助治疗胃溃疡的临床观察[J].中国药房,2015(27):3782 - 3783.

[5]许运章.丁溴东莨菪碱应用于经尿道输尿管镜手术的疗效观察[J].大家健康(学术版),2012(2):13 - 14.

[6]广西壮族自治区食品药品监督管理局.广西壮族自治区壮药质量标准:第三卷(2018 年版)[M].南宁:广西科学技术出版社,2018.

人参皂苷 Rb₁

Ginsenoside Rb₁

【化学名】（3β,12β)-20-[（6-O-β-D-吡喃葡萄糖基-β-D-吡喃葡萄糖基）氧]-12-羟基达玛-24-烯-3-基-2-O-β-吡喃葡萄糖基-β-D-吡喃葡萄糖苷{（3β,12β)-20-[（6-O-β-D-glucopyranosyl-β-D-glucopyranosyl）oxy]-12-hydroxydammar-24-en-3-yl-2-O-β-glucopyranosyl-β-D-glucopyranoside}。

【别名】人参皂甙 Rb₁。

【CAS 号】41753-43-9。

【结构式】

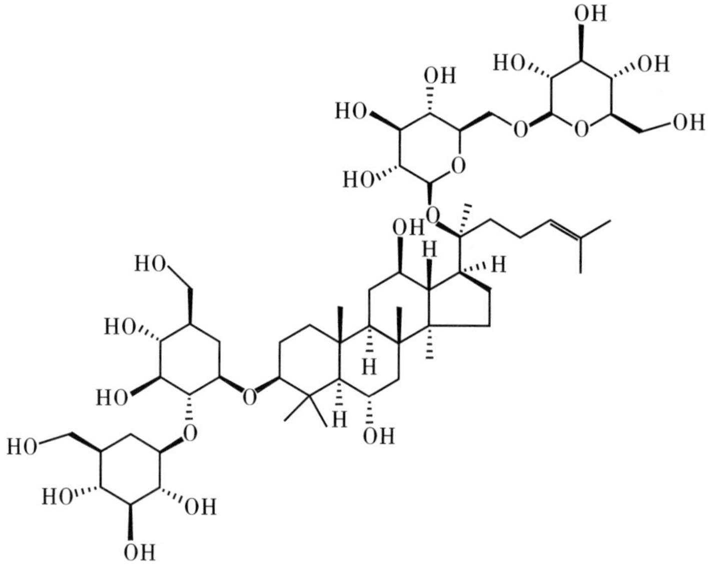

【分子式】$C_{54}H_{92}O_{23}$。

【相对分子质量】1109.29。

【主要来源】五加科植物人参(*Panax ginseng* C. A. Mey.)。

【性状】白色粉末。易溶于甲醇、乙醇,不溶于乙醚、三氯甲烷、丙酮。

【熔点】197~198 ℃。

【光谱】

IR $\nu_{max}^{KBr}(cm^{-1})$:3365,2919,1590,1079,1032[1]。

【波谱】

¹H-NMR （400 MHz,Pyridine-d_5)δ:4.89(1H,d,*J*=7.6 Hz,H-3-O-glc-1′),4.18(1H,H-2′),4.12(1H,H-3′),4.01(1H,H-4′),3.88(1H,H-5′),4.42,4.48(1H,H-6′),5.33

（1H，d，J=7.6 Hz，H-2′-O-glc-1″），4.01（1H，H-2″），4.12（1H，H-3″），4.16（1H，H-4″），4.12（1H，H-5″），4.41，4.49（1H，H-6″），5.04（1H，d，J=8.0 Hz，H-20-O-glc-1‴），3.88（1H，H-2‴），4.28（1H，H-3‴），4.09（1H，H-4‴），4.06（1H，H-5‴），4.42，4.70（1H，H-6‴），5.04（1H，d，J=8.0 Hz，H-6‴-O-glc-1⁗），3.99（1H，H-2⁗），4.18（1H，H-3⁗），4.19（1H，H-4⁗），4.19（1H，H-5⁗）4.42，4.49（1H，H-6⁗），1.51（2H，overlap，H-1），1.81（2H，H-2），5.04（1H，dd，J=11.6，4.4 Hz，H-3），0.67（1H，H-5），1.47（2H，H-6），1.20（2H，H-7），1.33（1H，H-9），1.30（2H，H-11），4.28（1H，H-12），1.97（1H，H-13），0.90，1.97（2H，H-15），1.82，2.18（2H，H-16），2.55（1H，H-17），0.94（3H，s，H-18），0.79（3H，s，H-19），1.62（3H，s，H-21），1.84，2.36（2H，H-22），2.18，2.55（2H，H-23），5.30（1H，H-24），1.59（1H，H-26），1.64（1H，H-27），1.25（3H，s，H-28），1.08（3H，s，H-29）[1]。

¹³C-NMR （100 MHz，Pyridine-d_5）δ_C：39.2（C-1），26.7（C-2），89.0（C-3），40.1（C-4），56.4（C-5），18.5（C-6），35.2（C-7），39.8（C-8），50.3（C-9），37.0（C-10），30.8（C-11），70.2（C-12），49.5（C-13），51.7（C-14），30.8（C-15），26.7（C-16），51.4（C-17），16.1（C-18），16.4（C-19），83.3（C-20），22.5（C-21），36.3（C-22），23.3（C-23），125.9（C-24），131.0（C-25），25.9（C-26），18.1（C-27），28.2（C-28），16.7（C-29），17.5（C-30），105.1（3-O-glc-1′），83.5（C-2′），78.0（C-3′），71.5（C-4′），78.1（C-5′），62.8（C-6′），105.9（2′-O-glc-1″），77.1（C-2″），78.3（C-3″），71.7（C-4″），78.3（C-5″），62.7（C-6″），98.1（20-O-glc-1‴），74.9（C-2‴），78.3（C-3‴），71.7（C-4‴），77.1（C-5‴），69.7（C-6‴），105.3（6‴-O-glc-1⁗），75.3（C-2⁗），78.3（C-3⁗），71.7（C-4⁗），79.3（C-5⁗），62.8（C-6⁗）[1]。

【质谱】
FAB-MS m/z：1131［M+Na］⁺，789，425，407，365，325[1]。

【色谱】
TLC[2-4]
薄层板：硅胶 G。
展开剂：三氯甲烷—乙酸乙酯—甲醇—水（15∶40∶21∶10）10 ℃以下放置的下层溶液。
检识：喷以 10%硫酸乙醇溶液，105 ℃加热至斑点显色清晰，日光及紫外光灯 365 nm下检视。

HPLC[2]
色谱柱：C18。
流动相：乙腈（A）—水（B），梯度洗脱（0~12 min，19%A；12~60 min，19%~36%A）。
流速：1.0 mL/min。
检测波长：203 nm。
【药理活性】抑制急性心肌梗死的心室重构、抑制肿瘤细胞、增强机体免疫[5-7]。

【贮藏】干燥、密封。

【应用】

(1)《广西壮族自治区壮药质量标准:第一卷(2008 年版)》[2]

薄层鉴别(TLC):三七/棵点镇。

含量测定(HPLC):三七/棵点镇。

(2)《广西壮族自治区壮药质量标准:第二卷(2011 年版)》[3]

薄层鉴别(TLC):三七叶/盟三镇;三七花/华三镇。

(3)《贵州省中药材、民族药材质量标准》[4]

薄层鉴别(TLC):绞股蓝。

参考文献

[1]CHO J G,LEE M K,LEE J W,et al.Physicochemical characterization and NMR assignments of Ginsenosides Rb$_1$,Rb$_2$,Rc and Rd isolated from *Panax ginseng*[J].Journal of Ginseng Research,2010(2):113 - 121.

[2]广西壮族自治区食品药品监督管理局.广西壮族自治区壮药质量标准:第一卷(2008 年版)[M].南宁:广西科学技术出版社,2008.

[3]广西壮族自治区食品药品监督管理局.广西壮族自治区壮药质量标准:第二卷(2011 年版)[M].南宁:广西科学技术出版社,2011.

[4]贵州省药品监督管理局.贵州省中药材、民族药材质量标准[M].贵阳:贵州科技出版社,2003.

[5]曲婷婷,金岩,柳越冬,等.人参皂苷 Rb$_1$、Rg$_1$与 5-氟脲嘧啶对荷瘤小鼠免疫功能的影响[J].中医研究,2006(5):16 - 18.

[6]张潇,张金枝,刘真真,等.人参皂苷 Rb$_1$对脑梗死大鼠血管新生的作用及机制研究[J].解放军医药杂志,2019(4):10 - 15.

[7]汪蕾,陈红霞.人参皂苷 Rb$_1$拮抗肝癌细胞抑制 NK 细胞免疫功能的研究[J].现代中西医结合杂志,2012(28):3099 - 3101.

人参皂苷 Re

Ginsenoside Re

【化学名】2-O-(6-脱氧-α-L-吡喃甘露糖基)-(3β,6α,12β)-20-(β-D-吡喃葡萄糖基氧)-3,12-二羟基达玛-24-烯-6-基-β-D-吡喃葡萄糖苷[2-O-(6-deoxy-α-L-mannopyranosyl)-(3β,6α,12β)-20-(β-D-glucopyranosyloxy)-3,12-dihydroxydammar-24-en-6-yl-β-D-glucopyranoside]。

【别名】人参皂甙 Re。

【CAS 号】51542-56-4。

【结构式】

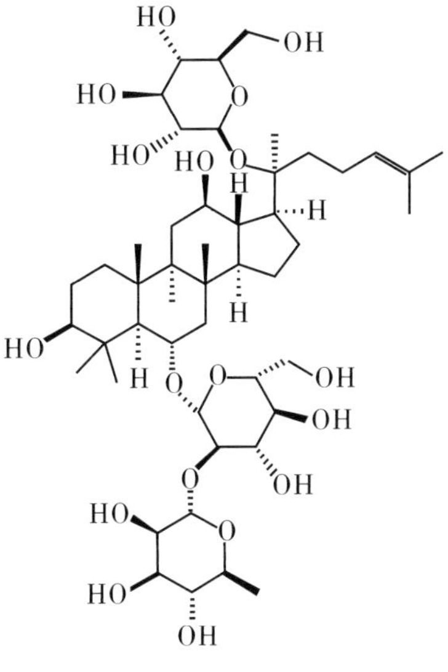

【分子式】$C_{48}H_{82}O_{18}$。

【相对分子质量】946.14。

【主要来源】五加科植物人参(*Panax ginseng* C. A. Mey.)。

【性状】白色粉末。易溶于甲醇、乙醇。

【熔点】204~206 ℃。

【光谱】

IR ν_{max}^{KBr}(cm^{-1}):3370(—OH),2940(—CH$_2$),1650(C=C),1400(—CH$_3$),1080(C—O),900(β-D-吡喃糖甙特征吸收)[1]。

【波谱】

^{1}H-NMR (400 MHz,CD$_3$OD)δ:4.64(1H,d,J=6.6 Hz,H-1'),5.31(1H,d,J=

0.8 Hz,H-1″),4.60(1H,d,J=7.8 Hz,H-1‴),0.97(3H,s,H-18),0.95(3H,s,H-19),1.62(3H,s,H-21),1.10(3H,s,H-26),1.34(3H,s,H-27),1.68(3H,s,H-28),1.34(3H,s,H-29),0.94(3H,s,H-30)[2]。

^{13}C-NMR （100 MHz,CD$_3$OD）δ:340.3(C-1),27.5(C-2),78.3(C-3),40.4(C-4),61.5(C-5),74.9(C-6),46.1(C-7),42.0(C-8),50.3(C-9),40.3(C-10),32.0(C-11),71.2(C-12),48.9(C-13),52.5(C-14),31.0(C-15),27.3(C-16),52.5(C-17),17.7(C-18),17.5(C-19),84.9(C-20),22.8(C-21),36.6(C-22),24.2(C-23),125.9(C-24),132.3(C-25),25.9(C-26),18.0(C-27),31.8(C-28),17.2(C-29),17.3(C-30),101.6(C-1′),79.8(C-2′),77.9(C-3′),72.2(C-4′),79.1(C-5′),63.1(C-6′),101.6(C-1″),72.5(C-2″),71.9(C-3″),74.0(C-4″),69.7(C-5″),18.0(C-6″),98.3(C-1‴),75.4(C-2‴),79.1(C-3‴),71.9(C-4‴),78.1(C-5‴),62.6(C-6‴)[2]。

【质谱】

FAB-MS m/z:969[M+Na]$^+$,807,661,499[1]。

【色谱】

TLC[3]

薄层板:硅胶 G。

展开剂:三氯甲烷—乙酸乙酯—甲醇—水(15∶40∶21∶10)10 ℃以下放置的下层溶液。

检识:喷以 10%硫酸乙醇溶液,105 ℃加热至斑点显色清晰,日光及紫外光灯 365 nm下检视。

HPLC[3]

色谱柱:C18。

流动相:乙腈(A)—水(B),梯度洗脱(0~12 min,19%A;12~60 min,19%~36%A)。

流速:1.0 mL/min。

检测波长:203 nm。

【药理活性】 改善学习记忆[4]。

【贮藏】 干燥、密闭。

【应用】

《广西壮族自治区壮药质量标准:第一卷(2008 年版)》[3]

薄层鉴别(TLC):三七/棵点镇。

含量测定(HPLC):三七/棵点镇。

参考文献

[1]李静,卫永第.野山参叶中人参皂甙的分离与鉴定[J].中草药,1996(11):647-649.

[2]杨炳友,杨春丽,刘艳,等.洋金花根化学成分研究[J].中国中药杂志,2018(8):1654-1661.

[3]广西壮族自治区食品药品监督管理局.广西壮族自治区壮药质量标准:第一卷(2008年版)[M].南宁:广西科学技术出版社,2008.

[4]赵莹,刘金平,卢丹,等.人参皂苷Re促进自然衰老大鼠学习记忆作用及其机理的研究[J].中药新药与临床药理,2007(1):20-22.

人参皂苷 Rg₁

Ginsenoside Rg₁

【化学名】（3β,6α,12β）-20-（β-D-吡喃葡萄糖基氧）-3,12-二羟基达玛-24-烯-6-基-β-D-吡喃葡萄糖苷［（3β,6α,12β）-20-（β-D-glucopyranosyloxy）-3,12-dihydroxydammar-24-en-6-yl-β-D-glucopyranoside］。

【别名】人参皂甙 Rg₁。

【CAS 号】22427-39-0。

【结构式】

【分子式】$C_{42}H_{72}O_{14}$。

【相对分子质量】801.01。

【主要来源】五加科植物人参（*Panax ginseng* C.A.Meyer）。

【性状】白色粉末。易溶于甲醇、乙醇。

【熔点】204.7~206.3 ℃。

【光谱】

IR　ν_{max}^{KBr}（cm^{-1}）:3400（—OH）,2900（—CH₂）,1650（C═C）,1400（—CH₃）,1080（C—O）,890（β-D-吡喃糖甙特征吸收）[1]。

【波谱】

¹H-NMR　（400 MHz,Pyridine-d_5）δ:0.80,1.02,1.14,1.54,1.55,1.59,1.61,1.98（3H each,H-18,19,21,26,27,28,29,30-CH₃）,4.93（1H,d,J=7.7 Hz,糖端基氢）,5.08（1H,d,J=7.7 Hz,糖端基氢）,5.24（1H,t,J=7.7 Hz,H-24）[2]。

¹³C-NMR　（100 MHz,Pyridine-d_5）δ:39.5（C-1）,27.8（C-2）,78.7（C-3）,40.2（C-4）,61.4（C-5）,77.8（C-6）,45.1（C-7）,41.1（C-8）,50.0（C-9）,39.7（C-10）,31.0（C-11）,70.2（C-12）,49.1（C-13）,51.4（C-14）,30.7（C-15）,26.6（C-16）,51.6（C-17）,17.6

（C-18），17.5（C-19），83.3（C-20），22.3（C-21），36.1（C-22），23.2（C-23），125.9（C-24），130.9（C-25），25.7（C-26），17.7（C-27），31.6（C-28），16.3（C-29），17.2（C-30），105.8（C-1′），75.3（C-2′），80.0（C-3′），71.9（C-4′），9.4（C-5′），63.1（C-6′），98.1（C-1″），75.0（C-2″），79.0（C-3″），71.7（C-4″），78.0（C-5″），62.9（C-6″）[2]。

【质谱】

ESI-MS m/z:799.5[M-H]$^{-}$[2]。

【色谱】

TLC[3]

薄层板:硅胶 G。

展开剂:三氯甲烷—乙酸乙酯—甲醇—水(15:40:22:10)10℃以下放置的下层溶液。

检识:喷以 10%硫酸乙醇溶液,105℃加热至斑点显色清晰,紫外光灯 365 nm 下检视。

HPLC[3]

色谱柱:C18,10 μm(4.6 mm×250 mm)。

流动相:乙腈(A)—水(B),梯度洗脱(0～12 min,19%A;12～60 min,19%～36%A)。

流速:1.0 mL/min。

检测波长:203 nm。

【药理活性】 抗肿瘤[4,5]、抗疲劳[6]、抗衰老[7]。

【贮藏】 干燥、密闭。

【应用】

《广西壮族自治区壮药质量标准:第一卷(2008 年版)》[3]

薄层鉴别(TLC):三七/棵点镇。

含量测定(HPLC):三七/棵点镇。

参考文献

[1]李静,卫永第.野山参叶中人参皂苷的分离与鉴定[J].中草药,1996(11):647-649.

[2]周琪乐,徐嵬,杨秀伟.中国红参化学成分研究[J].中国中药杂志,2016(2):233-249.

[3]广西壮族自治区食品药品监督管理局.广西壮族自治区壮药质量标准:第一卷(2008 年版)[M].南宁:广西科学技术出版社,2008.

[4]LI L,WANG Y W,QI B Q,et al.Suppression of PMA-induced tumor cell invasion and migration by ginsenoside Rg$_1$ via the inhibition of NF-κB-dependent MMP-9 expression[J].Oncology Reports,2014(5):1779-1786.

[5]LI Q F,SHI S L,LIU Q R,et al.Anticancer effects of ginsenoside Rg$_1$,cinnamic acid,and tanshinone IIA in osteosarcoma MG-63 cells:nuclear matrix downregulation and cytoplasmic trafficking of nucleophosmin[J].The International Journal of Biochemistry & Cell Biology,2008(9):1918-1929.

[6]王莹,蔡东联,马莉,等.人参皂苷 Rg_1 对运动性疲劳小鼠脑氨基酸含量的影响[J].肠外与肠内营养, 2008(5):267-270.

[7]彭彬,陈茂山,蒲莹,等.人参皂苷 Rg_1 延缓 D-半乳糖大鼠脑衰老作用及机制的初步研究[J].重庆医 科大学学报,2011(4):419-422.

d-儿茶素
d-Catechin

【化学名】 (2*R*,3*S*)-2-(3,4-二羟基苯基)-3,4-二氢-2H-苯并吡喃-3,5,7-三醇[(2*R*,3*S*)-2-(3,4-dihydroxyphenyl)-3,4-dihydro-2H-benzopyran-3,5,7-triol]。

【别名】 儿茶酸、儿茶精、西阿尼醇等。

【CAS 号】 154-23-4。

【结构式】

【分子式】 $C_{15}H_{14}O_6$。

【相对分子质量】 290.27。

【主要来源】 棕榈科植物棕榈[*Trachycarpus fortunei*(Hook.f.)H.Wendl.]。

【性状】 白色针状结晶。易溶于甲醇、乙醇等。

【熔点】 176~177 ℃。

【光谱】

UV λ_{max}^{EtOH}(nm):280[1]。

IR ν_{max}^{KBr}(cm^{-1}):3364(—OH),1628(C=C),1608、1519(苯环),1468(—CH$_2$),1282(—C—O),1141、1030(C—O—C),871、818(取代基)[1]。

【波谱】

^{1}H-NMR (600 MHz,CD$_3$OD)δ:6.83(1H,d,*J*=1.8 Hz,H-2′),6.75(1H,d,*J*=8.0 Hz,H-5′),6.71(1H,dd,*J*=8.0、1.8 Hz,H-6′),5.92(1H,br.s,H-8),5.84(1H,br.s,H-6),4.55(1H,d,*J*=7.5 Hz,H-2),3.97(1H,m,H-3),2.84(1H,dd,*J*=16.0、6.5 Hz,H-4a),2.50(1H,dd,*J*=16.0、8.0 Hz,H-4b)[2]。

^{13}C-NMR (150 MHz,CD$_3$OD)δ:156.4(C-5),156.2(C-7),155.5(C-9),144.8(C-4′),144.8(C-3′),130.8(C-1′),118.6(C-6′),114.7(C-2′),113.8(C-5′),99.4(C-10),94.8(C-6),94.4(C-8),81.4(C-2),67.4(C-3),27.1(C-4)[2]。

【质谱】

ESI-MS m/z:291[M+H]$^{+[2]}$。

【色谱】

TLC[3]

薄层板:硅胶 G。

展开剂:三氯甲烷—丙酮—甲醇—乙酸(7:2:1.5:0.5)。

检识:喷以 2%三氯化铁—1%铁氰化钾溶液,日光下检视。

HPLC[4]

色谱柱:Boston Green ODSP C18,5 μm(4.6 mm×250 mm)。

流动相:乙腈—0.4%磷酸溶液(13:87)。

流速:1.0 mL/min。

检测波长:279 nm。

【药理活性】 抗氧化、降血脂、抗衰老、免疫调节[5-8]等。

【贮藏】 干燥、避光、密闭。

【应用】

《贵州省中药材、民族药材质量标准》[3]

薄层鉴别(TLC):棕榈子。

参考文献

[1]李美蓉,李良群,马小亚,等.桑寄生化学成分的研究广寄生叶中 d-儿茶素及槲皮武的分离和鉴定[J].华西药学杂志,1986(3):131-134.

[2]陈俏,刘晓月,石亚因,等.赤小豆化学成分的研究[J].中成药,2017(7):1419-1422.

[3]贵州省药品监督管理局.贵州省中药材、民族药材质量标准[M].贵阳:贵州科技出版社,2003.

[4]姚姝凤,唐克华,刘小攀,等.多花勾儿茶中儿茶素的提取分离与 HPLC 测定[J].吉首大学学报(自然科学版),2015(3):82-89.

[5]涂云飞,杨秀芳,孔俊豪,等.儿茶素及茶黄素单体间清除羟自由基能力研究[J].天然产物研究与开发,2012(5):653-659.

[6]杜万红,彭世喜,肖创清,等.儿茶素对高脂血兔血脂水平影响的初步探讨[C]//第七届全国老年医学学术会议暨海内外华人老年医学学术会议论文汇编,2004.

[7]葛圣蕾,谢鼎华.儿茶素对拟衰老大鼠大脑皮层及肾组织 MDA、SOD 的影响[J].中国老年学杂志,2003(9):607-608.

[8]肖红波,卢向阳,孙志良,等.儿茶素微囊剂对小鼠的免疫调节作用[J].中国新药与临床杂志,2005(4):313-315.

三七皂苷 R₁

Notoginsenoside R₁

【化学名】（$3\beta,6\alpha,12\beta,20S$）-6-〔［$\beta$-D-吡喃木糖基-（$1\rightarrow2$）-$\beta$-D-吡喃葡萄糖基］氧］-20-［（$\beta$-D-吡喃葡萄糖基）氧］达玛-24-烯-3,6,12,20-四醇｛（$3\beta,6\alpha,12\beta,20S$）-6-〔［$\beta$-D-xylopyranosyl-（$1\rightarrow2$）-$\beta$-D-glucopyranosyl］oxy］-20-［β-D-glucopyranosyl）oxy］dammar-24-ene-3,6,12,20-tetrol｝。

【别名】三七皂甙 R₁。

【CAS 号】80418-24-2。

【结构式】

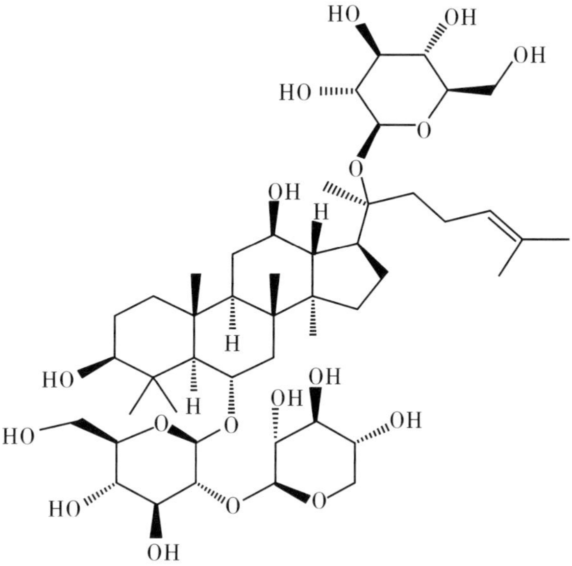

【分子式】$C_{47}H_{80}O_{18}$。

【相对分子质量】933.13。

【主要来源】五加科植物三七［*Panax notoginseng*（Burk.）F.H.Chen］。

【性状】白色粉末。可溶于水、甲醇、乙醇,易溶于热水,不溶于乙醚、三氯甲烷及苯。

【熔点】215~217 ℃。

【光谱】

IR ν_{max}^{KBr}（cm⁻¹）:3413,2927,2877,1639（C=C）,1460,1373,1153,1074,1043[1]。

【波谱】

¹H-NMR（400 MHz,CD₃OD）δ:4.87（1H,d,J=7.8 Hz,H-1'）,4.60（1H,d,J=7.8 Hz,H-1''）,4.44（1H,d,J=7.2 Hz,H-1'''）,5.10（1H,t,J=6.9 Hz,H-24）,0.98（3H,s,H-18）,

0.98(3H,s,H-19),1.62(3H,s,H-21),1.08(3H,s,H-26),1.34(3H,s,H-27),1.68(3H,s,H-28),1.31(3H,s,H-29),0.95(3H,s,H-30)[2]。

^{13}C-NMR (100 MHz,CD$_3$OD)δ:40.4(C-1),27.5(C-2),78.2(C-3),40.5(C-4),61.0(C-5),79.7(C-6),45.0(C-7),41.9(C-8),50.7(C-9),40.4(C-10),31.4(C-11),71.3(C-12),49.2(C-13),52.5(C-14),31.4(C-15),27.1(C-16),52.5(C-17),17.8(C-18),17.6(C-19),84.9(C-20),22.8(C-21),36.6(C-22),22.8(C-23),125.8(C-24),132.3(C-25),25.9(C-26),17.1(C-27),31.4(C-28),18.0(C-29),16.5(C-30),103.8(C-1′),79.7(C-2′),78.2(C-3′),71.9(C-4′),79.7(C-5′),62.5(C-6′),98.3(C-1″),75.4(C-2″),79.7(C-3″),71.7(C-4″),78.2(C-5″),62.9(C-6″),103.9(C-1‴),75.5(C-2‴),78.2(C-3‴),71.3(C-4‴),66.9(C-5‴)[3]。

【质谱】

EI-MS m/z:932[M]$^+$[3]。

【色谱】

TLC[4]

薄层板:硅胶 G。

展开剂:三氯甲烷—乙酸乙酯—甲醇—水(15∶40∶22∶10)10℃以下放置的下层溶液。

检识:喷以10%硫酸乙醇溶液,105℃加热至斑点显色清晰,日光及紫外光灯365 nm下检视。

HPLC[4]

色谱柱:C18,10 μm(4.6 mm×50 mm)。

流动相:乙腈(A)—水(B),梯度洗脱(0~12 min,19%A;12~60 min,19%~36%A)。

流速:1.0 mL/min。

检测波长:203 nm。

【药理活性】 保护脑神经细胞、改善学习记忆障碍、降低 AD 发生率[5,6]。

【贮藏】 2~8 ℃,密封、避光。

【应用】

《广西壮族自治区壮药质量标准:第一卷(2008 年版)》[4]

薄层鉴别(TLC):三七/棵点镇。

含量测定(HPLC):三七/棵点镇。

参考文献

[1]林瑞超,马双成.中药化学对照品应用手册[M].北京:化学工业出版社,2013:60-61.

[2]杨炳友,杨春丽,刘艳,等.洋金花根化学成分研究[J].中国中药杂志,2018(8):1654-1661.

[3]卢汝梅,黄志其,李兵,等.三七化学成分[J].中国实验方剂学杂志,2016(7):62－64.

[4]广西壮族自治区食品药品监督管理局.广西壮族自治区壮药质量标准:第一卷(2008年版)[M].南宁:广西科学技术出版社,2008.

[5]黄小平,邓常清,邱咏园,等.黄芪甲苷和三七的三种有效成分配伍对小鼠脑缺血/再灌注后氧化应激和Nrf2/HO-1途径的影响[J].中国药理学通报,2013(11):1596－1601.

[6]YAN S,LI Z,LI H,et al.Notoginsenoside R_1 increases neuronal excitability and ameliorates synaptic and memory dysfunction following amyloid elevation[J].Scientific Reports,2014:6352.

三白草酮

Sauchinone

【化学名】（5aR,7R,8S,8aR,14aS,14bR）-5a,6,7,8,8a,14b-六氢-7,8-二甲基-5 氢-苯并［kl］双［1,3］二氧杂环戊烯［4,5-b:4′,5′-g］-杂蒽-5-酮｛（5aR,7R,8S,8aR,14aS,14bR）-5a,6,7,8,8a,14b-hexahydro-7,8-dimethyl-5H-benzo［kl］bis［1,3］dioxolo［4,5-b:4′,5′-g］-xanthen-5-one｝。

【别名】无。

【CAS 号】177931-17-8。

【结构式】

【分子式】$C_{20}H_{20}O_6$。

【相对分子质量】356.37。

【主要来源】三白草科植物三白草［*Saururus chinensis*（Lour.）Baill.］。

【性状】白色结晶粉末。易溶于甲醇、乙酸乙酯。

【熔点】205~207 ℃。

【光谱】

IR ν_{max}^{KBr}（cm^{-1}）：3072,3048,2965,2880,2780,1661,1500,1477,1455,1436,1319,1243,1180,1158,1037,979,916,890,869,828,781[1]。

【波谱】

^{1}H-NMR　（500 MHz,CDCl$_3$）δ:0.74（3H,d,J=7.3 Hz,H-9′），1.22（3H,d,J=7,3 Hz,H-9），1.65（1H,m,H-7′eq），1.88（1H,m,H-8′），1.91（1H,m,H-7′ax），2.44（1H,m,H-8），2.48（1H,m,H-6′），2.50（1H,m,H-1′），3.05（1H,d,J=5.5 Hz,H-7），5.52（1H,s,H-3′），5.62（1H,s,H-Al），5.68（1H,s,H-Al），5.89（1H,s,H-Ar），5.93（1H,s,H-Ar），6.41（1H,s,H-3），6.85（1H,s,H-6）[1]。

^{13}**C-NMR** （125 MHz，CDCl$_3$）δ：115.7（C-1），144.9（C-2），99.2（C-3），143.2（C-4），146.7（C-5），106.5（C-6），35.0（C-7），34.8（C-8），21.2（C-9），37.4（C-1′），199.6（C-2′），101.1（C-3′），168.5（C-4′），100.4（C-5′），37.5（C-6′），25.2（C-7′），33.4（C-8′），20.8（C-9′），98.6（C-Al），101.3（C-Ar）[1]。

【质谱】

EI-MS　m/z：356[M]$^+$，298，267，257，205，175，161，151，113，70[1]。

【色谱】

TLC[2]

薄层板：硅胶 G。

展开剂：石油醚（60~90 ℃）—丙酮（5：2）。

检识：喷以 10%硫酸乙醇溶液，105 ℃加热至斑点显色清晰，日光下检视。

HPLC[2]

色谱柱：C18，10 μm（4.6 mm×250 mm）。

流动相：甲醇—水（63：37）。

流速：1.0 mL/min。

检测波长：230 nm。

【药理活性】 保肝[3]、抗炎[4]、保护神经[5]。

【贮藏】 干燥、密闭。

【应用】

《广西壮族自治区壮药质量标准：第三卷（2018 年版）》[2]

薄层鉴别（TLC）：三白草/棵三旁。

含量测定（HPLC）：三白草/棵三旁。

参考文献

［1］方伟，阮金兰，李辉敏.三白草化学成分研究（Ⅱ）[J].中药材，2005（2）：96-97.

［2］广西壮族自治区食品药品监督管理局.广西壮族自治区壮药质量标准：第三卷（2018 年版）[M].南宁：广西科学技术出版社，2018.

［3］SUNG S H，LEE E J，CHO J H，et al.Sauchinone，a lignan from *Saururus chinensis*，attenuates CCl$_4$-induced toxicity in primary cultures of rat hepatocytes[J].Biological & Pharmaceutical Bulletin，2000（5）：666-668.

［4］HWANG B Y，LEE J H，JUNG H S，et al.Sauchinone，a lignan from *Saururus chinensis*，suppresses iNOS expression through the inhibition of transactivation activity of RelA of NF-kappa B[J].Planta Medica，2003（12）：1096-1101.

［5］SONG H，KIM Y C，MOON A.Sauchinone，a lignan from *Saururus chinensis*，inhibits staurosporine-induced apoptosis in C6 rat glioma cells[J].Biological & Pharmaceutical Bulletin，2003（10）：1428-1430.

大车前苷

Plantamajoside

【化学名】 2-(3,4-二羟基苯基)乙基-3-*O*-*β*-*D*-吡喃葡萄糖基-*β*-*D*-葡萄糖苷,4-[(2*E*)-3-(3,4-二羟基苯基)-2-丙烯酸酯]{2-(3,4-dihydroxyphenyl)ethyl 3-*O*-*β*-*D*-gluco-pyranosyl-*β*-*D*-glucopyranoside,4-[(2*E*)-3-(3,4-dihydroxyphenyl)-2-propenoate]}。

【别名】 大车前甙、洋地黄叶甙 A。

【CAS 号】 104777-68-6。

【结构式】

【分子式】 $C_{29}H_{36}O_{16}$。

【相对分子质量】 640.60。

【主要来源】 车前科植物车前(*Plantago asiatica* L.)。

【性状】 白色结晶粉末。易溶于甲醇。

【熔点】 134~136 ℃。

【光谱】

UV λ_{max}^{MeOH}(nm):219,232,242,291,300,331[1]。

IR ν_{max}^{KBr}(cm^{-1}):3380(—OH),1698(C=O),1632(C=C),1608(芳环 C=C),1520(芳环 C=C)[1]。

【波谱】

^{1}H-NMR (600 MHz,DMSO-d_6)δ:2.74(2H,m,H-7),4.35(1H,d,*J*=7.8 Hz,H-1‴),4.48(1H,d,*J*=7.8 Hz,H-1″),6.27(1H,d,*J*=16.2 Hz,H-8′),6.51(1H,dd,*J*=7.8,2.4 Hz,H-6),6.62(1H,d,*J*=7.8 Hz,H-5),6.65(1H,d,*J*=2.4 Hz,H-2),6.73(1H,d,*J*=8.4 Hz,H-5′),6.93(1H,dd,*J*=8.4,1.8 Hz,H-6′),7.02(1H,d,*J*=1.8 Hz,H-2′),7.53(1H, d,J=15.6 Hz,H-7′)[2]。

13C-NMR (150 MHz,DMSO-d_6)δ:131.4(C-1),116.3(C-2),146.1(C-3),144.6(C-4),117.1(C-5),121.3(C-6),36.5(C-7),72.2(C-8),127.7(C-1′),115.2(C-2′),146.8(C-3′),149.7(C-4′),116.6(C-5′),123.1(C-6′),147.4(C-7′),115.3(C-8′),168.5(C-9′),103.9(C-1″),75.0(C-2″),84.2(C-3″),70.8(C-4″),75.8(C-5″),62.3(C-6″),105.7(C-1‴),76.0(C-2‴),77.6(C-3‴),71.2(C-4‴),77.8(C-5‴),62.4(C-6‴)[2]。

【质谱】

EI-MS m/z:639[M-H]-[3]。

【色谱】

TLC[4]

薄层板:硅胶 G。

展开剂:乙酸乙酯—甲醇—甲酸—水(18∶3∶1.5∶1)。

检识:紫外光灯 365 nm 下检视。

HPLC[4]

色谱柱:Agilent SB C18,5 μm(4.6 mm×250 mm)。

流动相:乙腈—0.1%甲酸溶液(17∶83)。

流速:1.0 mL/min。

检测波长:330 nm。

【药理活性】 抗氧化[5]、抗炎[6]、解痉[7]等。

【贮藏】 干燥、密闭。

【应用】

《广西壮族自治区壮药质量标准:第二卷(2011 年版)》[4]

薄层鉴别(TLC):车前草/牙底马。

含量测定(HPLC):车前草/牙底马。

参考文献

[1]RAVN H,NISHIBE S,SASAHARA M,et al.Phenolic compounds from *Plantago asiatica* [J].Phytochemistry,1990(11):3627-3631.

[2]颜佩芳,刘桂英,赵士敏,等.平车前化学成分的研究[J].中国药学杂志,2009(1):19-21.

[3]万茵,谢明勇,曾小星.车前子总黄酮的纯化及其成分的液相质谱联用分析[J].食品科学,2008(2):328-332.

[4]广西壮族自治区食品药品监督管理局.广西壮族自治区壮药质量标准:第二卷(2011 年版)[M].南宁:广西科学技术出版社,2011.

[5]CHOI S Y,JUNG S H,LEE H S,et al.Glycation inhibitory activity and the identification of an active compound in *Plantago asiatica* extract[J].Phytotherapy Research,2008(3):323-329.

［6］WU H C,ZHAO G,JIANG K F,et al.Plantamajoside ameliorates lipopolysaccharide-induced acute lung injury via suppressing NF-κB and MAPK activation［J］.International Immunopharmacology,2016:315－322.

［7］FLEER H,VERSPOHL E J.Antispasmodic activity of an extract from *Plantago lanceolata* L. and some isolated compounds［J］.Phytomedicine：International Journal of Phytotherapy and Phytopharmacology,2007（6）:409－415.

大黄素
Emodin

【化学名】1,3,8-三羟基-6-甲基蒽醌(1,3,8-trihydroxy-6-methylanthraquinone)。

【别名】朱砂莲甲素。

【CAS 号】518-82-1。

【结构式】

【分子式】$C_{15}H_{10}O_5$。

【相对分子质量】270.24。

【主要来源】鼠李科植物翼核果(*Ventilago leiocarpa* Benth.),蓼科植物何首乌(*Polygonum multiflorum* Thunb.)、虎杖(*Polygonum cuspidatum* Sieb.et Zucc.),等等。

【性状】橙黄色长针状结晶。几乎不溶于水,溶于乙醇及碱溶液。

【熔点】256~257 ℃。

【光谱】

UV λ_{max}^{MeOH}(nm):436,289,266,251[1]。

IR ν_{max}^{KBr}(cm^{-1}):3476(—OH),1675(C=O)[1]。

【波谱】

^{1}H-NMR (500 MHz,CD$_3$OD)δ:7.56(1H,s,H-4),7.18(1H,s,H-2),7.12(1H,d,*J*=2.1 Hz,H-5),6.58(1H,d,*J*=2.1 Hz,H-7)[2]。

^{13}C-NMR (125 MHz,CD$_3$OD)δ:163.3(C-1),125.3(C-2),149.8(C-3),121.9(C-4),134.5(C-4a),110.1(C-5),167.2(C-6),109.3(C-7),166.4(C-8),110.5(C-8a),191.7(C-9),114.7(C-9a),182.8(C-10),136.8(C-10a),22.3(CH$_3$)[2]。

【质谱】

EI-MS m/z:271[M+H]$^+$[2]。

【色谱】

TLC[3]

薄层板:硅胶 G。

展开剂:石油醚(60~90℃)—甲酸乙酯—甲酸(15∶9∶1)。

检识:紫外光灯365 nm下检视。

HPLC[3]

色谱柱:C18,5 μm(4.6 mm×250 mm)。

流动相:甲醇—0.1%磷酸溶液(70∶30)。

流速:1.0 mL/min。

检测波长:254 nm。

【药理活性】 抗炎[4]、抗病毒[5]、抑菌[6]、抗氧化[7]等。

【贮藏】 干燥、避光。

【应用】

(1)《广西壮族自治区壮药质量标准:第一卷(2008年版)》[8]

薄层鉴别(TLC):虎杖/棵天岗。

含量测定(HPLC):虎杖/棵天岗。

(2)《广西壮族自治区壮药质量标准:第二卷(2011年版)》[3]

薄层鉴别(TLC):血风藤/勾勒容。

含量测定(HPLC):血风藤/勾勒容;何首乌/门甲。

(3)《广西壮族自治区瑶药材质量标准:第一卷(2014年版)》[9]

薄层鉴别(TLC):血风藤/紫九牛(嘴坐翁);虎杖/花斑竹(红林巩)。

含量测定(HPLC):血风藤/紫九牛(嘴坐翁);虎杖/花斑竹(红林巩)。

(4)《贵州省中药材、民族药材质量标准》[10]

薄层鉴别(TLC):土大黄。

含量测定(HPLC):大黄;何首乌。

参考文献

[1]张治雄,梁永锋.决明子化学成分的分离与鉴定[J].中国药房,2012(19):1782-1783.

[2]王洪玲,李波,钟凤跃,等.尼泊尔酸模根的化学成分研究[J].中药材,2018(4):876-879.

[3]广西壮族自治区食品药品监督管理局.广西壮族自治区壮药质量标准:第二卷(2011年版)[M].南宁:广西科学技术出版社,2011.

[4]KUMAR A,DHAWAN S,AGGARWAL B B.Emodin(3-methyl-1,6,8-trihydroxyanthraquinone)inhibits TNF-induced NF-kappaB activation,IkappaB degradation,and expression of cell surface adhesion proteins in human vascular endothelial[J].Oncogene,1998(7):913-918.

[5]ALVES D S,PEREZ-FONS L,ESTEPA A,et al.Membrane-related effects underlying the biological activity of the anthraquinones emodin and barbaloin[J].Biochemical Pharmacology,2004(3):549-561.

[6]BASU S,GHOSH A,HAZRA B.Evaluation of the antibacterial activity of *Ventilago madraspatana* Gaertn, *Rubia cordifolia* Linn.and *Lantana camamra* Linn.:isolation of emodin and physcion as active antibacterial

agents[J].Phytotherapy Research,2005(10):888-894.

[7]NG T B,LIU F,LU Y H,et al. Antioxidant activity of compounds from the medicinal herb *Aster tataricus* [J].Comparative Biochemistry and Physiology Part C,Toxicology & Pharmacology,2003(2):109-115.

[8]广西壮族自治区食品药品监督管理局.广西壮族自治区壮药质量标准:第一卷(2008年版)[M].南宁:广西科学技术出版社,2008.

[9]广西壮族自治区食品药品监督管理局.广西壮族自治区瑶药材质量标准:第一卷(2014年版)[M].南宁:广西科学技术出版社,2014.

[10]贵州省药品监督管理局.贵州省中药材、民族药材质量标准[M].贵阳:贵州科技出版社,2003.

大黄素甲醚
Physcion

【化学名】1,8-二羟基-3-甲氧基-6-甲基蒽醌（1,8-dihydroxy-3-methoxy-6-methylan-thraquinone）。

【别名】朱砂莲乙素、非斯酮、蜈蚣苔素。

【CAS 号】521-61-9。

【结构式】

【分子式】$C_{16}H_{12}O_5$。

【相对分子质量】284.27。

【主要来源】蓼科植物掌叶大黄（*Rheum palmatum* L.）。

【性状】金黄色针状结晶。几乎不溶于水,微溶于冷乙醇,易溶于沸乙醇,溶于苯、三氯甲烷、乙醚、丙酮、冰乙酸、氢氧化钠及热碳酸钠溶液,极微溶于石油醚。

【熔点】203~207 ℃。

【光谱】

UV λ_{max}^{MeOH}(nm):225,257,266,289,435[1]。

IR ν_{max}^{KBr}(cm^{-1}):3438,1678,1628,1570[1]。

【波谱】

^{1}H-NMR （400 MHz,CDCl$_3$）δ:12.31(1H,s,8-OH),12.11(1H,s,1-OH),7.62(1H,br.s,H-5),7.36(1H,d,*J*=2.7 Hz,H-4),7.08(1H,br.s,H-7),6.68(1H,d,*J*=2.7 Hz,H-2),3.93(3H,s,OCH$_3$),2.45(3H,s,CH$_3$)[1]。

^{13}C-NMR （100 MHz,CDCl$_3$）δ:190.8(C-9),182.0(C-10),166.5(C-6),165.2(C-1),162.5(C-8),148.4(C-3),135.2(C-4a),133.2(C-10a),121.27(C-7),124.5(C-5),113.6(C-8a),110.2(C-9a),108.2(C-4),106.7(C-2),56.1(OCH$_3$),22.2(CH$_3$)[1]。

【质谱】

ESI-MS m/z:284[M]$^+$,241,128,77[1]。

【色谱】

TLC[2,3]

薄层板:硅胶 G。

展开剂:石油醚—甲酸乙酯—甲酸(15∶5∶1)。

检识:紫外光灯 365 nm 下检视。

HPLC[4]

色谱柱:C18,10 μm(4.6 mm×250 mm)。

流动相:乙腈—水(25∶75)。

流速:1.0 mL/min。

检测波长:320 nm。

【**药理活性**】 抗急性肝损伤[5]、抗炎、抗氧化[6]、保护受损神经细胞[7]等。

【**贮藏**】 阴凉、干燥、避光。

【**应用**】

(1)《广西壮族自治区瑶药材质量标准:第一卷(2014 年版)》[2]

薄层鉴别(TLC):虎杖/花斑竹(红林巩)。

(2)《广西壮族自治区壮药质量标准:第一卷(2008 年版)》[3]

薄层鉴别(TLC):虎杖/棵天岗。

(3)《广西壮族自治区壮药质量标准:第二卷(2011 年版)》[4]

含量测定(HPLC):何首乌/门甲。

参考文献

[1]李治甫,杨小生,梁光义,等.抱石莲化学成分研究[J].广西植物,2011(2):275-277.

[2]广西壮族自治区食品药品监督管理局.广西壮族自治区瑶药材质量标准:第一卷(2014 年版)[M].南宁:广西科学技术出版社,2014.

[3]广西壮族自治区食品药品监督管理局.广西壮族自治区壮药质量标准:第一卷(2008 年版)[M].南宁:广西科学技术出版社,2008.

[4]广西壮族自治区食品药品监督管理局.广西壮族自治区壮药质量标准:第二卷(2011 年版)[M].南宁:广西科学技术出版社,2011.

[5]张丽雁,宿文辉,熊瑛,等.大黄素甲醚对大鼠急性肝损伤的保护作用[J].中国基层医药,2007(12):2014-2015.

[6]陈立英,廖仁昊,苏立凯,等.脑缺血预处理联合大黄素甲醚对大鼠脑缺血再灌注后炎性反应影响的临床观察[J].北京医学,2007(9):566-567.

[7]梅利,廖仁昊,梁容仙,等.大黄素甲醚预处理对大鼠局灶性脑缺血-再灌注损伤的神经保护作用[J].第四军医大学学报,2009(5):380.

大黄酚

Chrysophanol

【化学名】1,8-二羟基-3-甲基蒽醌(1,8-dihydroxy-3-methylanthraquinone)。

【别名】大黄根酸。

【CAS 号】481-74-3。

【结构式】

【分子式】$C_{15}H_{10}O_4$。

【相对分子质量】254.23。

【主要来源】豆科植物决明(*Cassia obtusifolia* L.)。

【性状】橙色针状结晶。溶于甲醇、乙醇等。

【熔点】197.9~199.4 ℃。

【光谱】

UV $\lambda_{max}^{MeOH}(nm)$:429,287,277,255,225[1]。

IR $\nu_{max}^{KBr}(cm^{-1})$:3455(—OH),1682(C=O)[1]。

【波谱】

^{1}H-NMR (600 MHz,CDCl$_3$)δ:2.46(3H,s,H-15),7.08(1H,br. s,H-2),7.28(1H,dd,*J*=1.5,8.4 Hz,H-7),7.67(1H,dd,*J*=7.8,8.1 Hz,H-6),7.81(1H,dd,*J*=1.2,7.8 Hz,H-5)[2]。

^{13}C-NMR (150 MHz,CDCl$_3$)δ:22.4(C-15),113.9(C-13),116.0(C-12),120.0(C-7),121.5(C-4),124.5(C-5),124.7(C-2),133.4(C-14),133.8(C-11),137.1(C-6),149.5(C-3),162.5(C-8),162.9(C-1),182.1(C-10),192.7(C-9)[2]。

【质谱】

EI-MS m/z:254[M]$^+$[2]。

【色谱】

TLC[3]

薄层板:硅胶 G。

展开剂:石油醚(30~60℃)—丙酮(2∶1)。

检识:日光下检视。

HPLC[3]

色谱柱 C18,5 μm(4.6 mm×250 mm)。

流动相:乙腈(A)—0.1%磷酸溶液(B),梯度洗脱(0~15 min,40%A;15~30 min,40%~90%A;30~40 min,90%A)。

流速:1.0 mL/min。

检测波长:284 nm。

【药理活性】 抗肿瘤[4]、抗炎[5]、保护免疫[6]、保护神经[7]等。

【贮藏】 干燥、避光。

【应用】

《广西壮族自治区壮药质量标准:第二卷(2011 年版)》[3]

薄层鉴别(TLC):决明子/些羊灭。

含量测定(HPLC):决明子/些羊灭。

参考文献

[1]张治雄,梁永锋.决明子化学成分的分离与鉴定[J].中国药房,2012(19):1782-1783.

[2]陈亚萍,王书林,沈云亨,等.光叶兔儿风的化学成分研究[J].广西植物,2014(3):402-407.

[3]广西壮族自治区食品药品监督管理局.广西壮族自治区壮药质量标准:第二卷(2011 年版)[M].南宁:广西科学技术出版社,2011.

[4]ZHANG J,WANG Q,WANG Q,et al.Chrysophanol exhibits anti-cancer activities in lung cancer cell through regulating ROS/HIF-1a/VEGF signaling pathway[J].Naunyn-Schmiedebergs Archives of Pharmacology,2020(3):469-480.

[5]宋博翠,蒋萌萌,韩宇,等.大黄酚对环磷酰胺诱导的免疫抑制小鼠的免疫保护作用[J].黑龙江八一农垦大学学报,2019(6):66-71.

[6]邴小三,望燕妮,赵申,等.大黄酚抑制自噬改善 HIBI 新生大鼠脑组织病理损伤和炎症反应[J].中国免疫学杂志,2019(24):3015-3020.

[7]颜娟,张丹参.大黄酚神经保护作用及其机制研究进展[J].神经药理学报,2014(1):52-57.

小豆蔻明

Cardamonin

【化学名】（2E）-1-（2,4-二羟基-6-甲氧基苯基）-3-苯基-2-丙烯-1-酮［（2E）-1-（2,4-dihydroxy-6-methoxyphenyl）-3-phenyl-2-propen-1-one］。

【别名】 豆蔻明、豆蔻素、小豆蔻查耳酮等。

【CAS 号】 19309-14-9。

【结构式】

【分子式】 $C_{16}H_{14}O_4$。

【相对分子质量】 270.28。

【主要来源】 姜科植物草豆蔻（*Alpinia katsumadai* Hayata）。

【性状】 黄色针状结晶。溶于乙醇、甲醇。

【熔点】 201~202 ℃。

【光谱】

UV λ_{max}^{MeOH}（nm）:345[1]。

IR ν_{max}^{KBr}（cm^{-1}）:3150（—OH）,1622（C=O）,1543、1485（C=C）,1340、1322（—CH）,1244,1210,1170,970,825,770（=CH）[2]。

【波谱】

^{1}H-NMR （500 MHz,DMSO-d_6）δ:7.42~7.70（5H,m,ArH）,7.83（1H,d,J=15.7 Hz,H-7）,7.66（1H,d,J=15.7 Hz,H-8）,5.94（1H,d,J=2.1 Hz,H-3′）,6.03（1H,d,J=2.1 Hz,H-5′）,3.89（3H,s,H-2′-OCH$_3$）[3]。

^{13}C-NMR （125 MHz,DMSO-d_6）δ:135.4（C-1）,128.9（C-2,6）,119.5（C-3,5）,130.8（C-4）,128.8（C-7）,142.3（C-8）,192.2（C-9）,105.6（C-1′）,163.2（C-2′）,96.3（C-3′）,165.5（C-4′）,92.2（C-5′）,166.7（C-6′）,56.5（C-2′-OCH$_3$）[3]。

【质谱】

EI-MS m/z:271［M+H］$^+$,293［M+Na］$^+$,309［M+K］$^+$,563［2M+Na］$^+$,579［2M+K］$^+$,269［M-H］$^-$,539［2M-H］$^{-[3]}$。

【色谱】

TLC[4]

薄层板:硅胶 G。

展开剂:甲苯—乙酸乙酯—甲醇(15:4:1)。

检识:喷以 5%三氯化铁乙醇溶液,紫外光灯 365 nm 下检视。

HPLC[4]

色谱柱:C18。

流动相:甲醇。

流速:1.0 mL/min。

检测波长:300 nm。

【**药理活性**】 抗氧化[3]、抗炎[5]、抗肿瘤[6]、抑制血管痉挛[7]、抑制血小板凝集[8]等。

【**贮藏**】 干燥、避光。

【**应用**】

《广西壮族自治区壮药质量标准:第二卷(2011 年版)》[4]

薄层鉴别(TLC):草豆蔻/芒卡。

含量测定(HPLC):草豆蔻/芒卡。

参考文献

[1]孟晓彩.中药草豆蔻、黄芩活性成分的光谱性质及荧光分析法研究[D].石家庄:河北师范大学,2008.

[2]王秀芹,杨孝江,李教社.草豆蔻化学成分研究[J].中药材,2008(6):853-855.

[3]刘友花,林立东,叶育石,等.升振山姜茎的黄酮类成分[J].热带亚热带植物学报,2017(5):517-522.

[4]广西壮族自治区食品药品监督管理局.广西壮族自治区壮药质量标准:第二卷(2011 年版)[M].南宁:广西科学技术出版社,2011.

[5]LEE S E,SHIN H T,HWANG H J,et al. Antioxidant activity of extracts from *Alpinia katsumadai* seed[J]. Phytotherapy Research:PTR,2003(9):1041-1047.

[6]TROPEPE V,COLES B L,CHIASSON B J,et al. Retinal stem cells in the adult mammalian eye[J].Science (New York. N. Y.),2000(5460):2032-2036.

[7]余天垒,于耀宇,韩新巍,等.小豆蔻明对迟发性脑血管痉挛的作用[J].中华实验外科杂志,2015(2):343-345.

[8]JANTAN I,RAWEH S M,SIRAT H M,et al. Inhibitory effect of compounds from Zingiberaceae species on human platelet aggregation[J].Phytomedicine:International Journal of Phytotherapy and Phytopharmacology,2008(4):306-309.

山柰素
Kaempferide

【化学名】3,5,7-三羟基-4′-甲氧基黄酮(3,5,7-trihydroxy-4′-methoxyflavone)。

【别名】山奈甲黄素、莰非素、山奈酚-4′-O-甲醚。

【CAS 号】491-54-3。

【结构式】

【分子式】$C_{16}H_{12}O_6$。

【相对分子质量】300.26。

【主要来源】木犀科植物小蜡(*Ligustrum sinense* Lour.),姜科植物山奈(*Kaempferia galanga* L.),小檗科植物南方山荷叶(*Diphylleia sinensis* H. L. Li.),等等。

【性状】黄色针晶。可溶于甲醇、乙醇、二甲基亚砜等有机溶剂。

【熔点】156~157 ℃。

【光谱】

UV λ_{max}^{MeOH}(nm):367[1]。

IR ν_{max}^{KBr}(cm^{-1}):3288(—OH),1665(C=O),1602、1560、1511、1439(芳环),1171(芳香醚)[1]。

【波谱】

^{1}H-NMR (400 MHz,DMSO-d_6)δ:3.8(3H,s,OCH$_3$),6.2(1H,d,*J*=2.0 Hz,H-6),6.4(1H,d,*J*=2.0 Hz,H-8),7.1(2H,d,*J*=9.5 Hz,H-3′,5′),8.1(2H,d,*J*=7.5 ,2.1 Hz,H-2′,6′)[2]。

^{13}C-NMR (100 MHz,DMSO-d_6)δ:146.7(C-2),136.5(C-3),176.5(C-4),156.7(C-5),98.7(C-6),164.5(C-7),94.0(C-8),161.2(C-9),103.6(C-10),123.7(C-1′),129.8(C-2′),114.5(C-3′),160.9(C-4′),114.5(C-5′),129.8(C-6′),55.8(OCH$_3$)[2]。

【质谱】

EI-MS m/z:300[M]$^+$,285,257,229,150,135[3]。

【色谱】

TLC[4]

薄层板:硅胶 G。

展开剂:甲苯—甲酸乙酯—冰乙酸(12∶4∶0.5)。

检识:喷以 10%硫酸乙醇溶液,110 ℃加热至斑点清晰,分别置于日光和紫外光灯 365 nm 下检视。

HPLC[4]

色谱柱:C18。

流动相:甲醇—0.4%磷酸溶液(50∶50)。

流速:1.0 mL/min。

检测波长:360 nm。

【药理活性】 祛痰、防治咳嗽和哮喘、降血压、降血脂、抗动脉硬化[5]等。

【贮藏】 干燥、密闭。

【应用】

(1)《广西壮族自治区壮药质量标准:第二卷(2011 年版)》[4]

薄层鉴别(TLC):柿叶/盟内;笔管草/课塔桐。

含量测定(HPLC):小蜡树叶/盟甘课;金花茶叶/茶花现;茉莉花/华闷雷;柿叶/盟内;笔管草/课塔桐;垂盆草/牙讽遍;银杏叶/盟银杏。

(2)《广西壮族自治区瑶药材质量标准:第一卷(2014 年版)》[6]

薄层鉴别(TLC):倒生根/石上风(及掌崩);黄鳝藤/黄骨风(往迸崩)。

含量测定(HPLC):倒生根/石上风(及掌崩);黄鳝藤/黄骨风(往迸崩)。

(3)《贵州省中药材、民族药材质量标准》[7]

含量测定(HPLC):猪鬃草。

参考文献

[1]侯红瑞,陈玲,王春晓,等.山柰素对照品的制备研究[J].当代化工,2017(2):243-245.

[2]侯红瑞,黄吉东,陈玲,等.制备色谱法分离纯化高良姜黄酮中高良姜素和山柰素[J].色谱,2016(6):591-595.

[3]安宁,杨世林,邹忠梅,等.高良姜黄酮类化学成分的研究[J].中草药,2006(5):663-664.

[4]广西壮族自治区食品药品监督管理局.广西壮族自治区壮药质量标准:第二卷(2011 年版)[M].南宁:广西科学技术出版社,2011.

[5]常新全,丁丽霞.中药活性成分分析手册[M].北京:学苑出版社,2002:218.

[6]广西壮族自治区食品药品监督管理局.广西壮族自治区瑶药材质量标准:第一卷(2014 年版)[M].南宁:广西科学技术出版社,2014.

[7]贵州省药品监督管理局.贵州省中药材、民族药材质量标准[M].贵阳:贵州科技出版社,2003.

山奈酚
Kaempferol

【化学名】3,5,7,4'-四羟基黄酮(3,5,7,4'-tetrahydroxyflavone)。

【别名】山奈酚-3、莰菲醇、百蕊草素等。

【CAS 号】520-18-3。

【结构式】

【分子式】$C_{15}H_{10}O_6$。

【相对分子质量】286.24。

【主要来源】番荔枝科植物瘤果紫玉盘(*Uvaria kweichowensis* P.T.Li),景天科植物垂盆草(*Sedum sarmentosum* Bunge),菊科植物红花(*Carthamus tinctorius* L.),等等。

【性状】黄色结晶状粉末。可溶于甲醇、乙醇、二甲基亚砜等有机溶剂。

【熔点】276~278 ℃。

【光谱】

UV λ_{max}^{MeOH}(nm):366,266[1]。

IR ν_{max}^{KBr}(cm^{-1}):3300(—OH),1655(C═O),1608、1598、1502(芳环),1370,1318,1160[1]。

【波谱】

^{1}H-NMR (400 MHz,CD$_3$OD)δ:8.02(2H,d,*J*=8.9 Hz,H-2',6'),6.83(2H,d,*J*=8.9 Hz,H-3',5'),6.32(1H,d,*J*=2.1 Hz,H-8),6.11(1H,d,*J*=2.1 Hz,H-6)[2]。

^{13}C-NMR (100 MHz,CD$_3$OD)δ:148.1(C-2),137.1(C-3),177.4(C-4),160.5(C-5),99.3(C-6),165.6(C-7),94.5(C-8),158.39(C-9),104.6(C-10),123.7(C-1'),130.7(C-2'),116.3(C-3'),162.5(C-4'),116.3(C-5'),130.7(C-6')[2]。

【质谱】

EI-MS m/z:286[M]$^+$,285[M-H]$^+$,153,121[1]。

【色谱】

TLC[3]

薄层板:硅胶 G。

展开剂:甲苯—三氯甲烷—丙酮—甲酸(4:2.5:3.5:0.2)。

检识:喷以 3%三氯化铝乙醇溶液,紫外光灯 365 nm 下检视。

HPLC[4]

色谱柱:C18。

流动相:甲醇—0.4%磷酸溶液(45:55)。

流速:1.0 mL/min。

检测波长:360 nm。

【药理活性】 抗炎、抗糖尿病、抗癌及保护神经[5]等。

【贮藏】 干燥、避光。

【应用】

《广西壮族自治区壮药质量标准:第三卷(2018 年版)》[3]

薄层鉴别(TLC):瘤果紫玉盘/勾香突。

参考文献

[1]谭鸣鸿,张照荣,秦红岩,等.紫荆花化学成分的研究(Ⅰ)[J].中草药,1990(6):6-8.

[2]BARRETO M B,GOMES C L,FREITAS V B D,et al.Flavonoids and terpenoids from *Croton muscicarpa* (Euphorbiaceae)[J].Quimica Nova,2013(5):675-679.

[3]广西壮族自治区食品药品监督管理局.广西壮族自治区壮药质量标准:第三卷(2018 年版)[M].南宁:广西科学技术出版社,2018.

[4]国家药典委员会.中华人民共和国药典:2015 年版 一部[M].北京:中国医药科技出版社,2015:213.

[5]YANG E J,KIM G S,JUN M,et al.Kaempferol attenuates the glutamate-induced oxidative stress in mouse-derived hippocampal neuronal HT22 cells[J].Food & Function,2014(7):1395-1402.

山茶苷 A
Camellianin A

【化学名】 芹菜素-5-*O*-α-*L*-吡喃鼠李糖基(1→4)-6″-*O*-乙酰基-β-*D*-吡喃葡萄糖苷〔apigenin-5-*O*-α-*L*-pyranorhamnosyl(1→4)-6″-*O*-acetyl-β-*D*-glucopyranosyl glycoside〕。

【别名】 山茶黄酮苷 A。

【CAS 号】 109232-77-1。

【结构式】

【分子式】 $C_{29}H_{32}O_{15}$。

【相对分子质量】 620.17。

【主要来源】 山茶科植物亮叶杨桐(*Adinandra nitida* Merr. ex Li)。

【性状】 无色针晶。溶于甲醇、乙醇。

【熔点】 196~197 ℃。

【光谱】

UV λ_{max}^{MeOH}(nm):262,328[1]。

IR ν_{max}^{KBr}(cm^{-1}):3400(—OH),1720(O—C═O),1600,1490(芳环)[2]。

【波谱】

^{1}H-NMR (600 MHz,CD$_3$OD) δ:1.20(3H,d,C$_6$″-CH$_3$),1.85(3H,s,AcCH$_3$),3.30~4.45(10H,m),5.30(1H,s,H-1‴),5.44(1H,s,H-1″),6.51(1H,s,H-6),6.54(1H,s,H-3),6.63(1H,s,H-8),6.92(2H,d,*J*=8.8 Hz,H-3′,H-5′),7.18(2H,d,*J*=8.8 Hz,H-2′,H-6′)[2]。

^{13}C-NMR (150 MHz,CD$_3$OD) δ:164.5(C-2),106.6(C-3),179.5(C-4),158.9(C-

5)，100.9（C-6），162.4（C-7），97.7（C-8），160.9（C-9），108.8（C-10），123.3（C-1′），129.1（C-2′,6′），117.0（C-3′,5′），163.7（C-4′），75.0（C-5″），64.1（C-6″），99.4（C-1‴），71.7（C-2‴），72.3（C-3‴），72.2（C-4‴），70.3（C-5‴），18.1（C-6‴），172.6（OCOCH₃），20.4（OCOCH₃）[2]。

【质谱】

EI-MS m/z:643[M+Na]⁺,621[M+H]⁺,475,271[2]。

【色谱】

TLC[2]

薄层板:硅胶 G。

展开剂:甲醇—冰乙酸—水(9:0.5:0.5)。

检识:喷以 3%三氯化铝乙醇溶液,105 ℃加热 1 min,紫外光灯 365 nm 下检视。

HPLC[3]

色谱柱:C18。

流动相:乙腈—0.1%磷酸(20:80)。

流速:1.0 mL/min。

检测波长:330 nm。

【药理活性】 抗氧化、抗菌、抗癌[4-7]等。

【贮藏】 干燥、密闭。

【应用】

《广西壮族自治区壮药质量标准:第二卷(2011 年版)》[3]

含量测定(HPLC):石崖茶/茶盟熔。

参考文献

[1]成桂仁,金静兰,文永新.白水茶中二种新黄酮式的结构[J].药学学报,1987(3):203-207.

[2]黄艳,李文琪,刘元,等.亮叶杨桐叶中山茶苷 A 对照品的制备及鉴定[J].广西科学,2013(1):79-81.

[3]广西壮族自治区食品药品监督管理局.广西壮族自治区壮药质量标准:第二卷(2011 年版)[M].南宁:广西科学技术出版社,2011.

[4]袁尔东,肖仔君,刘本国,等.亮叶杨桐叶总黄酮提取及抑菌活性的研究[J].现代食品科技,2009(3):305-308.

[5]袁尔东,王菊芳,刘本国,等.亮叶杨桐叶类黄酮的提取及其抗氧化活性研究[J].食品科学,2009(14):105-109.

[6]战宇,曾庆祝,方玲.亮叶杨桐叶总类黄酮的提取工艺优化及对肺腺癌细胞 A549 生长的影响[J].食品科学,2010(22):6-10.

[7]唐慧勤,冯旭,阎莉,等.亮叶杨桐总黄酮对高脂血症大鼠脂代谢的影响及其抗氧化作用[J].中成药,2013(5):899-903.

山姜素
Alpinetin

【化学名】7-羟基-5-甲氧基黄酮(7-hydroxy-5-methoxyflavanone)。

【别名】(S)-7-羟基-5-甲氧基黄酮、山姜苷、(S)-7-羟基-5-甲氧基黄烷酮。

【CAS 号】36052-37-6。

【结构式】

【分子式】$C_{16}H_{14}O_4$。

【相对分子质量】270.28。

【主要来源】姜科植物草豆蔻(*Alpinia katsumadai* Hayata)。

【性状】白色粉末。易溶于甲醇、乙醇等。

【熔点】225～227 ℃。

【光谱】

UV $\lambda_{max}^{MeOH}(nm):286^{[1]}$。

IR $\nu_{max}^{KBr}(cm^{-1}):3405,2900,1655,1393,1261,881^{[1]}$。

【波谱】

^{1}H-NMR (400 MHz,CD_3OD)δ:5.40(1H,dd,*J*=12.8,3.6 Hz,H-2),2.97(1H,dd,*J*= 12.8,16.4 Hz,H-3α),2.70(1H,dd,*J*=3.6,16.4 Hz,H-3β),3.81(3H,s,OCH_3),6.03(1H, d,*J*=2.0 Hz, H-6),6.08(1H,d,*J*=2.0 Hz,H-8),7.31～7.46(5H,m,ArH)$^{[2]}$。

^{13}C-NMR (100 MHz,CD_3OD)δ:78.8(C-2),45.1(C-3),190.4(C-4),165.7(C-5), 95.7(C-6),165.2(C-7),92.9(C-8),162.9(C-9),104.4(C-10),139.2(C-1′),128.3(C- 2′,6′),125.9(C-3′,5′),128.1(C-4′),54.8(OCH_3)$^{[2]}$。

【质谱】

EI-MS m/z:270[M]$^{+[2]}$。

【色谱】

TLC$^{[3]}$

薄层板:硅胶 G。

展开剂：甲苯—乙酸乙酯—甲醇(15：4：1)。

检识：100 ℃加热至斑点显色清晰,紫外光灯 365 nm 下检视。

HPLC[3]

色谱柱：Aichrombond AQ C18,5 μm(4.6 mm×250 mm)。

流动相：甲醇—水(53：47)。

流速：1.0 mL/min。

检测波长：300 nm、230 nm。

【**药理活性**】 抗炎、抗微生物活性[4,5]。

【**贮藏**】 干燥、避光。

【**应用**】

《广西壮族自治区壮药质量标准：第二卷(2011 年版)》[3]

薄层鉴别(TLC)：草豆蔻/芒卡。

含量测定(HPLC)：草豆蔻/芒卡。

参考文献

[1]吴秀丽,赵志忠,吴丹,等.海南草豆蔻及其主要活性组分、金属元素含量的谱学测定[J].光谱学与光谱分析,2016(4):1191－1196.

[2]唐俊,李宁,戴好富,等.草豆蔻种子化学成分及其 NF-κB 的激活抑制作用与抗肿瘤活性[J].中国中药杂志,2010(13):1710－1714.

[3]广西壮族自治区食品药品监督管理局.广西壮族自治区壮药质量标准：第二卷(2011 年版)[M].广西科学技术出版社,2011.

[4]黄文哲,戴小军,刘延庆,等.草豆蔻中黄酮和双苯庚酮的抑菌活性[J].植物资源与环境学报,2006(1):37－40.

[5]崔立坤,姚静,辛勤,等.山姜素对角叉菜胶诱导的小鼠急性炎症的抗炎作用及机制研究[J].中国临床药理学杂志,2019(19):2276－2279.

川续断皂苷乙
Dipsacoside B

【化学名】 (3β,4α)-3-[[2-O-(6-脱氧-α-L-鼠李糖吡喃糖基)-α-L-阿拉伯糖吡喃糖基]氧]-23-羟基乌苏-12-烯-28-羧酸{(3β,4α)-3-[[2-O-(6-deoxy-α-L-mannopyranosyl)-α-L-arabinopyranosyl]oxy]-23-hydroxyolean-12-en-28-oic acid}。

【别名】 川续断皂苷 B。

【CAS 号】 33289-85-9。

【结构式】

【分子式】 $C_{53}H_{86}O_{22}$。

【相对分子质量】 1074.56。

【主要来源】 忍冬科植物华南忍冬[*Lonicera confuse*(sweet)DC.]。

【性状】 白色粉末。易溶于甲醇、乙醇等。

【熔点】 235~236℃。

【光谱】

UV λ_{max}^{MeOH}(nm):203[1]。

IR ν_{max}^{KBr}(cm^{-1}):3411(—OH),2940(C—H),1733(—COOR),1645(C=C),1457,1388,1261,1076~1029(C—O),913[1]。

【波谱】

^{1}H-NMR (500 MHz,Pyridine-d_5)δ:6.27(1H,d,J=8.2 Hz,glc-H),6.20(1H,s,rha-H),5.06(1H,d,J=6.0 Hz,ara-H),5.44(1H,m,H-12),4.21(1H,m,H-3),3.15(1H,dd,J=4.5,14.0 Hz,H-2),3.71(1H,d,J=10.8 Hz,H-22),0.86、0.90、1.01、1.05、1.14、1.19(each 3H,s,6×CH$_3$)[2]。

^{13}C-NMR (125 MHz,Pyridine-d_5)δ:39.7(C-1),28.1(C-2),80.8(C-3),45.9(C-4),48.0(C-5),18.3(C-6),33.7(C-7),41.4(C-8),47.5(C-9),36.6(C-10),23.4(C-

11），122.7（C-12），143.9（C-13），41.9（C-14），28.1（C-15），25.8（C-16），48.6（C-17），43.3（C-18），46.8（C-19），32.3（C-20），35.5（C-21），34.7（C-22），65.4（C-23），13.7（C-24），15.9（C-25），17.3（C-26），28.0（C-27），176.3（C-28），32.9（C-29），25.8（C-30），104.1（ara-C-1），76.9（ara-C-2），78.4（ara-C-3），69.5（ara-C-4），63.8（ara-C-5），101.5（rha-C-1），72.1（rha-C-2），78.6（rha-C-3），73.9（rha-C-4），69.2（rha-C-5），18.3（rha-C-6），95.4（glc-C-1），75.5（glc-C-2），80.8（glc-C-3），72.6（glc-C-4），74.9（glc-C-5），69.0（glc-C-6），105.1（glc-C-1′），73.7（glc-C-2′），78.2（glc-C-3′），70.7（glc-C-4′），71.2（glc-C-5′），62.4（glc-C-6′）[2]。

【质谱】

EI-MS m/z：1073$[M-H]^{-[2]}$。

【色谱】

TLC[3]

薄层板：高效硅胶 G。

展开剂：三氯甲烷—甲醇—水（6：4：1）。

检识：喷以 10%硫酸乙醇溶液，105 ℃加热至斑点显色清晰，日光下检视。

HPLC[4]

色谱柱：C18，5 μm（4.6 mm×250 mm）。

流动相：乙腈—0.4%磷酸溶液（13：87）。

流速：1.0 mL/min。

检测波长：327 nm。

【药理活性】 抗菌[5]。

【贮藏】 低温、干燥。

【应用】

《广西壮族自治区壮药质量标准：第二卷（2011 年版）》[4]

含量测定（HPLC）：水银花/银花忍。

参考文献

[1]陈君,许小方,柴兴云,等.灰毡毛忍冬花蕾的化学成分[J].中国天然药物,2006(5):347－351.

[2]贺颖颖,罗燕玉,林朝展,等.王老吉凉茶化学成分研究[J].中药材,2018(4):889－893.

[3]肖宏华,甄诚,刘开玉.薄层色谱法鉴别双黄连口服液中金银花成分的改进[J].首都医药,2013(24):71－72.

[4]广西壮族自治区食品药品监督管理局.广西壮族自治区壮药质量标准:第二卷(2011 年版)[M].南宁:广西科学技术出版社,2011.

[5]PASI S,ALIGIANNIS N,PRATSINIS H,et al.Biologically active triterpenoids from *Cephalaria ambrosioides*[J].Planta Medica,2009(2):163－167.

女贞苷

Ligustroflavone

【化学名】7-｛[O-6-脱氧-α-L-吡喃甘露糖基-(1→2)-O-[6-脱氧-α-L-吡喃甘露糖基-(1→6)]-β-D-吡喃葡萄糖基]氧｝-5-羟基-2-(4-羟基苯基)-4H-1-苯并吡喃-4-酮(7-｛[O-6-deoxy-α-L-mannopyranosyl-(1→2)-O-[6-deoxy-α-L-mannopyranosyl-(1→6)]-β-D-glucopyranosyl]oxy｝-5-hydroxy-2-(4-hydroxyphenyl)-4H-1-benzopyran-4-one)。

【别名】无。

【CAS 号】260413-62-5。

【结构式】

【分子式】$C_{33}H_{40}O_{18}$。

【相对分子质量】724.22。

【主要来源】省沽油科植物锐尖山香圆[*Turpinia arguta*(Lindl)Seem.]。

【性状】黄色粉末。易溶于甲醇、乙醇等。

【熔点】228~230 ℃。

【光谱】

UV λ_{max}^{MeOH}(nm):218,268,326[1]。

IR ν_{max}^{KBr}(cm^{-1}):3384(—OH),2931,1655(C═O),1605(芳环),1497(芳环),1445,1343,1245,1179,1062(C—O),981,836[2]。

【波谱】

^{1}H-NMR (600 MHz,DMSO-d_6)δ:7.92(2H,d,*J*=9.0 Hz,H-2′,6′),6.95(2H,d,*J*=9.0 Hz,H-3′,5′),6.85(1H,s,H-3),6.71(1H,d,*J*=2.4 Hz,H-8),6.39(1H,d,*J*=2.4 Hz,H-6),5.22(1H,d,*J*=7.2 Hz,H-1″),5.13(1H,br.s,H-1‴),4.55(1H,br.s,H-1⁗),1.08(3H,d,*J*=6.0 Hz,H-6‴),1.21(3H,d,*J*=6.0 Hz,H-6⁗)[1]。

^{13}C-NMR (150 MHz,DMSO-d_6)δ:164.4(C-2),103.2(C-3),181.9(C-4),161.1(C-5),99.3(C-6),162.5(C-7),94.5(C-8),157.0(C-9),105.4(C-10),121.0(C-1′),128.5

（C-2′,6′）,116.0（C-3′,5′）,161.3（C-4′）,100.4（C-1″）,77.2（C-2″）,77.0（C-3″）,69.6（C-4″）,76.2（C-5″）,65.9（C-6″）,97.8（C-1‴）,70.3 （C-2‴）,70.4（C-3‴）,71.8（C-4‴）,68.3（C-5‴）,17.8（C-6‴）,100.5（C-1⁗）,70.3（C-2⁗）,70.7（C-3⁗）,72.0（C-4⁗）,68.3（C-5⁗）,18.0（C-6⁗）[1]。

【质谱】

FAB-MS m/z:725[M+H]⁺,579[M+H-146]⁺,433[M+H-146-146]⁺,270.9[M+H-146-146-162]⁺[1]。

【色谱】

TLC[3]

薄层板:硅胶 G。

展开剂:乙酸乙酯—丁酮—甲酸—水(6∶3∶1∶1)。

检识:喷以 1%三氯化铝甲醇溶液,紫外光灯 365 nm 下检视。

HPLC[4]

色谱柱:C18。

流动相:甲醇—水(40∶60)。

流速:1.0 mL/min。

检测波长:224 nm。

【药理活性】 抗骨质疏松[5]。

【贮藏】 干燥、避光。

【应用】

《广西壮族自治区壮药质量标准:第三卷(2018 年版)》[4]

含量测定(HPLC):女贞子/美贞。

参考文献

[1]章光文,周国平,谢二磊,等.山香圆叶中黄酮类成分研究[J].中国中药杂志,2009(12):1603-1604.

[2]林瑞超,马双成.中药化学对照品应用手册[M].北京:化学工业出版社,2013:438-439.

[3]国家药典委员会.中华人民共和国药典:2015 年版 一部[M].北京:中国医药出版社,2015:29.

[4]广西壮族自治区食品药品监督管理局.广西壮族自治区壮药质量标准:第三卷(2018 年版)[M].南宁:广西科学技术出版社,2018.

[5]战美,周家杰,吴琪聪,等.女贞子成分抗骨质疏松的潜在作用靶点虚拟筛选[J].世界中医药,2017(7):1693-1697.

马兜铃酸 A

Aristolochic acid A

【**化学名**】8-甲氧基-3,4-亚甲二氧基-10-硝基菲-1-甲酸(8-methoxy-3,4-methylenedioxy-10-nitrophenanthrene-1-formic acid)。

【**别名**】马兜铃酸 I、木通甲素。

【**CAS 号**】313-67-7。

【**结构式**】

【**分子式**】$C_{17}H_{11}NO_7$。

【**相对分子质量**】341.29。

【**主要来源**】马兜铃科植物北马兜铃(*Aristolochia contorta* Bunge)、马兜铃(*Aristolochia debilis* Sieb.et Zucc.)。

【**性状**】黄色结晶粉末。溶于乙醇、乙酸乙酯,微溶于石油醚,不溶于水。

【**熔点**】265~266 ℃。

【**光谱**】

UV λ_{max}^{MeOH}(nm):221,253,317,390[1]。

IR ν_{max}^{KBr}(cm^{-1}):1695,1515,1340,1266,1036[1]。

【**波谱**】

^{1}H-NMR (500 MHz,DMSO-d_6)δ:10.09(1H,s,COOH),8.61(1H,d,J=8.0 Hz,H-5),7.78(1H,s,H-2),8.54(1H,s,H-9),7.80(1H,m,H-6),7.33(1H,d,J=8.2 Hz,H-7),6.46(2H,s,H-12),4.03(3H,s,OCH$_3$)[1]。

^{13}C-NMR (125 MHz,DMSO-d_6)δ:125.4(C-1),113.1(C-2),146.9(C-3),146.3(C-4),117.6(C-4a),130.7(C-4b),119.7(C-5),132.5(C-6),109.8(C-7),157.2(C-8),119.3(C-8a),120.3(C-9),145.9(C-10),118.2(C-10a),168.0(C-11),103.8(C-12),57.2(OCH$_3$)[1]。

【质谱】

FAB-MS m/z:341,296。

HR-FAB-MS m/z:342. 2740[M+H]$^{+}$[1]。

【色谱】

TLC[2]

薄层板:硅胶 G。

展开剂:甲苯—乙酸乙酯—水—甲酸(20∶10∶1∶1)。

检识:紫外光灯 365 nm 下检视。

HPLC[3]

色谱柱:C18,5 μm(4. 6 mm×250 mm)。

流动相:乙腈(A)—0. 34%三乙胺+0. 94%冰乙酸水溶液(B),梯度洗脱(0~15 min,35%~45%A;15~20 min,45%A;20~25 min,45%~50%A)。

流速:1. 0 mL/min。

检测波长:260 nm。

【药理活性】 严重肾毒性及基因致癌毒性[4]。

【贮藏】 干燥、密闭。

【应用】

《广西壮族自治区瑶药材质量标准:第一卷(2014 年版)》[3]

含量测定(HPLC):广西马兜铃根/天钻(天准)。

参考文献

[1]CAI Y,CAI T G.Two new aristolochic acid derivatives from the roots of *Aristolochia fangchi* and their cyto-toxicities[J].Chemical and Pharmaceutical Bulletin,2010(8):1093–1095.

[2]国家药典委员会.中华人民共和国药典:2015 年版 一部[M].北京:中国医药科技出版社,2015:52.

[3]广西壮族自治区食品药品监督管理局.广西壮族自治区瑶药材质量标准:第一卷(2014 年版)[M].南宁:广西科学技术出版社,2014.

[4]国植,徐莉.对广防己、关木通导致的国际大规模中毒事件的反思[J].中草药,2001(1):88–89.

无水葡萄糖
Anhydrous glucose

【化学名】（2R,3R,4S,5S,6R）-6-（羟甲基）氧杂环己烷-2,3,4,5-四醇［（2R,3R,4S,5S,6R）-6-（hydroxymethyl）oxane-2,3,4,5-tetrol］。

【别名】D-无水葡萄糖、葡萄糖、右旋糖等。

【CAS 号】492-61-5。

【结构式】

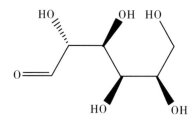

【分子式】$C_6H_{12}O_6$。

【相对分子质量】180.16。

【主要来源】淀粉水解制备。

【性状】白色粉末。易溶于水,微溶于乙醇。

【熔点】151.4~152.9 ℃。

【光谱】

IR ν_{max}^{KBr}（cm^{-1}）:3312,2935,1455,1378,1337,1222,916,774[1]。

【波谱】

1H-NMR （400 MHz,DMSO-d_6）δ:6.23（1H,d,J=5.2 Hz,H-1）,4.90（1H,t,J=4.1 Hz,OH）,4.78（1H,d,J=5.4 Hz,OH）,4.65（1H,d,J=4.8 Hz,OH）,4.47（1H,d,J=6.7 Hz,OH）,4.38（1H,t,J=5.9 Hz,OH）,3.62~3.53（2H,m）,3.45~3.38（2H,m）,3.13~3.00（2H,m）[2]。

13C-NMR （100 MHz,D_2O）δ:92.1（C-1）,72.3（C-2）,73.0（C-3）,70.5（C-4）,71.9（C-5）,61.1（C-6）[2]。

【质谱】

EI-MS m/z:383［2M+Na］$^+$[1]。

【色谱】

TLC[3]

薄层板:硅胶 HSGF$_{254}$。

展开剂:甲醇—浓氨溶液(50∶10)。

检识:紫外光灯 254 nm 下检视。

HPLC[4]

色谱柱:Xbridge Amide C18,3.5 μm(4.6 mm×150 mm)。

流动相:乙腈—0.1% 三乙胺溶液(75∶25)。

流速:1.0 mL/min。

检测:ELSD(气体流速:3.0 L/min。漂移管温度:95 ℃)。

【**药理活性**】 直接供给热能、补充体液、营养全身、护肝[5]等。

【**贮藏**】 干燥、密闭。

【**应用**】

(1)《广西壮族自治区壮药质量标准:第一卷(2008 年版)》[6]

含量测定(UV):黄精/京四。

(2)《广西壮族自治区壮药质量标准:第三卷(2018 年版)》[7]

含量测定(UV):上树虾/棵华喃龙。

参考文献

[1]孙笛,杨尚军,白少岩.七叶一枝花的化学成分研究[J].食品与药品,2016(2):98-101.

[2]薛灵爱,马养民,曹晓晖.丛枝蓼化学成分的研究[J].中成药,2018(3):618-622.

[3]景大为,梁玉,王永军.薄层色谱法鉴别葡萄糖[J].中国药师,2009(1):135-136.

[4]祁俊,韩晓珂,梁朝锋.UV-分光光度计法和HPLC-ELSD法同时测定健脾止泻胶囊中多糖含量[J].中国医药导报,2016(3):39-43.

[5]刘淑琴.葡萄糖及其他药理分析[J].中外健康文摘,2014(5):189-190.

[6]广西壮族自治区食品药品监督管理局.广西壮族自治区壮药质量标准:第一卷(2008 年版)[M].南宁:广西科学技术出版社,2008.

[7]广西壮族自治区食品药品监督管理局.广西壮族自治区壮药质量标准:第三卷(2018 年版)[M].南宁:广西科学技术出版社,2018.

木通苯乙醇苷 B
Calceolarioside B

【化学名】（3,4-二羟基苯基）-乙基-6-E-咖啡酰-吡喃葡萄糖苷［（3,4-dihydroxyphe-nyl）-ethyl-6-E-caffeoyl-glucopyranoside］。

【别名】荷苞花苷 B。

【CAS 号】105471-98-5。

【结构式】

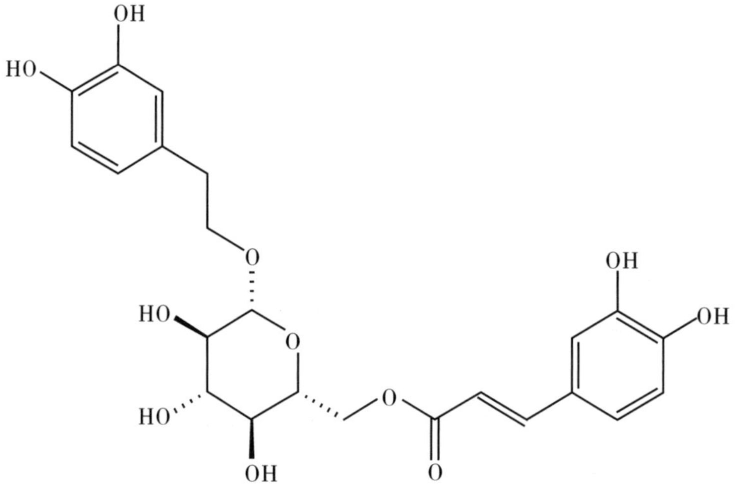

【分子式】$C_{23}H_{26}O_{11}$。

【相对分子质量】478.15。

【主要来源】 木通科植物白木通［Akebia trifoliate（subsp. australis（Diels）T. Shimizu）］,唇形科植物金疮小草（Ajuga decumbens Thunb.）。

【性状】白色粉末。易溶于甲醇。

【熔点】93.7~109.8 ℃。

【光谱】

UV λ_{max}^{MeOH}（nm）:216,290,329[1]。

IR ν_{max}^{KBr}（cm^{-1}）:3350,2940,1690,1650,1600,1515[2]。

【波谱】

^{1}H-NMR （400 MHz,DMSO-d_{6}）δ:6.76（1H,d,J=3.1 Hz,H-2）,6.62（1H,d,J=7.9 Hz,H-5）,6.46（1H,dd,J=8.0,3.1 Hz,H-6）,7.06（1H,d,J=1.8 Hz,H-2″）,6.80（1H,d,J=8.3 Hz,H-5″）,6.96（1H,dd,J=8.2,1.8 Hz,H-6″）,7.48（1H,d,J=15.8 Hz,H-7″）,6.28（1H,d,J=

15. 8 Hz,H-8″)[3]。

^{13}C-NMR （100 MHz，DMSO-d_6）δ：131. 24（C-1），118. 32（C-2），147. 02（C-3），145. 55（C-4），117. 51（C-5），121. 53（C-6），37. 14（C-7），72. 29（C-8），105. 03（C-1′），75. 40（C-2′），78. 53（C-3′），72. 09（C-4′），75. 78（C-5′），65. 60（C-6′），127. 50（C-1″），116. 89（C-2″），147. 35（C-3″），150. 49（C-4″），117. 84（C-5″），123. 50（C-6″），147. 62（C-7″），115. 85（C-8″），168. 72（C-9″）[3]。

【质谱】

HR-ESI-MS　m/z：501. 1365[M+Na]$^+$[3]。

【色谱】

TLC[4]

薄层板：硅胶 G。

展开剂：三氯甲烷—甲醇—水（30∶10∶1）。

检识：喷以 2%香草醛硫酸溶液，105 ℃加热至斑点显色清晰，日光下检视。

HPLC[4]

色谱柱：Agilent SB C18,5 μm（4. 6 mm×250 mm）。

流动相：甲醇—水—磷酸溶液（35∶65∶0. 5）。

流速：1. 0 mL/min。

检测波长：330 nm。

【药理活性】 抗菌、抗炎、抗氧化、增强免疫力、保护神经、保肝[5]等。

【贮藏】 干燥、密闭。

【应用】

《广西壮族自治区瑶药材质量标准：第一卷（2014 年版）》[4]

薄层鉴别（TLC）：木通/蓝九牛（泯坐翁）。

含量测定（HPLC）：木通/蓝九牛（泯坐翁）。

参考文献

[1] DAMTOFT S，JENSEN S R. Three phenylethanoid glucosides of unusual structure from *Chirita sinensis* （Gesneriaceae）[J].Phytochemistry,1994(2):441 – 443.

[2] TAYFUN E,DENIZ T,IHSAN C.Phenylethanoid glycosides from *Scutellaria galericulata*[J].Turkish Journal of Chemistry,2002(4):465 – 471.

[3] 郭林新.三叶木通化学成分及生物活性研究[D].西安:陕西科技大学,2017.

[4] 广西壮族自治区食品药品监督管理局.广西壮族自治区瑶药材质量标准:第一卷（2014 年版）[M].南宁:广西科学技术出版社,2014.

[5] FU G M,PANG H H,WONG Y H.Naturally occurring phenylethanoid glycosides potential leads for new therapeutics[J].Current Medicinal Chemistry,2008(25):2592 – 2613.

五味子醇乙
Schisandrol B

【化学名】3,4,5,19-四甲氧基-9,10-二甲基-15,17-二氧杂四环[10.7,0.0²,⁷.0¹⁴,¹⁸]十九碳-1(19),2,4,6,12,14(18)-六烯-9-醇{3,4,5,19-tetramethoxy-9,10-dimethyl-15,17-dioxa-tetracyclo[10.7,0.0²,⁷.0¹⁴,¹⁸]nonadeca-1(19),2,4,6,12,14(18)-hexaen-9-ol}。

【别名】五味子醇 B。

【CAS 号】58546-54-6。

【结构式】

【分子式】$C_{23}H_{28}O_7$。

【相对分子质量】416.18。

【主要来源】木兰科植物五味子[*Schisandra chinensis* (Turcz.) Baill.]。

【性状】白色针晶(甲醇)。溶于三氯甲烷、乙酸乙酯,不溶于水。

【熔点】128~129 ℃。

【光谱】

UV λ_{max}^{MeOH}(nm):217,251,280[1]。

IR ν_{max}^{KBr}(cm^{-1}):3.00(—OH),3.51(—OCH$_3$),6.25,6.67(芳环),10.70(—OCH$_2$O—)[1]。

【波谱】

^{1}H-NMR (300 MHz,CDCl$_3$)δ:3.92,3.85,3.67,3.53(12H,s,OCH$_3$×4),5.97(2H,s,OCH$_2$O),1.56(1H,br. ,8-OH),0.84(3H,d,*J*=7.23 Hz,H-9′),1.26(3H,s,H-9),6.63(1H,s,H-2′),6.49(1H,s,H-2),1.90(1H,t,H-8′),2.04(2H,s,H-7),2.62(2H,dd,*J*=14.44 Hz,14.07 Hz,H-7′)[2]。

^{13}C-NMR （75 MHz，CDCl$_3$）δ：132.0（C-1），110.3（C-2），152.3（C-3），140.7（C-4），152.0（C-5），124.1（C-6），40.5（C-7），71.6（C-8），30.1（C-9），132.5（C-1′），105.9（C-2′），147.9（C-3′），134.9（C-4′），141.2（C-5′），121.9（C-6′），33.7（C-7′），42.0（C-8′），15.79（C-9′），56.0，59.7，60.6，61.0（OCH$_3$×4），100.8（OCH$_2$O）[2]。

【质谱】

TOP-MS　m/z：416[M]$^+$，400，399，227，228[2]。

【色谱】

TLC[3]

薄层板：硅胶 G。

展开剂：甲苯—乙酸乙酯—甲酸（80：15：5）。

检识：喷以磷铜酸试液，120 ℃加热至斑点显色清晰，日光下检视。

HPLC[4]

色谱柱：ACQUITY UPLC BEH C18，1.7 μm（2.1mm×100 mm）。

流动相：乙腈（A）—水（B），洗脱梯度（0~3 min，50%~60%A；3~6 min，60%~80%A；6~6.5 min，80%A）。

流速：0.4 mL/min。

检测波长：216 nm。

【药理活性】 镇静催眠[5]、抗氧化[6]、抗肿瘤[7]、保肝[8]等。

【贮藏】 通风、干燥。

【应用】

《广西壮族自治区瑶药材质量标准：第一卷（2014 年版）》[3]

薄层鉴别（TLC）：长蕊五味藤/白钻（别准）。

参考文献

[1]陈延镛，舒增宝，黎莲娘.五味子的研究：北五味子降谷丙转氨酶有效成分的分离和鉴定[J].中国科学，1976(1)：98-110.

[2]刘娜，朴惠善.北五味子茎藤的抗肝癌细胞活性成分[J].延边大学医学学报，2011(4)：280-282.

[3]广西壮族自治区食品药品监督管理局.广西壮族自治区瑶药材质量标准：第一卷（2014 年版）[M].南宁：广西科学技术出版社，2014.

[4]廖静妮，屈啸声，覃山丁，等.瑶药长蕊五味藤的质量标准研究[J].中华中医药杂志，2017(6)：2765-2768.

[5]石绘，万丽华，李贺，等.北五味子木脂素对小鼠镇静催眠作用的实验研究[J].中国老年保健医学，2012(5)：27-28.

[6]姜恩平，于春荣，李贺，等.北五味子总木脂素对 PC12 细胞氧化应激损伤的保护作用及其抑制NF-κB/iNOS/NO 信号通路的机制[J].吉林大学学报（医学版），2015(5)：532-536.

[7]姜恩平,李贺,于春艳,等.五味子乙素通过 p38MAPK 信号通路对结肠癌 SW480 细胞凋亡和侵袭的影响[J].吉林大学学报(医学版),2015(4):675-679.

[8]李丽波,王玉祥,杨宏艳.五味子乙素诱导的 HSP27 和 HSP70 对 Con A 诱导小鼠肝损伤的保护作用[J].第三军医大学学报,2013(12):1210-1214.

水飞蓟宾

Silybin

【化学名】 (2R,3R)-3,5,7-三羟基-2-[(2R,3R)-3-(4-羟基-3-甲氧基苯基)-2-羟甲基-2,3-二氢-1,4-benzodioxin-6-基]-2,3-二氢色原-4-酮{(2R,3R)-3,5,7-trihydroxy-2-[(2R,3R)-3-(4-hydroxy-3-methoxyphenyl)-2-hydroxymethyl-2,3-dihydro-1,4-benzodioxin-6-yl]-2,3-dihydrochromen-4-one}。

【别名】 水飞蓟素、西利马林、益肝灵等。

【CAS 号】 22888-70-6。

【结构式】

【分子式】 $C_{25}H_{22}O_{10}$。

【相对分子质量】 482.44。

【主要来源】 菊科植物水飞蓟[*Silybum marianum*(L.)Gaertn]。

【性状】 白色絮状结晶。易溶于丙酮、乙酸乙酯、甲醇、乙醇,略溶于三氯甲烷,几乎不溶于水。

【熔点】 164~166 ℃。

【光谱】

UV λ_{max}^{MeOH}(nm):288,322[1]。

IR ν_{max}^{KBr}(cm^{-1}):3450(—OH),3100(Ar—H),1630(C=O),1600、1505(芳环),1280(—OH),1162(C—O),845,835,810[2]。

【波谱】

^{1}H-NMR (500 MHz,DMSO-d_6)δ:7.15(1H,d,J=2.0 Hz,H-2′),7.135(1H,d,1.5 Hz,H-2″),7.08(1H,dd,J=8.5,2.0 Hz,H-6′),6.98(1H,dd,J=8.5,1.5 Hz,H-6″),6.96(1H,d,J=8.5 Hz,H-5′),6.86(1H,d,J=8.5 Hz,H-5″),5.87(1H,d,J=2.0 Hz,H-8),5.83(1H,d,J=2.0 Hz,H-6),5.06(1H,d,J=11.5 Hz,H-2),4.99(1H,d,J=7.5 Hz,H-7′),4.60(1H,d,J=11.5 Hz,H-3),4.16(1H,ddd,J=7.5,5.5,2.5 Hz,H-8′),3.78(3H,3″-OCH$_3$),3.54(1H,dd,J=12,2.0 Hz,H-9a′),3.35(1H,dd,J=12,4.0 Hz,H-9b′)[3]。

^{13}**C-NMR** （125 MHz,DMSO-d_6）δ:197.3(C-4),168.0(C-7),163.3(C-5),162.4(C-9),147.6(C-3″),147.0(C-4″),143.6(C-4′),143.2(C-3′),130.1(C-1′),127.5(C-1″),120.5(C-6′,6″),116.3(C-2′,5′),111.6(C-2″),115.3(C-5″),100.1(C-10),96.2(C-8),95.3(C-6),82.4(C-2),78.1(C-8′),75.9(C-7′),71.4(C-3),60.2(C-9′),55.7(3″-OCH$_3$)[3]。

【质谱】

ESI-MS m／z:483[M+H]$^{+}$[3]。

【色谱】

TLC[4]

薄层板:硅胶 G。

展开剂:甲苯—甲酸乙酯—甲酸(10:6:1)。

检识:喷以 5%三氯化铝乙醇溶液显色,紫外光灯 365 nm 下检视。

HPLC[4]

色谱柱:ALLTECH C18,5 μm(4.6 mm×150 mm)。

流动相:甲醇—水—冰乙酸(48:52:1)。

流速:1.0 mL/min。

检测波长:287 nm。

【药理活性】 保肝[5]、抗氧化[6]、抗抑郁[7]、抗肿瘤[8]等。

【贮藏】 干燥、密闭。

【应用】

《贵州省中药材、民族药材质量标准》[9]

含量测定(HPLC):水飞蓟素。

参考文献

[1]林瑞超,马双成.中药化学对照品应用手册[M].北京:化学工业出版社,2013:160-161.

[2]常凤岗,董国平,吴知行.水飞蓟化学成分的研究[J].南京药学院学报,1985(4):12-14.

[3]干国平,吴婉琴,杨德森,等.菝葜中 α-葡萄糖苷酶抑制活性成分的研究[J].时珍国医国药,2016(9):2140-2142.

[4]李琰,杜勇,张小茜.水飞蓟质量标准的研究[J].中国中药杂志,2006(2):165-167.

[5]张小霞,杨惠君,王先惠.水飞蓟宾治疗对慢性乙型肝炎患者肝纤维化指标的影响[J].齐齐哈尔医学院学报,2012(12):1593-1594.

[6]付培平,陈正跃,邱培勇,等.水飞蓟宾-磷脂酰胆碱复合物对脓毒症大鼠脑保护作用[J].医药研究杂志,2012(11):90-93.

[7]张岩,王加兴,刘娜,等.水飞蓟宾对丁酸钠引起的老龄鼠抑郁和焦虑样行为的影响[J].神经药理学报,2011(6):17-21.

[8]高芸,李少一,商雪莹,等.水飞蓟宾抑制人乳头状甲状腺癌 TPC-1 细胞增殖及诱导凋亡作用的实验研究[J].现代肿瘤医学,2013(6):1172－1174.

[9]贵州省药品监督管理局.贵州省中药材、民族药材质量标准[M].贵阳:贵州科技出版社,2003.

水黄皮素

Karanjin

【化学名】3-甲氧基-2-苯基-4H-呋喃[2,3-H]-1-苯并呋喃-4-酮(3-methoxy-2-phenyl-4H-furo[2,3-H]-1-benzopyran-4-one)。

【别名】干华豆晶4、水黄皮次素、水黄皮二酮等。

【CAS 号】521-88-0。

【结构式】

【分子式】$C_{18}H_{12}O_4$。

【相对分子质量】292.29。

【主要来源】豆科植物干花豆(*Fordia cauliflora* Hemsl.)、水黄皮[*Pongamia pinnata* (L.)Pierre]、疏叶崖豆[*Millettia pulchra* kurz var. *laxior* (Dunn) Z. Wei]等。

【性状】无色针状结晶。溶于甲醇、乙醇、三氯甲烷、乙醚、苯,几乎不溶于石油醚。

【熔点】156~157℃。

【光谱】

UV λ_{max}^{MeOH}(nm):260,304[1]。

IR ν_{max}^{KBr}(cm^{-1}):3054(—CH),1625(—O—C=O),1604、1570、1527(苯环),1372、1286、1227、1082(C—O)[1]。

【波谱】

^{1}H-NMR (600 MHz,CDCl$_3$)δ:8.20(1H,d,*J*=9.0 Hz,5-H),8.15(2H,dd,*J*=8.4,1.8 Hz,H-2′,6′),7.76(1H,d,*J*=2.4 Hz,H-8),7.57~7.54(3H,m),7.55(1H,d,*J*=9.0 Hz,H-6),7.18(1H,d,*J*=2.4 Hz,H-9),3.93(3H,s,OCH$_3$)[1]。

^{13}C-NMR (150 MHz,CDCl$_3$)δ:155.0(C-2),142.0(C-3),175.2(C-4),119.9(C-4α),122.1(C-5),110.2(C-6),158.3(C-6α),145.9(C-8),104.4(C-9),117.1(C-9α),150.1(C-9β),131.2(C-1′),128.5(C-2′,6′),128.8(C-3′,5′),130.8(C-4′),60.4(OCH$_3$)[1]。

【质谱】

ESI-MS m/z:293[M+H]$^{+}$[1]。

【色谱】

TLC[2]

薄层板:硅胶 G。

展开剂:正己烷—丙酮(15:5)。

检识:喷以三氯化铝试液,105 ℃加热 2 min,紫外光灯 365 nm 下检视。

HPLC[2]

色谱柱:Hypersil ODS$_2$ C18,5 μm(4.6 mm×250 mm)。

流动相:甲醇—水(55:45)。

流速:1.0 mL/min。

检测波长:260 nm。

【药理活性】 抗肿瘤、抗高血糖、抗菌、抗风湿性关节炎[3-7]等。

【贮藏】 干燥、密闭。

【应用】

(1)含量测定(HPLC):HPLC 法测定肿痛宁酊中水黄皮素的含量[8]。

(2)含量测定(TLC):薄层色谱-荧光分析法测定水罗伞药材中水黄皮素含量的研究[9]。

参考文献

[1]刘布鸣,黄瑞松,黄艳,等.水黄皮素候选化学对照品制备及分析研究[J].中国药品标准,2016(2):103 –106.

[2]苏青,黄瑞松,梁子宁,等.水罗伞药材的鉴别及水黄皮素的含量测定[J].华西药学杂志,2013(1):73 –76.

[3]ZHANG W,LIU B M,GUO J R,et al.Use of Karanjin in Anti-Cancer Treatment:2014101242[P].2014.

[4]TAMRAKAR A K,YADAV P P,TIWARI P,et al.Identification of pongamol and karanjin as lead compounds with anti-hyperglycemic activity from *Pongamia pinnata* fruits[J].Journal of Ethnopharmacology,2008(3):435 –439.

[5]JAISWAL N,YADAV P P,MAURYA R,et al.Karanjin from *Pongamia pinnata* induces GLUT4 translocation in skeletal muscle cells in a phosphatidylinositol-3-kinase-independent manner[J].European Journal of Pharmacology,2011(1):22 –28.

[6]SIMIN K,ALI Z,MUHAMMAD S K-U-Z,et al.Structure and biological activity of a new rotenoid from *Pongamia Pinnata* [J].Natural Product Letters,2002(5):351 –357.

[7]BOSE M,CHAKRABORTY M,BHATTACHARYA S,et al.Prevention of arthritis markers in experimental animal and inflammation signalling in macrophage by karanjin isolated from *Pongamia pinnata* seed extract

［J］.Phytotherapy Research,2014(8):1188 – 1195.

［8］黄成勇,李玲. HPLC 法测定肿痛宁酊中水黄皮素的含量［J］.药物分析杂志,2008(10):1762 – 1763.

［9］杨东爱,杨立芳,马少妹,等.薄层色谱-荧光分析法测定水罗伞药材中水黄皮素含量的研究［J］.中国中医药信息杂志,2006(9):53 – 54.

牛黄胆酸钠

Sodium taurocholate

【化学名】 2-〔〔(3α,5β,7α,12α)-3,7,12-三羟基-24-氧代胆烷-24-基〕氨基〕乙磺酸钠 { 2-〔〔(3α,5β,7α,12α)-3,7,12-trihydroxy-24-oxocholan-24-yl〕amino〕ethanesulfonate }。

【别名】 牛胆酸钠、水合牛磺胆酸钠。

【CAS 号】 145-42-6。

【结构式】

【分子式】 $C_{26}H_{44}NO_7NaS$。

【相对分子质量】 537.68。

【主要来源】 牛科动物牛(*Bos taurus domesticus* Gmelin)。

【性状】 灰白色结晶粉末。溶于甲醇。

【熔点】 232~234 ℃。

【光谱】

IR ν_{max}^{KBr} (cm^{-1}):3400,2940,2860,1730,1640,1550,1470,1450,1375,1250,1200,1075,1047,975,900,610,530[1]。

【波谱】

^{1}H-NMR (300 MHz,CD_3OD)δ:0.71(3H,s,H-21),0.91(3H,s,H-19),1.08(3H,d,J=5.6 Hz,H-18),2.97(2H,t,J=6.6 Hz,H-2'),3.60(2H,t,J=6.6 Hz,H-1'),3.35(1H,s,H-12),3.79(1H,s,H-7),3.95(1H,s,H-3)[2]。

^{13}C-NMR (75 MHz,CD_3OD)δ:37.0(C-1),31.7(C-2),73.4(C-3),41.0(C-4),43.5(C-5),36.4(C-6),69.5(C-7),41.5(C-8),28.4(C-9),36.4(C-10),30.1(C-11),74.5(C-12),48.0(C-13),43.7(C-14),24.7(C-15),29.2(C-16),48.5(C-17),18.5(C-18),23.6(C-19),37.4(C-20),18.3(C-21),34.7(C-22),33.6(C-23),177.5(C-24),37.1(C-1'),52.0(C-2')[2]。

【质谱】

ESI-MS m/z: 484.2491［M-Na-S］$^+$, 413.2664, 395.2557, 359.2328, 337.2519, 148.0032[3]。

【色谱】

TLC[4]

薄层板:硅胶 G。

展开剂:正丁醇—冰乙酸—水(10∶1∶1)。

检识:硫酸乙醇溶液(3→10)显色,105 ℃加热 10 min,日光下检视。

HPLC[5]

色谱柱:Agilent Zorbax SB-C18,5 μm(4.6 mm×150 mm)。

流动相:乙腈(A)—0.2%甲酸溶液(B),梯度洗脱(0~45 min,20%~80%A;45~50 min,80%~20%A)。

流速:1.0 mL/min。

检测方法:蒸发光散射检测器检测。

【药理活性】 镇咳、祛痰和平喘[6]。

【贮藏】 干燥、密闭。

【应用】

《广西壮族自治区壮药质量标准:第三卷(2018 年版)》[4]

薄层鉴别(TLC):蛇胆/霉额。

参考文献

[1]王永金,杨泽民.红外光谱鉴定熊胆的研究[J].沈阳药学院学报,1989(3):157-163.

[2]吴小东,戚微岩,董瑶,等.黑鱼鱼胆抗炎活性成分研究[J].中国药理学通报,2017(7):941-945.

[3]庄岩,逮铁军,霍金海,等.基于超高效液相-四极杆飞行质谱联用技术的牛黄清感胶囊有效成分含量测定方法研究[J].成都中医药大学学报,2019(3):38-43.

[4]广西壮族自治区食品药品监督管理局.广西壮族自治区壮药质量标准:第三卷(2018 年版)[M].南宁:广西科学技术出版社,2018.

[5]魏锋,钟敏,尼加提,等.HPLC-ELSD 法同时测定牛胆粉中 3 种胆酸类成分的含量[J].药物分析杂志,2009(1):21-24.

[6]朱强,石朝周,孙汉清.牛磺胆酸钠的合成及其药理作用[J].中国药学杂志,1999(4):44-46.

毛兰素

Erianin

【化学名】 2-甲氧基-5-[2-(3,4,5-三甲氧基苯基)乙基]苯酚{2-methoxy-5-[2-(3,4,5-trimethoxyphenyl)ethyl]phenol}。

【别名】 无。

【CAS 号】 95041-90-0。

【结构式】

【分子式】 $C_{18}H_{22}O_5$。

【相对分子质量】 318.36。

【主要来源】 兰科植物石斛(*Dendrobium nobile* Lindl.)、鼓槌石斛(*Dendrobium chrysotoxum* Lindl.)、流苏石斛(*Dendrobium fimbriatum* Hook.)等。

【性状】 黄色粉末。易溶于甲醇。

【熔点】 79.5~80.0 ℃。

【光谱】

UV $\lambda_{max}^{MeOH}(nm):279,217^{[1]}$。

IR $\nu_{max}^{KBr}(cm^{-1}):3510(—OH),2900,1590,1500,1450,805(苯环)^{[1]}$。

【波谱】

¹H-NMR (400 MHz,CDCl$_3$)δ:6.80(1H,d,*J*=2.14 Hz,H-2),6.67(1H,d,*J*=8.24 Hz,H-5),6.64(1H,dd,*J*=8.24 Hz,2.14,H-6),6.37(2H,s,H-2′,6′),3.83(9H,s,3,4,5-OCH$_3$),3.87(3H,s,4-OCH$_3$),2.82(4H,s,H-α,α′)$^{[1]}$。

¹³C-NMR (100 MHz,CDCl$_3$)δ:136.5(C-1),110.7(C-2),145.6(C-3),144.9(C-4),114.8(C-5),119.8(C-6),56.1(OCH$_3$)$^{[1]}$。

【质谱】

EI-MS m/z:318[M]$^+$,181,137$^{[1]}$。

【色谱】

TLC[2]

薄层板:硅胶 G。

展开剂:石油醚(60~90 ℃)—乙酸乙酯(3:2)。

检识:喷以 10%硫酸乙醇溶液,105 ℃加热至斑点显色清晰,日光下检视。

HPLC[2]

色谱柱:Agilent XDB C18,5 μm(4.6 mm×250 mm)。

流动相:乙腈—0.05%磷酸溶液(37:63)。

流速:1.0 mL/min。

检测波长:230 nm。

【药理活性】 抗菌[3]、抗肿瘤[4]等。

【贮藏】 避光、干燥、密闭。

【应用】

《广西壮族自治区壮药质量标准:第二卷(2011 年版)》[2]

薄层鉴别(TLC):石斛/大黄草。

含量测定(HPLC):石斛/大黄草。

参考文献

[1]马国祥,徐国钧,徐珞珊,等.鼓槌石斛化学成分的研究[J].药学学报,1994(10):763－767.

[2]广西壮族自治区食品药品监督管理局.广西壮族自治区壮药质量标准:第二卷(2011 年版)[M].南宁:广西科学技术出版社,2011.

[3]袁中伟,吴秦慧美,邓嘉强,等.毛兰素缓解金黄色葡萄球菌腹膜炎的作用机制[J].湖南农业大学学报(自然科学版),2018(5):553－558.

[4]苏鹏,王晶,安君霞,等.毛兰素对人肝癌 HUH7 细胞的抑制作用[J].应用与环境生物学报,2011(5):662－665.

毛两面针素

Toddalolactone

【化学名】 6-[（2R）-2,3-二羟基-3-甲基丁基]-5,7-二甲氧基-2H-色原-2-酮｛6-[（2R）-2,3-dihydroxy-3-methylbutyl]-5,7-dimethoxy-2H-chromen-2-one｝。

【别名】 飞龙掌血内酯。

【CAS 号】 483-90-9。

【结构式】

【分子式】 $C_{16}H_{20}O_6$。

【相对分子质量】 308.33。

【主要来源】 芸香科植物毛叶两面针（*Zanthoxylum nitidum* var. *tomentosum* Huang）。

【性状】 白色结晶粉末。易溶于甲醇。

【熔点】 152~153 ℃。

【光谱】

UV λ_{max}^{MeOH}（nm）:330,285,255,245,205[1]。

IR ν_{max}^{KBr}（cm^{-1}）:3350,3303,3065,2970,1727,1611,1564,1384,1233,1207,1138,950[2]。

【波谱】

^{1}H-NMR （600 MHz,CDCl$_3$）δ:7.83（1H,d,J=9.7 Hz,H-4）,6.60（1H,s,H-8）,6.11（1H,d,J=9.8 Hz,H-3）,3.81,3.83（each 3H,s,OCH$_3$）,3.62（1H,dd,J=10.3,2.2 Hz,H-2）,3.20（1H,dd,J=13.7,2.2 Hz,H-1）,2.65（1H,dd,J=13.7,10.3 Hz,H-1）,2.43,2.47（each 1H,br. s,OH）,1.11,1.15（each 3H,s,CH$_3$）[3]。

^{13}C-NMR （150 MHz,CDCl$_3$）δ:162.1（C-2）,112.1（C-3）,139.6（C-4）,126.2（C-5）,107.1（C-6）,160.8（C-7）,113.1（C-8）,154.8（C-9）,119.2（C-10）,56.4（5-OCH$_3$）,63.4（7-OCH$_3$）,24.7（C-1）,72.6（C-2）,71.4（C-3）,26.3（C-4）,26.3（C-5）[3]。

【质谱】

EI-MS m/z:309.6[M+H]$^{+[3]}$。

【色谱】

TLC[4]

薄层板:硅胶 G。

展开剂:甲苯—乙酸乙酯—甲醇(20:5:4)。

检识:紫外光灯 365 nm 下检视。

HPLC[5]

色谱柱:Diamonsil C18,5 μm(4.6 mm×250 mm)。

流动相:乙腈(A)—0.2% 磷酸+0.2%三乙胺水溶液(B),梯度洗脱(0~8 min,12%A; 12~18 min,12%~23%A;19~30 min,23%~28%A)。

流速:1.0 mL/min。

检测波长:273 nm、283 nm、328 nm。

【药理活性】 抗肿瘤、强心、降血压、抗真菌、抗炎镇痛[6-9]。

【贮藏】 干燥、密闭。

【应用】

《广西壮族自治区壮药质量标准:第一卷(2008 年版)》[4]

薄层鉴别(TLC):两面针/棵剩咯。

参考文献

[1]杨婷婷,唐本钦,范春林,等.海南狗牙花枝叶化学成分的研究[J].中草药,2013(9):1082-1085.

[2]林瑞超,马双成.中药化学对照品应用手册[M].北京:化学工业出版社,2013:206-207.

[3]刘志刚,王翔宇,毛北萍,等.飞龙掌血化学成分研究[J].中药材,2014(9):1600-1603.

[4]广西壮族自治区食品药品监督管理局.广西壮族自治区壮药质量标准:第一卷(2008 年版)[M].南宁:广西科学技术出版社,2008.

[5]黄琪,雷鹏,刘英慧,等.高效液相色谱法同时测定毛两面针药材中 5 种化学成分含量[J].中国药学杂志,2012(18):1514-1517.

[6]李丹妮,刘华钢,刘丽敏.氯化两面针碱诱导人肝癌细胞 SMMC-7721 凋亡及机制研究[J].中药药理与临床,2008(5):23-25.

[7]杨卫豪.中药两面针有效成分的研究及在口腔清洁护理用品中的应用[D].无锡:江南大学,2008.

[8]黄治勋,李志和.两面针抗肿瘤有效成分的研究[J].化学学报,1980(6):535-542.

[9]欧尚瑶.广西两面针植物化学成分研究[D].桂林:广西师范大学,2005:35-40.

毛蕊花糖苷
Verbascoside

【化学名】〔（2R,3R,4R,5R,6R）-6-[2-(3,4-二羟基苯基乙氧基）]-5-羟基-2-(羟基甲基)-4-[（2S,3R,4R,5R,6S）-3,4,5-三羟基-6-甲基环氧烷-2-基]氧环氧乙烷-3-基]-（E）-3-(3,4-二羟基苯基)丙-2-烯酸酯{〔（2R,3R,4R,5R,6R）-6-[2-(3,4-dihydroxyphenyl) ethoxy]-5-hydroxy-2-(hydroxymethyl)-4-[（2S,3R,4R,5R,6S）-3,4,5-trihydroxy-6-methyloxan-2-yl]oxyoxan-3-yl]-（E）-3-(3,4-dihydroxyphenyl) prop-2-enoate}。

【别名】麦角甾苷、毛蕊花苷。

【CAS 号】61276-17-3。

【结构式】

【分子式】$C_{29}H_{36}O_{15}$。

【相对分子质量】624.59。

【主要来源】列当科植物肉苁蓉（*Cistanche deserticola* Ma），马鞭草科植物大叶紫珠（*Callicarpa macrophylla* Vahl），车前科植物车前（*Plantago asiatica* L.），等等。

【性状】白色针晶粉末。易溶于乙醇、甲醇、乙酸乙酯。

【熔点】138～139℃。

【光谱】

UV λ_{max}^{MeOH}(nm):333,291,245,219,202[1]。

IR ν_{max}^{KBr}(cm^{-1}):3402,1038,1697[2]。

【波谱】

^{1}H-NMR （400 MHz,DMSO-d_6）δ:7.01(1H,s,H-2),6.47(1H,d,*J*=7.6 Hz,H-5),6.96(1H,d,*J*=7.6 Hz,H-6),7.44(1H,d,*J*=16.0 Hz,H-7),6.18(1H,d,*J*=16.0 Hz,H-8),

6.63(1H,d,*J*=2.5 Hz,H-2′),6.48(1H,d,*J*=8.0 Hz,H-5′),6.62(1H,d,*J*=8.0 Hz,H-6′),2.68(2H,m,*J*=8.0 Hz,H-7′),3.58/3.86(2H,m,H-8′)[3]。

¹³C-NMR （100 MHz,DMSO-*d*₆)δ:125.5(C-1),114.7(C-2),146.0(C-3),148.6(C-4),113.6(C-5),121.5(C-6),145.6(C-7),115.8(C-8),165.8(C-9),129.1(C-1′),116.3(C-2′),145.0(C-3′),143.6(C-4′),115.5(C-5′),119.6(C-6′),35.0(C-7′),70.3(C-8′),102.3(C-1″),74.5(C-2″),79.1(C-3″),69.2(C-4″),74.5(C-5″),60.8(C-6″),101.3(C-1‴),70.6(C-2‴),70.4(C-3‴),71.7(C-4‴),68.8(C-5‴),18.2(C-6‴)[3]。

【质谱】

ESI-MS m/z:625[M+H]⁻,623[M-H]⁻,647[M+Na]⁺,663[M+K]⁺[3]。

【色谱】

TLC[4]

(1)薄层板:硅胶 G。

展开剂:乙酸丁酯—甲醇—甲酸—水(6∶1.5∶1.5∶1)。

检识:喷3%三氯化铝乙醇溶液,晾干,置紫外光灯 365 nm 下检视。

HPLC[4]

色谱柱:Diamond SB C18,5 μm(4.6 mm×250 mm)。

流动相:乙腈—5%磷酸溶液(17∶83)。

流速:1.0 mL/min。

检测波长:332 nm。

【药理活性】 消炎[5]、抗癌[6]、抗衰老[7]等。

【贮藏】 2~8 ℃,避光。

【应用】

(1)《广西壮族自治区壮药质量标准:第三卷(2018 年版)》[4]

薄层鉴别(TLC):旱田草/哈良拔;蛇尾草/棵良堂。

含量测定(HPLC):大叶紫珠/美苏苏;旱田草/哈良拔;蛇尾草/棵良堂。

(2)《广西壮族自治区瑶药材质量标准:第一卷(2014 年版)》[8]

薄层鉴别(TLC):大叶紫珠/穿骨风(存进崩)。

含量测定(HPLC):大叶紫珠/穿骨风(存进崩)。

参考文献

[1]林瑞超,马双成.中药化学对照品应用手册[M].北京:化学工业出版社,2013:205-206.

[2]蒋受军,朱斌,魏锋,等.小野芝麻化学成分的研究(Ⅰ)[J].中国中药杂志,2002(9):34-36.

[3]丁文兵,刘梅芳,魏孝义,等.广藿香大极性化学成分的研究[J].热带亚热带植物学报,2009(6):610-616.

［4］广西壮族自治区食品药品监督管理局.广西壮族自治区壮药质量标准:第三卷(2018年版)［M］.南宁:广西科学技术出版社,2018.

［5］宋小敏,廖理曦,董馨,等.毛蕊花糖苷抑制脂多糖诱导的 BV-2 小胶质细胞炎症反应及机制研究［J］.中国中药杂志,2016(13):2506－2510.

［6］樊君.黄芩苷金属配合物及松果菊苷、毛蕊花糖苷的抗肿瘤活性研究［D］.阿拉尔:塔里木大学,2016.

［7］高莉,彭晓明,霍仕霞,等.毛蕊花糖苷改善 D-半乳糖致亚急性衰老小鼠脑损伤的作用［J］.中草药,2014(1):81－85.

［8］广西壮族自治区食品药品监督管理局.广西壮族自治区瑶药材质量标准:第一卷(2014年版)［M］.南宁:广西科学技术出版社,2014.

长梗冬青苷

Pedunculoside

【化学名】（3β,4α)-3,19,23-三羟基-乌苏-12-烯-28-酸 β-D-吡喃葡萄糖酯[（3β,4α)-3,19,23-trihydroxy-urs-12-en-28-oic acid β-D-glucopyranosyl ester]。

【别名】具栖冬青苷、长梗冬青甙、救必应甲素等。

【CAS 号】42719-32-4。

【结构式】

【分子式】$C_{36}H_{58}O_{10}$。

【相对分子质量】650.84。

【主要来源】冬青科植物铁冬青（救必应）（*Ilex rotunda* Thunb.）、枸骨（*Ilex cornuta* Lindl.）、山茶科植物亮叶杨桐（*Adinandra nitida* Merr. ex Li），等等。

【性状】白色粉末。易溶于甲醇。

【熔点】212~214 ℃。

【光谱】

UV λ_{max}^{MeOH}(nm):210[1]。

IR ν_{max}^{KBr}(cm^{-1}):3420(—OH),2932、1741(—CH$_2$),2877、1386(C—H$_3$),1734(C=O),1652(C=C),1074、1047(C—O—C),650(HO—O)[1]。

【波谱】

^{1}**H-NMR** (500 MHz,Pyridine-d_5)δ:6.30(1H,d,J=8.0 Hz,H-1′),5.56(1H,br.s,H-12),3.70(1H,d,J=11.5 Hz,H-23α),2.93(1H,s,H-18),1.64、1.39、1.23、1.06、1.02(each 3H,s,5×CH$_3$),1.05(3H,d,J=7.5 Hz,H-30)[2]。

^{13}**C-NMR** （125 MHz, Pyridine-d_5）δ：38. 9（C-1），27. 7（C-2），73. 6（C-3），42. 9（C-4），48. 6（C-5），18. 8（C-6），33. 3（C-7），40. 6（C-8），47. 8（C-9），37. 2（C-10），24. 1（C-11），128. 5（C-12），139. 3（C-13），42. 2（C-14），29. 3（C-15），26. 1（C-16），48. 6（C-17），54. 5（C-18），72. 6（C-19），42. 2（C-20），26. 7（C-21），37. 7（C-22），68. 1（C-23），13. 1（C-24），16. 1（C-25），17. 5（C-26），24. 6（C-27），177. 0（C-28），27. 0（C-29），16. 7（C-30），95. 8（C-1′），74. 1（C-2′），78. 9（C-3′），71. 3（C-4′），79. 2（C-5′），62. 3（C-6′）[2]。

【质谱】

ESI-MS m／z：673. 5［M+Na］$^{+}$[2]。

【色谱】

TLC[1]

薄层板：硅胶 G。

展开剂：三氯甲烷—甲醇—甲酸（16：4：1）。

检识：喷以 10%香草醛浓硫酸溶液，105 ℃加热至斑点显色清晰，日光下检视。

HPLC[1]

色谱柱：Diamonsil C18，5 μm（4. 6 mm×150 mm）。

流动相：乙腈—水（32：68）。

流速：1. 0 mL／min。

检测波长：210 nm。

【药理活性】 抑菌[3]、抗脑缺血[4]、抗心肌缺血[5]、降低胆固醇[6]等。

【贮藏】 干燥、密闭。

【应用】

(1)《广西壮族自治区壮药质量标准：第二卷（2011 年版）》[7]

含量测定（HPLC）：救必应／美内妹。

(2)《广西壮族自治区瑶药材质量标准：第一卷（2014 年版）》[8]

含量测定（HPLC）：救必应／林寨亮。

参考文献

[1]马玉翠，王淳，王尉，等.长梗冬青苷标准样品的研制[J].中国实验方剂学杂志，2017(12):65-70.

[2]周思祥，姚志容，李军，等.枸骨叶的化学成分研究[J].中草药，2012(3):444-447.

[3]徐春生，徐文霞.救必应中药牙膏的功效试验[J].口腔护理用品工业，2016(1):13-16.

[4]李超生，潘书洋.具栖冬青苷在制备用于治疗脑缺血的药物中的应用:201010518605.1[P].2006-09-19.

[5]李超生，潘书洋.具栖冬青苷在制备用于治疗冠心病的药物中的应用:201010518602.8[P].2006-09-19.

[6]JAHROMI M A F, GUPTA M, MANICKAM M, et al. Hypolipidemic activity of pedunculoside, a constituent

of *Ilex doniana*［J］.Pharmaceutical Biology,1999(1):37 – 41.

［7］广西壮族自治区食品药品监督管理局.广西壮族自治区壮药质量标准:第二卷(2011 年版)［M］.南宁:广西科学技术出版社,2011.

［8］广西壮族自治区食品药品监督管理局.广西壮族自治区瑶药材质量标准:第一卷(2014 年版)［M］.南宁:广西科学技术出版社,2014.

反式茴香脑

trans-Anethole

【化学名】反式-1-甲氧基-4-(1-丙烯基)苯[*trans*-1-methoxy-4-(1-propenyl)benzene]。

【别名】茴香烯、反式对丙烯基茴香醚。

【CAS 号】4180-23-8。

【结构式】

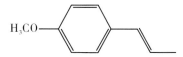

【分子式】$C_{10}H_{12}O$。

【相对分子质量】148.20。

【主要来源】木兰科植物八角(*Illicium verum* Hook. f.)。

【性状】白色晶体,23℃以上时为无色或极微黄色液体。与乙醚、三氯甲烷互溶,溶于苯、丙酮、乙酸乙酯、二硫化碳,不溶于水。

【熔点】20~21℃。

【光谱】

UV $\lambda_{max}^{MeOH}(nm):259$。

IR $\nu_{max}^{KBr}(cm^{-1}):3023,2933,1608,1510,1247,1175,1036,965,839,787^{[1]}$。

【波谱】

¹H-NMR (500 MHz, CDCl₃)δ:1.87(3H,dd,*J*=6.7,1.5 Hz,H-3′),3.79(3H,s,OCH₃),6.10(1H,dq,*J*=15.8,6.7 Hz,H-2′),6.35(1H,dq,*J*=15.8,1.5 Hz,H-1′),6.84(2H,dt,*J*=8.7,3.0,1.9 Hz,H-2,H-6),7.25(2H,dt,*J*=8.7,3.0,1.9 Hz,H-3,H-5)[2]。

¹³C-NMR (100 MHz,CDCl₃)δ:18.2(C-3′),55.2(OCH₃),123.5(C-2′),130.4(C-1′),113.8(C-2,C-6),126.8(C-3,C-5),158.6(C-1),130.8(C-4)[2]。

【质谱】

EI-GC-MS m/z:136[M]⁺[2]。

【色谱】

TLC[1]

(1)薄层板:硅胶 G。

展开剂:石油醚(60~90℃)—乙酸乙酯(8∶2)。

检识:喷以 10%硫酸乙醇溶液,105℃加热,日光下检视。

（2）薄层板：硅胶 G。

展开剂：环己烷—乙酸乙酯（8∶2）。

检识：喷以 10%硫酸乙醇溶液，105 ℃加热，日光下检视。

GC[2]

色谱柱：聚乙二醇毛细管，0.25 μm（0.32 mm×30 m）。

柱温：140 ℃。

检测器：FID 检测器。

【药理活性】 抗炎[3]、抗氧化[4]、改善神经元损伤[5]等。

【贮藏】 干燥、密闭。

【应用】

《广西壮族自治区壮药质量标准：第二卷（2011 年版）》[2]

含量测定（GC）：小茴香/碰函。

参考文献

［1］林瑞超，马双成.中药化学对照品应用手册［M］.北京：化学工业出版社，2013：348.

［2］SHIN S C，LEE D U.Ameliorating effect of new constituents from the hooks of *Uncaria rhynchophylla* on sco-
polamine-induced memory impairment［J］.Chinese Journal of Natural Medicines，2013（4）：391－395.

［2］广西壮族自治区食品药品监督管理局.广西壮族自治区壮药质量标准：第二卷（2011 年版）［M］.南
宁：广西科学技术出版社，2011.

［3］DOMICIANO T P，OLIVERIA DALALIO M M，SILAVA E L，et al.Inhibitory effect of anethole in nonim-
mune acute inflammation［J］.Naunyn-Schmiedeberg's Archives of Pharmacology，2013（4）：331－338.

［4］AAZZA S，LYOUSSI B，MIGUEL M G.Antioxidant and antiacetylcholinesterase activities of some commer-
cial essential oils and their major compounds［J］.Molecules，2011（9）：7672－7690.

［5］RYU S，SEOL G H，PARK H，et al.Trans-anethole protects cortical neuronal cells against oxygen-glucose
deprivation/reoxygenation［J］.Neurological Sciences：Official Journal of the Italian Neurological Society and
of the Italian Society of Clinical Neurophysiology，2014（10）：1541－1547.

丹皮酚

Paeonol

【化学名】2-羟基-4-甲氧基苯乙酮(2-hydroxy-4-methylacetophenone)。

【别名】芍药醇、牡丹酚。

【CAS 号】552-41-0。

【结构式】

【分子式】$C_9H_{10}O_3$。

【相对分子质量】166.18。

【主要来源】毛茛科植物牡丹(*Paeonia moutan* Sim.),萝藦科植物徐长卿[*Pycnostelma paniculatum*(Bunge)K.]。

【性状】白色或微黄色带有光泽的针状结晶。易溶于甲醇、乙醇,溶于乙醚、丙酮、三氯甲烷等,溶于热水,不溶于冷水。

【熔点】48~50℃。

【光谱】

UV λ_{max}^{MeOH}(nm):315,278,226,215[1]。

IR ν_{max}^{KBr}(cm^{-1}):3431,2849,1620,1576,1506,1465,1431,859,812[1]。

【波谱】

^{1}**H-NMR** (400 MHz,CDCl$_3$)δ:2.48(3H,s,CH$_3$),3.76(3H,s,4-OCH$_3$),6.34(1H,d,*J*=2.8 Hz,H-3),6.37(1H,dd,*J*=2.8,8.8 Hz,H-5),7.55(1H,d,*J*=8.8 Hz,H-6),12.67(1H,s,2-OH)[2]。

^{13}**C-NMR** (100 MHz,CDCl$_3$)δ:114.1(C-1),165.2(C-2),101.1(C-3),166.4(C-4),107.8(C-5),132.5(C-6),202.7(C-O),55.8(4-OCH$_3$),26.3(CH$_3$)[2]。

【质谱】

ESI-MS m/z:189[M+Na]$^{+}$[2]。

【色谱】

TLC[3]

薄层板:硅胶 G。

展开剂:环己烷—乙酸乙酯(3∶1)。

检识:喷以盐酸酸性5%的三氯化铁乙醇溶液,105 ℃加热至斑点显色清晰,日光下检视。

HPLC[3]

色谱柱:C18,5 μm(4.6 mm×150 mm)。

流动相:甲醇—水(55∶45)。

流速:1.0 mL/min。

检测波长:274 nm。

【药理活性】 抗过敏与抗炎[4]、保护心血管[5]、保护神经[6]、抗肿瘤[7]等。

【贮藏】 干燥、密闭。

【应用】

(1)《广西壮族自治区壮药质量标准:第三卷(2018年版)》[3]

薄层鉴别(TLC):了刁竹。

含量测定(HPLC):了刁竹。

(2)《贵州省中药材、民族药材质量标准》[8]

含量测定(HPLC):徐长卿。

参考文献

[1]胡浩斌,樊君.短柄五加的化学成分研究(Ⅱ)[J].中国药学杂志,2009(15):1137-1140.

[2]付明,王登宇,胡兴,等.徐长卿化学成分研究[J].中药材,2015(1):97-100.

[3]广西壮族自治区食品药品监督管理局.广西壮族自治区壮药质量标准:第三卷(2018年版)[M].南宁:广西科学技术出版社,2018.

[4]KIM J,LEE H,LEE Y,et al.Inhibition effects of moutan cortex radicis on secretion of eotaxin in A549 human epithelial cells and eosinophil migration[J].Journal of Ethnopharmacology,2007(2):186-193.

[5]LI Y J,BAO J X,XU J W,et al.Vascular dilation by paeonol:a mechanism study[J].Vascul Pharmacol,2010(3-4):169-176.

[6]SU S Y,CHENG C Y,TSAI T H,et al.Paeonol attenuates H_2O_2-induced NF-κB-associated amyloid precursor protein expression[J].The American Journal of Chinese Medicine,2010(6):1171-1192.

[7]LI N,FAN L L,SUN G P,et al.Paeonol inhibits tumor growth in gastric cancer in vitro and in vivo[J].World Journal of Gastroenterology,2010(35):4483-4490.

[8]贵州省药品监督管理局.贵州省中药材、民族药材质量标准[M].贵阳:贵州科技出版社,2003.

丹参素

Danshensu

【化学名】β-(3,4-二羟基苯基)乳酸[β-(3,4-dihydroxyphenyl)lactic acid]。

【别名】丹参酸甲。

【CAS 号】76822-21-4。

【结构式】

【分子式】$C_9H_{10}O_5$。

【相对分子质量】198.17。

【主要来源】唇形科植物丹参(*Salvia miltiorrhiza* Bunge.)、甘西鼠尾草(*Salvia przewalskii* Maxim.)。

【性状】白色长针状结晶。溶于甲醇、乙醇、二甲基亚砜等有机溶剂。

【熔点】84~86 ℃。

【光谱】

UV $\lambda_{max}^{MeOH}(nm):280$。

IR $\nu_{max}^{KBr}(cm^{-1}):3400\sim3250,1648,1570,1122,1075^{[1]}$。

【波谱】

^{1}H-NMR (600 MHz,DMSO-d_6)δ:6.63(1H,d,J=1.8 Hz,H-2),6.55(1H,d,J=7.8 Hz,H-5),6.43(1H,dd,J=1.8,7.8 Hz,H-6),3.55(1H,dd,J=2.4,9.0 Hz,H-7a),2.83(1H,dd,J=2.4,13.8 Hz,H-7b),2.32(1H,dd,J=9.0,13.8 Hz,H-8)[1]。

^{13}C-NMR (150 MHz,CD$_3$OD)δ:39.9(C-1),72.5(C-2),178.7(C-3),129.6(C-1′),116.7(C-2′),143.0(C-3′),144.4(C-4′),114.5(C-5′),120.9(C-6′)[2]。

【质谱】

ESI-MS m/z:221[M+Na]$^+$[1]。

【色谱】

TLC[3]

薄层板:硅胶 G。

展开剂:三氯甲烷—丙酮—甲酸(12.5∶2∶1)。

检识:置浓氨蒸气中熏 15 min,放置 30 min,紫外光灯 365 nm 下检视。

HPLC[4]

色谱柱:C18,5 μm(4.6 mm×250 mm)。

流动相:乙腈—水—乙酸(5∶160∶1)。

流速:1.0 mL/min。

检测波长:281 nm。

【药理活性】 抑制心肌肥大[5]、修复神经组织[6]、抗癌[7]和抗肝纤维化[8]等。

【贮藏】 阴凉、干燥。

【应用】

《贵州省中药材、民族药材质量标准》[3]

含量测定(HPLC):丹参。

参考文献

[1]史国玉,郭庆梅,周凤琴.丹参叶的化学成分研究[J].山西大学学报(自然科学版),2015(4):692 - 695.

[2]王晓梅,王新玲,李敏,等.新疆鼠尾草中酚酸类化学成分的研究[J].华西药学杂志,2016(6):614 - 616.

[3]徐有伟,焦方文,孔辉,等.保护高糖损伤内皮祖细胞丹参活性部位的质量控制研究[J].辽宁中医药大学学报,2016(6):43 - 46.

[4]贵州省药品监督管理局.贵州省中药材、民族药材质量标准[M].贵阳:贵州科技出版社,2003.

[5]TANG Y Q,WANG M H,LE X Y,et al.Antioxidant and cardioprotective effects of Danshensu[3-(3,4-di-hydroxyphenyl)-2-hydroxy propanoic acid from *Salvia miltiorrhiza*]on isoproterenol-induced myocardial hy-pertrophy in rats[J].Phytomedicine:International Journal of Phytotherapy and Phytopharmacology,2011(12):1024 - 1030.

[6]孙超,甘露,张梅,等.丹参素对低氧低糖损伤神经细胞的影响[J].时珍国医国药,2010(4):912 - 914.

[7]赵广荣,田莉莉,王长松.丹参素的抗癌活性研究[J].药物评价研究,2010(3):180 - 182.

[8]YU B B,DAI L L,LI X,et al.Effect of danshensu on activation of JNK pathway in hepatic stellate cells(HSCs)induced by IL-1 beta[J].Chinese Journal of Hepatology,2009(6):451 - 454.

巴西苏木素
Brazilin

【化学名】 7,11β-二氢苯[b]茚并[1,2-d]吡喃-3,6α,9,10(6H)-四醇｛7,11β-di-hydrobenz[b]indeno[1,2-d]pyran-3,6α,9,10(6H)-tetrol｝。

【别名】 苏枋精、巴西红木精、巴西灵等。

【CAS 号】 474-07-7。

【结构式】

【分子式】 $C_{16}H_{14}O_5$。

【相对分子质量】 286.28。

【主要来源】 豆科植物苏木(*Caesalpinia sappan* L.)。

【性状】 白色粉末。易溶于乙醇、乙醚,溶于水。

【熔点】 171.5~172.5 ℃。

【光谱】

IR $\nu_{max}^{KBr}(cm^{-1})$:3350（—OH）,1610、1500(芳环)[1]。

【波谱】

^{1}**H-NMR** （600 MHz,DMSO-d_6）δ:7.14(1H,d,J=8.4 Hz,H-1),6.42(1H,dd,J=8.4,2.4 Hz,H-2),9.24(1H,s,3-OH),6.20(1H,d,J=2.4 Hz,H-4),3.57(1H,d,J=11.4 Hz,H-6),3.85(1H,d,J=11.4 Hz,H-6),5.28(1H,s,6′-OH),2.88(1H,d,J=15.6 Hz,H-7),2.71(1H,d,J=15.6 Hz,H-7),6.54(1H,s,H-8),8.62(1H,s,9-OH),6.63(1H,s,H-11),3.84(1H,s,H-12)[2]。

^{13}**C-NMR** （150 MHz,DMSO-d_6）δ:130.8(C-1),114.2(C-1′),108.6(C-2),153.9(C-3),102.6(C-4),155.7(C-4′),69.5(C-6),76.2(C-6′),41.8(C-7),129.6(C-7′),111.9(C-8),144.1(C-9),143.8(C-10),111.5(C-11),135.4(C-11′),49.4(C-12)[2]。

【质谱】

ESI-MS m/z:297.14[M+Na+H_2O]$^+$,281.09[M+Na+H_2O-O]$^+$,238.98[M+H-H_2O]$^{+[2]}$。

【色谱】

TLC[3]

薄层板:硅胶 GF$_{254}$。

展开剂:三氯甲烷—丙酮—甲酸(8∶4∶1)。

检识:干燥器内放置 12 h 后,紫外光灯 254 nm 下检视。

HPLC[3]

色谱柱:C18,5 μm(4.6 mm×250 mm)。

流动相:乙腈(A)—水(B),梯度洗脱(0~20 min,8%A;20~25 min,8%~60%A;25~35 min,60%A;35~40 min,60%~8%A;40~45 min,8%A)。

流速:1.0 mL/min。

检测波长:285 nm。

【药理活性】 抗菌、降血糖、免疫调节、抗炎、抗肿瘤[4-8]等。

【贮藏】 干燥、密闭。

【应用】

《广西壮族自治区壮药质量标准:第二卷(2011 年版)》[3]

薄层鉴别(TLC):苏木/稞苏木。

含量测定(HPLC):苏木/稞苏木。

参考文献

[1] FUKE C,YAMAHARA J,SHIMOKAWA T,et al.Two aromatic compounds related to brazilin from *Caesalpinia sappan*[J].Phytochemistry,1985(10):2403-2405.

[2] 李争春,郭彩霞,白宝清,等.苏木水提物化学组成分析及有效成分的纯化结构表征[J].中草药,2014(8):1063-1067.

[3] 广西壮族自治区食品药品监督管理局.广西壮族自治区壮药质量标准:第二卷(2011 年版)[M].南宁:广西科学技术出版社,2011.

[4] XU H X,LEE S F.The antibacterial principle of *Caesalpina sappan*[J].Phytotherapy Research,2004(8):647-651.

[5] WON H S,LEE J,KHIL L Y,et al.Mechanism of action of brazilin on gluconeogenesis in isolated rat hepatocytes[J].Planta Medica,2004(8):740-744.

[6] MOON C K,MOCK M S,YANG K M,et al.Brazilin modulates the immune functions in normal CBA female mice[J].Korean J. Toxicol,1992(1):1-7.

[7] BAE I K,MIN H Y,HAN A R,et al.Suppression of lipopolysaccharide-induced expression of inducible nitric oxide synthase by brazilin in RAW 264.7 macrophage cells[J].European Jouinal of Pharmacology,2005(3):237-242.

[8] KIM B,KIM S H,JEONG S J,et al.Brazilin induces apoptosis and G2/M arrest via inactivation of histone deacetylase in multiple myeloma U266 Cells[J].Journal of Agricultural and Food Chemistry,2012(39):9882-9889.

巴豆苷
Crotonoside

【化学名】2-羟基腺苷(2-hydroxyadenosine)。

【别名】异鸟苷、异鸟嘌呤核苷。

【CAS 号】1818-71-9。

【结构式】

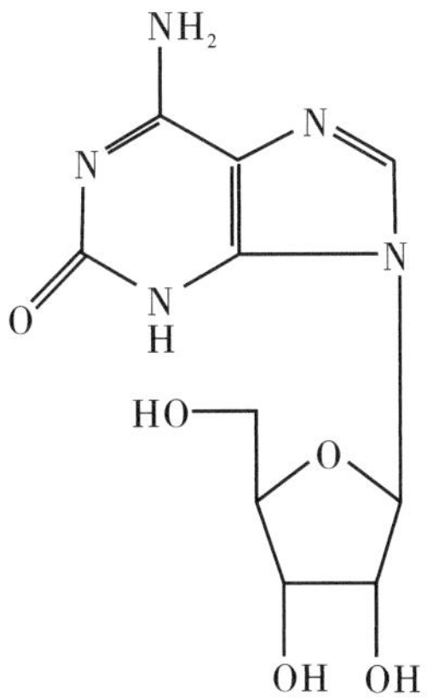

【分子式】$C_{10}H_{13}N_5O_5$。

【相对分子质量】283.24。

【主要来源】大戟科植物巴豆(*Croton tiglium* Linn.)。

【性状】白色针晶粉末。溶于水、甲醇。

【熔点】237~239 ℃。

【光谱】

UV $\lambda_{max}^{MeOH}(nm):292,248$。

IR $\nu_{max}^{KBr}(cm^{-1}):3326,2930,1674,1615,1531,1474,1403,1316,1222,1085,1053,$ 870,803,773。

【波谱】

^{1}H-NMR (400 MHz, DMSO-d_6)δ:7.93(1H,s,H-8),5.69(1H,d,J=5.9 Hz,H-1′), 4.08(1H,t,J=4.1 Hz,H-2′),4.39(1H,t,J=4.3 Hz,H-3′),3.88(1H,d,J=3.5 Hz,H-4′),3.60 (1H,m,H-5′β),3.53(1H,m,H-5′α)[1]。

^{13}C-NMR (100 MHz, DMSO-d_6)δ:153.7(C-2),151.3(C-4),116.7(C-5),156.8(C-6),135.5(C-8),86.3(C-1′),70.3(C-2′),73.7(C-3′),85.2(C-4′),61.4(C-5′)[1]。

【质谱】

ESI-MS　m/z:305.9[M+Na]$^+$,281.9[M-H]$^-$[1]。

【色谱】

TLC[2]

薄层板:硅胶 H。

展开剂:三氯甲烷—甲醇—水(6:4:1,5 滴氨水)。

检识:置碘蒸气中熏至斑点显色清晰,日光下检视。

HPLC[3]

色谱柱:C18,5 μm(4.6 mm×250 mm)。

流动相:乙腈—甲醇—水(1:4:95)。

流速:1.0 mL/min。

检测波长:292 nm。

【药理活性】 抗肿瘤[4]。

【贮藏】 干燥、密闭。

【应用】

《广西壮族自治区壮药质量标准:第二卷(2011 年版)》[3]

含量测定(HPLC):巴豆/边邦灵。

参考文献

[1]李楠,徐影,孙铭学,等.寄生藤水溶性成分的分离与鉴定[J].沈阳药科大学学报,2011(9):703－706.

[2]李晓伟,易智彪,曾宝,等.巴豆生物碱的薄层色谱鉴别研究[J].北方药学,2013(2):3－4.

[3]广西壮族自治区食品药品监督管理局.广西壮族自治区壮药质量标准:第二卷(2011 年版)[M].南宁:广西科学技术出版社,2011.

[4]武晓,刘凤娟,孙荣丽,等.巴豆生物碱药动学研究及体内抗肺癌作用初步评价[J].中华肿瘤防治杂志,2017(22):1557－1562.

甘油三亚油酸酯

Trilinolein

【化学名】 (9*Z*,12*Z*)-9,12-十八碳二烯酸-1,1′,1″-(1,2,3-丙烷三基)酯[(9*Z*,12*Z*)-9,12-octadecadienoic acid-1,1′,1″-(1,2,3-propanetriyl)ester]。

【别名】 亚油精、三亚油精、甘油三亚油酸酯等。

【CAS 号】 537-40-6。

【结构式】

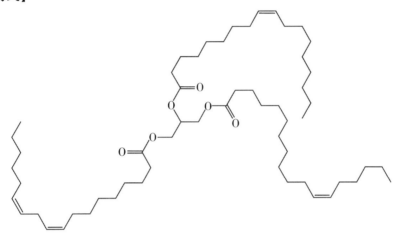

【分子式】 $C_{57}H_{98}O_6$。

【相对分子质量】 879.38。

【主要来源】 合成。

【性状】 无色透明液体。易溶于三氯甲烷、石油醚,几乎不溶于水。

【熔点】 -5~-4℃。

【光谱】

UV λ_{max}^{MeOH}(nm):202。

IR ν_{max}^{KBr}(cm^{-1}):2927,2856,1747,1458,1238,1163。

【波谱】

^{1}H-NMR (400 MHz, CDCl$_3$)δ:5.24~5.40(12H,overlap),4.29(2H,dd,*J*=4.08,11.88 Hz),4.14(2H,dd,*J*=5.94,11.89 Hz),2.79(2H,dt,*J*=6.23,11.31 Hz),2.31(2H,dt,*J*=2.83,7.65 Hz),2.03(2H,dt,*J*=6.84,12.81 Hz),1.27(66H,overlap),0.89(9H,overlap)[1]。

^{13}C-NMR (100 MHz, CDCl$_3$)δ:173.5(C-1),173.5(C-1″),172.7(C-1′),34.0(C-

2)，34.0（C-2″），34.2（C-2′），24.8（C-3），24.8（C-3″），24.8（C-3′），29.1（C-4），29.1（C-4″），29.0（C-4′），29.2（C-5），29.2（C-5″），29.2（C-5′），29.1（C-6），29.1（C-6″），29.2（C-6′），29.6（C-7），29.6（C-7″），29.6（C-7′），27.2（C-8），27.2（C-8″），27.2（C-8′），130.2（C-9），130.2（C-9″），130.2（C-12），130.2（C-12″），130.0（C-9′），130.0（C-12′），129.5（C-10），129.5（C-10′），129.5（C-10″），129.5（C-13），129.5（C-13′），129.5（C-13″），27.21（C-11），27.2（C-11″），27.2（C-11′），29.37（C-12），29.4（C-12″），29.4（C-13），29.4（C-13′），29.4（C-13″），24.3（C-14），24.3（C-14′），24.3（C-14″），22.9（C-15），22.9（C-15′），22.9（C-15″），32.0（C-16），32.0（C-16′），32.0（C-16″），22.7（C-17），22.7（C-17′），22.7（C-17″），14.0（C-18），14.0（C-18′），13.9（C-18″），68.9（CHO），62.1（CH$_2$O）[1]。

【质谱】

FAB-MS m/z:879[M+H]$^+$[2]。

【色谱】

HPLC[3]

色谱柱:C18,5 μm(4.6 mm×250 mm)。

流动相:乙腈—二氯甲烷(65:35)。

流速:1.0 mL/min。

检测器:蒸发光散射检测器。

【药理活性】 抗肿瘤、抗氧化[4]。

【贮藏】 干燥、密闭。

【应用】

《广西壮族自治区壮药质量标准:第一卷(2008年版)》[3]

薄层鉴别(TLC):薏苡仁/吼茸。

参考文献

[1]董召月,王红,马英雄,等.波棱瓜子化学成分的研究[J].中成药,2019(2):341–344.

[2]杨小龙,刘吉开,罗都强,等.黑柄炭角菌的化学成分[J].天然产物研究与开发,2011(5):846–849.

[3]广西壮族自治区食品药品监督管理局.广西壮族自治区壮药质量标准:第一卷(2008年版)[M].南宁:广西科学技术出版社,2008.

[4]朱佳依,王志光,张洪,等.基于成分含量与抗肿瘤抗氧化作用相关性分析的不同产地薏苡仁质量评价研究[J].时珍国医国药,2019(1):1–5.

甘油三油酸酯
Triolein

【化学名】(Z)-9-十八烯酸-1,2,3-丙三基酯[(Z)-9-octadecaenoic acid-1,2,3-propyl ester]。

【别名】油酸三甘酯、三油酸甘油酯、三油精等。

【CAS 号】122-32-7。

【结构式】

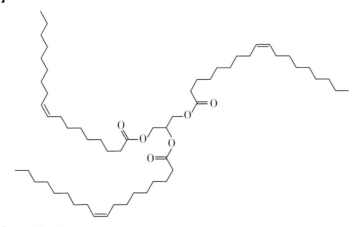

【分子式】$C_{57}H_{104}O_6$。

【相对分子质量】885.43。

【主要来源】存在于动物和植物脂肪和油中,由动植物油类分离而制得。

【性状】淡黄色透明液体。可溶于乙醚、三氯甲烷、四氯化碳等,微溶于乙醇,不溶于水。

【熔点】-5~5℃。

【光谱】

UV λ_{max}^{MeOH}(nm):201[1]。

IR ν_{max}^{KBr}(cm^{-1}):2925,2854,1747,1458,1163[1]。

【波谱】

^{1}H-NMR (500 MHz,CDCl$_3$)δ:0.88(9H,t,H-18),1.64(6H,m,H-3),2.02(12H,m,H-8,H-12),2.33(6H,m,H-3),4.10(2H,dd,J=10 Hz,CH$_2$O),4.30(2H,dd,J=10 Hz,CH$_2$O),5.27(1H,m,CHO),5.36(6H,m,H-9)[2]。

^{13}C-NMR (125 MHz,CDCl$_3$)δ:14.1(C-18),22.2(C-12~C-17),24.9(C-3),27.3(C-8,C-11),29.1(C-4~C-7),29.8(C-4~C-7),34.0(C-2),34.2(C-2),62.1(CH$_2$O),68.9(CHO),128.9(C-9),130.5(C-10),173.1(C-1)[2]。

【质谱】

ESI-MS m/z:902[M+NH$_4$]$^+$,603[3]。

【色谱】

TLC[4]

薄层板:硅胶 G。

展开剂:石油醚—三氯甲烷—甲酸(1:1:0.1)

检识:置碘蒸气中熏至斑点显色清晰,日光下检视。

HPLC[5]

色谱柱:C18,5 μm(4.6 mm×250 mm)。

流动相:乙腈—二氯甲烷(65:35)。

流速:1.0 mL/min。

检测器:蒸发光散射检测器。

【**药理活性**】 抗肿瘤[6]。

【**贮藏**】 密封、阴凉、干燥。

【**应用**】

(1)《广西壮族自治区壮药质量标准:第一卷(2008 年版)》[5]

含量测定(HPLC):薏苡仁/吼茸。

(2)《中华人民共和国药典:2015 年版 一部》[7]

含量测定(HPLC):薏苡仁。

参考文献

[1]林瑞超,马双成.中药化学对照品手册[M].北京:化学工业出版社,2013:258-259.

[2]YOUSEFBEYK F,GOLFAKHRAB F,AMOUEI A,et al.Phytochemical investigation and antifungal activity of *Daucus littoralis* Smith sub sp.hyrcanicus Rech.f[J].Research Journal of Phytochemistry,2015,(1): 33-40.

[3]郑利,陈丹,廖淑彬,等.UPLC-MS 法研究薏苡仁油纳米粒离体肠吸收机制及特性[J].药物分析杂志, 2016(9):1605-1610.

[4]郝虹,李伟广,李书渊.火麻仁的生药学研究[J].中国医药指南,2012(27):83-84.

[5]广西壮族自治区食品药品监督管理局.广西壮族自治区壮药质量标准:第一卷(2008 年版)[M].南 宁:广西科学技术出版社,2008.

[6]朱佳侬,王志光,张洪,等.基于成分含量与抗肿瘤抗氧化作用相关性分析的不同产地薏苡仁质量评 价研究[J].时珍国医国药,2019(1):1-5.

[7]国家药典委员会.中华人民共和国药典:2015 年版 一部[M].北京:中国医药科技出版社,2015:376- 377.

丙氨酸

Alanine

【化学名】 *L*-2-氨基丙酸（*L*-2-aminopropionic acid）。

【别名】 *L*-初油氨基酸、2-氨基丙酸、*L*-α-丝析氨酸等。

【CAS 号】 56-41-7。

【结构式】

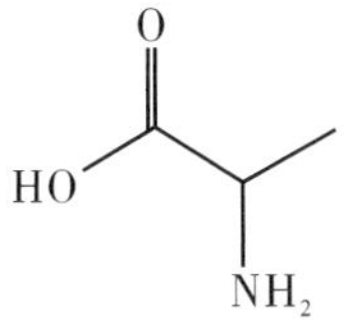

【分子式】 $C_3H_7NO_2$。

【相对分子质量】 89.09。

【主要来源】 医蛭科动物菲牛蛭（*Poecilobdella manillensis*），足襞蛞蝓科动物覆套足襞蛞蝓[*Vaginulus alte*（Ferussac）]。

【性状】 白色或类白色结晶性粉末。易溶于水，不溶于乙醇、丙酮和乙醚。

【熔点】 314~315 ℃。

【波谱】

¹H-NMR　（400 MHz，D_2O）δ：3.78（1H，q，*J*=7.2 Hz，H-2），1.48（3H，d，*J*=7.2 Hz，H-3）[1]。

¹³C-NMR　（100 MHz，D_2O）δ：178.6（C-1），53.3（C-2），18.9（C-3）[1]。

【质谱】

EI-MS　m/z：88[M-H]⁻[2]。

【色谱】

TLC[3]

薄层板：硅胶 G。

展开剂：苯酚—水（3：1）。

检识：喷以茚三酮试液，105 ℃加热至斑点显色清晰，日光下检视。

HPLC[4]

色谱柱：Phenomenex Gemini C18，5 μm（4.6 mm×250 mm）。

流动相：0.05 mol/L 乙酸钠（pH=6.40）—乙腈（50：50）。

流速：1.0 mL/min。

检测波长:360 nm。

【药理活性】 无。

【贮藏】 干燥、密闭。

【应用】

《广西壮族自治区壮药质量标准:第二卷(2011 年版)》[3]

薄层鉴别(TLC):金边蚂蟥/堵平怀;蛞蝓/碾沐。

参考文献

[1]艾双艳,李卫国,冯亚东,等.全蝎化学成分的研究[J].中成药,2017(8):1639-1641.

[2]秦向东,刘吉开.2 种北极高等真菌的化学成分分析[J].云南大学学报(自然科学版),2012(2):224-226.

[3]广西壮族自治区食品药品监督管理局.广西壮族自治区壮药质量标准:第二卷(2011 年版)[M].南宁:广西科学技术出版社,2011.

[4]陈晨,赵晓辉,文怀秀,等.不同地点虎耳草中 17 种氨基酸含量的高效液相色谱测定[J].时珍国医国药,2011(10):2402-2403.

左旋多巴
Levodopa

【化学名】L-3-(3,4-二羟基苯)丙氨酸[L-3-(3,4-dihydroxyphenyl)alanine]。

【别名】左多巴。

【CAS 号】59-92-7。

【结构式】

【分子式】$C_9H_{11}NO_4$。

【相对分子质量】197.19。

【主要来源】豆科植物黧豆[$Mucuna\ pruriens$ var.$utilis$（Wall. ex Wight）Baker ex Burck]。

【性状】白色粉末。溶于稀酸溶液,微溶于水,不溶于乙醇、乙醚和三氯甲烷。

【熔点】277~279℃。

【光谱】

UV λ_{max}^{MeOH}(nm):280[1]。

IR ν_{max}^{KBr}(cm^{-1}):3400(—OH),3220、3080(—NH$_2$),1660(C=O),1578、1500(苯环)[1]。

【波谱】

^{1}H-NMR [80 MHz,D$_2$O-H$_2$O 1:1(v:v)0.1N in HCl]δ:(3H,d,J=6.5 Hz,H-1),(3H,d,J=5.0~5.5 Hz,H-2),(2H,d,J=3.0~3.5 Hz,H-3a),(3H,d,J=7.0 Hz,H-3b),(3H,t,J=7.4 Hz,H-4),(3H,d,J=5.0~5.5 Hz,H-6),(2H,d,J=3.5 Hz,H-1′a),(3H,t,J=4.0 Hz,H-1′b),(2H,t,J=3.0~4.0 Hz,H-2′),(2H,d,J=6.0 Hz,H-3′a),(3H,t,J=4.0 Hz,H-3′)[2]。

^{13}C-NMR [20 MHz,D$_2$O-H$_2$O 1:1(v:v)0.1N in HCl]δ:127.9(C-1),118.7(C-2),145.9(C-3),145.3(C-4),118.3(C-5),123.4(C-6),36.4(C-1′),44.8(C-2′),47.7(C-3′)[2]。

【质谱】

EI-MS m/z:197[M]$^+$[1]。

【色谱】

TLC[3]

薄层板:硅胶 G。

展开剂:正丁醇—冰乙酸—水(2∶1∶1)。

检识:喷以 0.5%茚三酮乙醇溶液,105 ℃加热至斑点显色清晰,日光下检视。

HPLC[3]

色谱柱:C18。

流动相:0.1 mol/L 冰乙酸溶液—甲醇(95∶5)。

检测波长:280 nm。

【药理活性】 治疗帕金森综合症[4]。

【贮藏】 干燥、密闭。

【应用】

《广西壮族自治区壮药质量标准:第二卷(2011 年版)》[3]

薄层鉴别(TLC):猫豆/督秒。

含量测定(HPLC):猫豆/督秒。

参考文献

[1]蔡军,朱兆仪,刘永漋.黑皮类型狗爪豆的化学成分研究[J].植物学报,1990(7):574-576.

[2]LAYCOCK M V,RAGAN M A.L-3,4-Dihydroxyphenylalanine-3-Sulfate from the brown alga,*Ascophyllum nodosum*[J].Journal of Natural Products,1984(6):1033-1035.

[3]广西壮族自治区食品药品监督管理局.广西壮族自治区壮药质量标准:第二卷(2011 年版)[M].南宁:广西科学技术出版社,2011.

[4]王源江,赵振强,许叶,等.恩他卡朋片联合左旋多巴片对帕金森病患者的临床研究[J].中国临床药理学杂志,2019(2):112-114.

石吊兰素
Lysionotin

【化学名】5,7-二羟基-4′,6,8-三甲氧基黄酮(5,7-dihydroxy-4′,6,8-trimethoxyfla-vone)。

【别名】岩豆素、石吊兰甲素。

【CAS 号】152743-19-6。

【结构式】

【分子式】$C_{18}H_{16}O_7$。

【相对分子质量】344.32。

【主要来源】苦苣苔科植物吊石苣苔(*Lysionotus pauciflorus* Maxim.)。

【性状】黄色针状结晶。溶于5%碳酸钠、氢氧化钾等。

【熔点】195~196℃。

【光谱】

UV λ_{max}^{MeOH}(nm):345,285[1]。

IR ν_{max}^{KBr}(cm^{-1}):3600~3300(—OH),1650(Ar—CO—),1590、1550、830(芳环),1260、1240、1120(Ar—O—R)[2]。

【波谱】

^{1}H-NMR (400 MHz,CDCl$_3$)δ:6.6(1H,s,H-3),7.9(2H,d,*J*=8.8 Hz,H-2′,6′),7.0(2H,d,*J*=9.2 Hz,H-3′,5′),6.5(1H,s,OH),3.9(3H,s,OCH$_3$),3.9(3H,s,OCH$_3$),4.0(3H,s,OCH$_3$)[3]。

^{13}C-NMR (100 MHz,CDCl$_3$)δ:162.6(C-2),103.6(C-3),182.9(C-4),130.6(C-5),145.7(C-6),163.7(C-7),148.3(C-8),104.5(C-4α),152.7(C-8α),127.2(C-1′),128.0(C-2′,6′),114.5(3′,5′),148.6(C-4′),55.5(OCH$_3$),61.0(OCH$_3$),61.8(OCH$_3$)[3]。

【质谱】

EI-MS m/z:344[M]$^+$,329,197,169[3]。

【色谱】

TLC[4]

薄层板:硅胶 G。

展开剂:三氯甲烷—甲醇—甲酸(20∶1∶0.5)。

检识:喷以 2%三氯化铁乙醇溶液,105 ℃加热至斑点显色清晰,日光下检视。

HPLC[4]

色谱柱:C18。

流动相:甲醇—水(68∶32)。

流速:1.0 mL/min。

检测波长:334 nm。

【药理活性】 抗结核杆菌[5]、抗炎[6]、降压[7]、清除自由基[8]等。

【贮藏】 干燥、密闭。

【应用】

《贵州省中药材、民族药材质量标准》[4]

薄层鉴别(TLC):石吊兰/岩豇豆。

含量测定(HPLC):石吊兰/岩豇豆。

参考文献

[1]俞作仁,臧庶声,程桂香.西北蔷薇果化学成分的研究[J].中草药,1998(8):514－515.

[2]杜江,高林.白勒叶的化学成分研究[J].中国中药杂志,1992(6):356－357.

[3]杨付梅,杨小生,罗波,等.苗药岩豇豆化学成分的研究[J].天然产物研究与开发,2003(6):508－510.

[4]贵州省药品监督管理局.贵州省中药材、民族药材质量标准[M].贵阳:贵州科技出版社,2003.

[5]徐垠,胡之璧,冯胜初,等.石吊兰抗结核有效成分的研究:Ⅰ.石吊兰素的分离和鉴定[J].药学学报,1979(7):447－449.

[6]何修泽,罗桂英,王卓娜,等.石吊兰素的抗炎作用研究[J].中国中药杂志,1985(11):38－40.

[7]韩国柱,苏成业,张毅.石吊兰素在大鼠体内的吸收、分布和消除以及血浆药物浓度与降压效应的关系[J].药学学报,1982(8):572－579.

[8]CHEN J W,ZHU Z Q,HU T X,et al.Structure-activity relationship of natural flavonoids in hydroxyl radical-scavenging effects[J].Acta Pharmacologica Sinica,2002(7):667－672.

石斛酚

Dendrophenol

【化学名】 5-[2-(3-羟基-5-甲氧基苯基)乙烷基]-2-甲氧基苯酚{5-[2-(3-hydroxy-5-methoxyphenyl)ethyl]-2-methoxyphenol}。

【别名】 石槲酚、石斛氛。

【CAS 号】 67884-30-4。

【结构式】

【分子式】 $C_{16}H_{18}O_4$。

【相对分子质量】 274.31。

【主要来源】 兰科植物石斛(*Dendrobium nobile* Lindl.)、鼓槌石斛(*Dendrobium chrysotoxum* Lindl.)、流苏石斛(*Dendrobium fimbriatum* Hook.)等。

【性状】 淡黄色无定形粉末。易溶于甲醇、乙酸乙酯,几乎不溶于水。

【熔点】 87~89 ℃。

【光谱】

UV $\lambda_{max}^{MeOH}(nm)$:206,224,274,300[1]。

IR $\nu_{max}^{KBr}(cm^{-1})$:3500,3000,2900,1600,1520,1460,1430,1260,1220,1150,1060,1040,930[1]。

【波谱】

^{1}H-NMR (600 MHz,CDCl$_3$)δ:6.82(1H,d,J=7.8 Hz,H-5′),6.70(1H,dd,J=7.8,1.8 Hz,H-6′),6.63(1H,d,J=1.8 Hz,H-2′),6.31(1H,J=1.8,H-2),6.26(2H,d,J=1.8,H-6,4),3.83(3H,s,5-OCH$_3$),3.75(3H,s,3′-OCH$_3$),2.78(4H,m,CH$_2$CH$_2$)[1]。

^{13}C-NMR (150 MHz,CDCl$_3$)δ:160.7(C-5),156.9(C-3),146.3(C-3′),144.4(C-1′),143.6(C-1),133.7(C-1′),120.9(C-6′),114.2(C-5′),111.2(C-2′),108.1(C-2),

106.7(C-6),99.0(C-4),55.8(5-OCH$_3$),55.2(3′-OCH$_3$),38.2(C-a),37.2(C-a′)[2]。

【质谱】

EI-MS m/z:274[M]$^+$[1]。

【色谱】

TLC[3]

薄层板:硅胶 G。

展开剂:石油醚(60~90 ℃)—乙酸乙酯(3:2)。

检识:喷以 10%硫酸乙醇溶液,105 ℃加热至斑点显色清晰,日光下检视。

HPLC[4]

色谱柱:Hypersil-C18,5 μm(4.6 mm×200 mm)。

流动相:乙腈(A)—0.05%三氟乙酸溶液(B),梯度洗脱(0~10 min,26%A;10~30 min,26%~32%A;30~35 min,32%~60%A;35~40 min,60%~26%A)。

流速:1.0 mL/min。

检测波长:230 nm。

【药理活性】 抗肿瘤[5]、抗氧化[6]等。

【贮藏】 避光、干燥、密闭。

【应用】

《广西壮族自治区壮药质量标准:第二卷(2011 年版)》[3]

薄层鉴别(TLC):石斛/大黄草。

参考文献

[1]JUNEJA R K,SHAMA S C,TANDON J S.A substituted 1,2-diarylethane from *Cymbidium giganteum*[J]. Phytochemistry,1985(2):321-324.

[2]杨丹,程忠泉,丁中涛,等.晶帽石斛的化学成分研究[J].广西植物,2017(9):1182-1186.

[3]广西壮族自治区食品药品监督管理局.广西壮族自治区壮药质量标准:第二卷(2011 年版)[M].南宁:广西科学技术出版社,2011.

[4]谢谊,彭艳梅,王实强,等.HPLC 法测定流苏石斛精制饮片中石斛酚的含量[J].湖南中医杂志,2014(12):144-146.

[5]马国祥,徐国钧,徐珞珊,等.鼓槌石斛及其化学成分的抗肿瘤活性作用[J].中国药科大学学报,1994(3):188-190.

[6]张雪.金钗石斛的化学成分与生物活性研究[D].沈阳:沈阳药科大学,2005.

石斛碱
Dendrobine

【化学名】 4,4′-二羟基-3,3′,5-三甲氧基联苄(4,4′-dihydroxy-3,3′,5-trimethoxy-bibenzyl)。

【别名】 石槲碱。

【CAS 号】 2115-91-5。

【结构式】

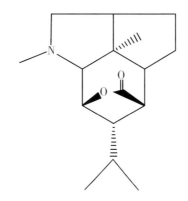

【分子式】 $C_{16}H_{25}NO_2$。

【相对分子质量】 263.27。

【主要来源】 兰科植物石斛(*Dendrobium nobile* Lindl.)、鼓槌石斛(*Dendrobium chryso-toxum* Lindl.)、流苏石斛(*Dendrobium fimbriatum* Hook.)等。

【性状】 白色结晶。

【熔点】 135~136℃。

【光谱】

UV λ_{max}^{MeOH}(nm):213[1]。

IR ν_{max}^{KBr}(cm^{-1}):3335~3375(—OH),1765(C=O)[1]。

【波谱】

^{1}H-NMR (400 MHz,CDCl$_3$)δ:6.83(1H,d,J=5.2 Hz,H-5′),6.67(1H,d,J=1.2 Hz,H-2′),6.63(1H,d,J=1.2 Hz,H-6′),6.32~6.25(3H,m,H-2,4,6),5.50(1H,s,5-OH),5.03(1H,s,4′-OH),4.00(3H,s,3-OCH$_3$),3.75(3H,s,3′-OCH$_3$),2.80(4H,d,J=3.1 Hz,H-a,a′)[2]。

^{13}C-NMR (100 MHz,CDCl$_3$)δ:111.3(C-2),132.9(C-1),133.7(C-4′),114.2(C-5),105.3(C-6′),105.3(C-2′),56.0(C-7),56.3(C-7′),56.3(C-8),121.1(C-6),133.9

（C-1′），143.8（C-3），146.3（C-4），146.9（C-5），146.9（C-3′）[3]。

【质谱】

EI-MS m/z:263[M]$^+$,248[M-15]$^{+[2]}$。

【色谱】

TLC[4]

薄层板:硅胶 G。

展开剂:石油醚（60~90 ℃）—丙酮（7∶3）。

检识:喷以碘化铋钾试液,日光下检视。

GC[4]

色谱柱:DB-1 毛细管柱,0.25 μm（0.25 mm×30 m）。

柱温:初始温度为 80 ℃,以 10 ℃/min 的速率升温至 250 ℃,保持 5 min。

进样口温度:250 ℃。

检测器温度:250 ℃。

【药理活性】 抗肿瘤[5]、心血管及胃肠道抑制作用[6,7]、退热[8]等。

【贮藏】 干燥、密闭、冷藏。

【应用】

《广西壮族自治区壮药质量标准:第二卷（2011 年版）》[4]

薄层鉴别（TLC）:石斛/大黄草。

含量测定（GC）:石斛/大黄草。

参考文献

[1]WANG H,ZHAO T,CHE C T.Dendrobine and 3-Hydroxy-2-oxodendrobine from *Dendrobium nobile*[J]. Journal of Natural Products,1985(5):796－801.

[2]许莉,王江瑞,郭力,等.金钗石斛化学成分的研究[J].中成药,2018(5):1110－1112.

[3]李满飞,平田義正,徐国钧,等.粉花石斛化学成分研究[J].药学学报,1991(4):307－310.

[4]广西壮族自治区食品药品监督管理局.广西壮族自治区壮药质量标准:第二卷（2011 年版）[M].南宁:广西科学技术出版社,2011.

[5]HIROSHI M,MASAKO F,NAOTOSHI Y,et al.New picrotoxinin-type and dendrobine-type sesquiterpenoids from *Dendrobium snowflake* 'Red Star'[J].Tetrahedron,2000(32):5801-5805.

[6]CHEN C C,WU L G,KO F N,et al.Antiplatelet aggregation principles of *Dendrobium loddigesii*[J].Journal of Natural Products,1994(9):1271－1274.

[7]方泰惠.石斛对大鼠肠系膜的动脉血管的作用[J].南京中医学院学报,1991(2):100－101.

[8]江苏新中医学院.中药大药典[M].上海:上海科学技术出版社,1985:586.

龙血素 B

Loureirin B

【化学名】4′-羟基-2,4,6-三甲氧基双氢查耳酮(4′-hydroxy-2,4,6-trimethoxy-dihydro-chalcones)。

【别名】无。

【CAS 号】119425-90-0。

【结构式】

【分子式】$C_{18}H_{20}O_5$。

【相对分子质量】316.35。

【主要来源】百合科植物剑叶龙血树[*Dracaena cochinchinensis*(Lour.) S.C.Chen]。

【性状】无色针状结晶。易溶于甲醇、三氯甲烷、乙腈。

【熔点】136~138℃。

【光谱】

UV λ_{max}^{MeOH}(nm):220,227[1]。

IR ν_{max}^{KBr}(cm^{-1}):3106(—OH),2940、2830(—CH$_2$—,—OCH$_3$),1640(C=O),1598,1567,3036(苯环)[1]。

【波谱】

^{1}H-NMR (500 MHz,CDCl$_3$)δ:2.96,2.99(2H,m,H-β),3.01、3.05(2H,m,H-α),3.76(6H,s,2,6-OCH$_3$),3.80(3H,s,4-OCH$_3$),6.13(2H,s,H-3,5),6.85,6.87(2H,d,J=9.0 Hz,H-3′,5′),7.92,7.93(2H,d,J=9.0 Hz,H-2′,6′)[1]。

^{13}C-NMR (22.5 MHz,Acetone-d_6)δ:156.7(C-7),148.7(C-8α),147.5(C-4′),141.4(C-6),131.5(C-1′),130.8(C-2′,C-6′),116.3(C-3′,C-5′,C-5),114.0(C-4α),101.6(C-8),70.5(C-2),56.5(OCH$_3$),37.9(C-9),35.6(C-3),31.3(C-4)[2]。

【质谱】

MS m/z:316[M]$^+$,196,195,182,181,168,136,122,121,107,93[1]。

【色谱】

TLC[3]

薄层板:硅胶 GF$_{254}$。

展开剂:石油醚(60~90℃)—丙酮(2:1)。

检识:紫外光灯254 nm下检视。

HPLC[1]

色谱柱:C18。

流动相:乙腈—冰乙酸溶液(1→90)(39:61)。

流速:1.0 mL/min。

检测波长:260 nm。

【药理活性】 抗血栓[4]、保肝[5]、抗氧化[6]、镇痛[7]等。

【贮藏】 干燥、密闭。

【应用】

(1)《广西壮族自治区壮药质量标准:第一卷(2008年版)》[3]

薄层鉴别(TLC):剑叶龙血树/框勒垄。

含量测定(HPLC):龙血竭/美笋垄。

(2)《贵州省中药材、民族药材质量标准》[8]

含量测定(HPLC):龙血竭。

(3)《中华人民共和国药典:2015年版 一部》[9]

薄层鉴别(TLC):散结镇痛胶囊。

含量测定(HPLC):散结镇痛胶囊;复方龙血竭胶囊。

参考文献

[1]刘布鸣,卢文杰,陈家源,等.龙血素B化学对照品研究[J].广西科学,2006(2):133-134.

[2]王雪芬,卢文杰,陈家源.剑叶龙血树化学成分的研究Ⅰ.剑叶龙血素A和B的结构测定[J].广西中医药,1993(1):38-39.

[3]广西壮族自治区食品药品监督管理局.广西壮族自治区壮药质量标准:第一卷(2008年版)[M].南宁:广西科学技术出版社,2008.

[4]闫冬.龙血素B对纤溶酶原激活物抑制剂的抑制作用[J].生物化工,2016(2):49-50.

[5]王剑侠,舒广文,陈福锋,等.龙血素B改善肝细胞胰岛素耐受的研究[J].时珍国医国药,2014(11):2599-2601.

[6]周艳林,闵建国,邹准,等.HPLC-DPPH评价剑叶龙血树中抗氧化活性成分及构效关系[J].中草药,2015(12):1797-1799.

[7]陈玉立.龙血竭及其成分龙血素B镇痛机理的研究[D].武汉:中南民族大学,2010.

[8]贵州省药品监督管理局.贵州省中药材、民族药材质量标准[M].贵阳:贵州科技出版社,2003.

[9]国家药典委员会.中华人民共和国药典:2015年版 一部[M].北京:中国医药科技出版社,2015.

东莨菪内酯

Scopoletin

【化学名】7-羟基-6-甲氧基-2H-1-苯并吡喃-2-酮(7-hydroxy-6-methoxy-2H-1-benzopyran-2-one)。

【别名】莨菪亭、7-羟基-6-甲氧基香豆素。

【CAS 号】92-61-5。

【结构式】

【分子式】$C_{10}H_8O_4$。

【相对分子质量】192.17。

【主要来源】茄科植物东莨菪(*Scopolia japonica* Maxin.)、颠茄(*Atropa belladonna* L.)。

【性状】淡黄色针状或棱柱状结晶。易溶于甲醇、三氯甲烷,溶于热乙醇、热乙酸,微溶于水、冷乙醇,不溶于苯。

【熔点】203~205 ℃。

【光谱】

UV λ_{max}^{MeOH}(nm):253.3,300,348[1]。

IR ν_{max}^{KBr}(cm^{-1}):3335,1690,1600,1510,1425,1300,1255,1130,1015,910,850,810,730[1]。

【波谱】

^{1}H-NMR (400 Hz,CD$_3$OD)δ:7.85(1H,d,J=9.3 Hz,H-4),7.04(1H,s,H-5),6.69(1H,s,H-8),6.12(1H,d,J=9.6 Hz,H-3),3.91(3H,s,OCH$_3$)[2]。

^{13}C-NMR (100 Hz,CD$_3$OD)δ:164.8(C-2),151.8(C-9),146.5(C-6),146.5(C-4),110.1(C-3),110.9(C-10),109.1(C-5),104.3(C-8),56.5(OCH$_3$)[2]。

【质谱】

ESI-MS m/z:192[M]$^+$,177[M-CH$_3$]$^+$,164[M-CO]$^+$,149[M-CH$_3$-CO]$^+$,125,121,79,69,51,50[1]。

【色谱】

TLC[3-5]

薄层板:硅胶 G。

展开剂:环己烷—三氯甲烷—乙酸乙酯—甲酸(6∶10∶7∶1.2)。

检识:紫外光灯 365 nm 下检视。

薄层板:硅胶 G。

展开剂:环己烷—乙酸乙酯—正丁醇—冰乙酸(6∶3∶1∶0.1)。

检识:紫外光灯 365 nm 下检视。

HPLC[3]

色谱柱:C18,5 μm(4.6 mm×250 mm)。

流动相:甲醇—水—冰乙酸(32∶68∶0.16)。

流速:1.0 mL/min。

检测波长:298 nm。

【药理活性】 抗氧化[4]、抗甲状腺和高血糖[5]、抗疼痛[6]、抗肿瘤[7]、抗炎[8]等。

【贮藏】 干燥、密闭。

【应用】

(1)《广西壮族自治区壮药质量标准:第一卷(2008 年版)》[3]

薄层鉴别(TLC):丁公藤/勾来。

含量测定(HPLC):丁公藤/勾来。

(2)《广西壮族自治区壮药质量标准:第三卷(2018 年版)》[9]

薄层鉴别(TLC):龙船花。

参考文献

[1]王栋,孙晖,韩英梅,等.胡芦巴茎叶化学成分研究[J].中国中药杂志,1997(8):486-487.

[2]张茂娟,刘冰,安彦峰,等.白钩藤的化学成分研究[J].中草药,2014(2):175-180.

[3]广西壮族自治区食品药品监督管理局.广西壮族自治区壮药质量标准:第一卷(2008 年版)[M].南宁:广西科学技术出版社,2008.

[4]SHAW C Y,CHEN C H,HSU C C,et al.Antioxidant properties of scopoletin isolated from *Sinomonium acutum*[J].Phytotherapy Research:PTR,2003(7):823-825.

[5]PANDA S,KAR A.Evaluation of the antithyroid,antioxidative and antihyperglycemic activity of scopoletin from *Aegle marmelos* leaves in hyperthyroid rats[J].Phytotherapy Research:PTR,2006(12):1103-1105.

[6]MEOTTI F C,ARDENGHI J V,PRETTO J B,et al.Antinociceptive properties of coumarins,steroid and dihydrostyryl-2-pyrones from *Polygala sabulosa*(Polygalaceae)in mice[J].The Journal of Pharmacy and Pharmacology,2006(1):107-112.

[7]TABANA Y M,HASSAN L E,AHAMED M B,et al.Scopoletin,an active principle of tree tobacco(*Nicoti-

ana glauca)inhibits human tumor vascularization in xenograft models and modulates ERK1,VEGF-A,and FGF-2 in computer model[J].Microvascular Research,2016:17－33.

[8]MOON P D,LEE B H,JEONG H J,et al.Use of scopoletin to inhibit the production of inflammatory cytokines through inhibition of the IκB/NF-κB signal cascade in the human mast cell line HMC-1[J].European Journal of Pharmacology,2007(2－3):218－225.

[9]广西壮族自治区食品药品监督管理局.广西壮族自治区壮药质量标准:第三卷(2018年版)[M].南宁:广西科学技术出版社,2018.

5′-甲氧基-3′,4′-次甲二氧基桂皮酸异丁基酰胺
5′-Methoxy-3′,4′-methylenedioxy cinnamic acid isobutylamide

【化学名】5′-甲氧基-3′,4′-次甲二氧基桂皮酸异丁基酰胺(5′-methoxy-3′,4′-methyl-enedioxy cinnamic acid isobutylamide)。

【结构式】

【分子式】$C_{15}H_{19}NO_4$。

【相对分子质量】277.13。

【主要来源】胡椒科植物大叶蒟(*Piper laetispicum* C.DC.)。

【性状】白色针晶。溶于二氯甲烷、乙酸乙酯、丙酮。

【熔点】91~93 ℃。

【光谱】

UV　λ_{max}^{MeOH}(nm):197,228,237,308,319[1]。

IR　ν_{max}^{KBr}(cm^{-1}):3298(—CONH),1648(C=O),1237,1401(—OCH$_2$O—),992(双键)[1]。

【波谱】

^{1}H-NMR　(300 MHz,CDCl$_3$)δ:0.97(6H,d,*J*=6.6 Hz,2×CH$_3$),1.84[1H,m,CH(CH$_3$)$_2$],3.22(2H,m,CH$_2$),3.91(3H,s,Ar-OCH$_3$),5.61(1H,br.s,N-H),6.00(2H,s,Ar-OCH$_2$O),6.24(1H,d,*J*=15.3 Hz,H-2),6.67(1H,s,H-2′),6.72(1H,s,H-6′),7.51(1H,d,*J*=15.3 Hz,H-3)[1]。

^{13}C-NMR　(75 MHz,CDCl$_3$)δ:167(C-1),119(C-2),140(C-3),100(C-2′),137(C-3′),143(C-4′),149(C-5′),109(C-6′),49(C-1″),29(C-2″),21(C-3″),21(C-4″),57(OCH$_3$)[1]。

【质谱】

EI-MS　m/z:277[M]$^+$,220,205,177[1]。

【色谱】

TLC[2]

薄层板:硅胶 GF$_{254}$。

展开剂:石油醚(60~90 ℃)—丙酮(2:1)。

检识:紫外光灯 254 nm 下检视。

HPLC[2]

色谱柱:C18,5 μm(4.6 mm×250 mm)。

流动相:水—甲醇—乙腈(40:40:20)。

流速:1.0 mL/min。

检测波长:240 nm。

【药理活性】 抗抑郁[3]。

【贮藏】 干燥、密闭。

【应用】

《广西壮自治区壮药质量标准:第一卷(2008 年版)》[2]

薄层鉴别(TLC):大叶蒟/棵遂冗。

含量测定(HPLC):大叶蒟/棵遂冗。

参考文献

[1]刘红宇,肖培根,韩桂秋.华南胡椒化学成分的研究[J].天然产物研究与开发,1995(2):20-24.

[2]广西壮族自治区食品药品监督管理局.广西壮族自治区壮药质量标准:第一卷(2008 年版)[M].南宁:广西科学技术出版社,2008.

[3]罗学军.大叶蒟抗抑郁物质基础及分析方法研究[D].天津:天津医科大学,2011.

2,3,5,4′-四羟基二苯乙烯-2-*O*-*β*-*D*-葡萄糖苷
2,3,5,4′-Tetrahydroxy stilbene-2-*O*-*β*-*D*-glucoside

【化学名】2,3,5,4′-四羟基二苯乙烯-2-*O*-*β*-*D*-葡萄糖苷(2,3,5,4′-tetrahydroxy stilbene-2-*O*-*β*-*D*-glucoside)。

【别名】二苯乙烯苷。

【CAS 号】82373-94-2。

【结构式】

【分子式】$C_{20}H_{22}O_9$。

【相对分子质量】406.38。

【主要来源】蓼科植物何首乌(*Polygonum multiflorum* Thunb.)。

【性状】棕色无定形粉末。易溶于甲醇。

【熔点】184~186 ℃。

【光谱】

UV λ_{max}^{MeOH}(nm):322,213[1]。

IR ν_{max}^{KBr}(cm^{-1}):3400,1610,1590,1510[1]。

【波谱】

^{1}H-NMR (300 MHz,CD$_3$OD)δ:3.39~3.82(6H,m,sugar H),4.58(1H,d,*J*=7.6 Hz, H-1″),6.15(1H,d,*J*=2.8 Hz,H-6),6.24(1H,d,*J*=2.8 Hz,H-4),6.50(1H,d,*J*=12.2 Hz, H-α),6.62(2H,d,*J*=8.5 Hz,H-3′,5′),6.73(1H,d,*J*=12.2 Hz,H-β),7.08(2H,d,*J*= 8.5 Hz,H-2′,6′)[2]。

^{13}C-NMR (75 MHz,CD$_3$OD)δ:61.1(C-6″),70.8(C-4″),75.5(C-2″),78.0(C-3″), 78.2(C-5″),103.8(C-6),107.7(C-1″),108.2(C-4),115.9(C-3′,5′),125.7(C-α), 129.3(C-1′),131.3(C-β),131.4(C-2′,6′),133.8(C-1),137.8(C-2),151.5(C-3), 155.2(C-5),157.5(C-4′)[2]。

【质谱】

EI-MS　m/z:244[M-Glc]$^{+[2]}$。

【色谱】

TLC[3]

薄层板:硅胶 G。

展开剂:乙酸乙酯—甲醇—水(20:2:1)。

检识:紫外光灯 366 nm 下检视。

HPLC[4]

色谱柱:C18,10 μm(4.6 mm×200 mm)。

流动相:乙腈—水(25:75)。

流速:1.0 mL/min。

检测波长:320 nm。

【药理活性】　抗炎、抗脂肪肝、抗心肌缺血[5-7]等。

【贮藏】　干燥、密闭。

【应用】

《广西壮族自治区壮药质量标准:第二卷(2011 年版)》[4]

含量测定(HPLC):何首乌/门甲。

参考文献

[1]李建北,林茂.何首乌化学成分的研究[J].中草药,1993(3):115-118.

[2]XU M L,ZHENG M S,LEE Y K,et al.A new stilbene glucoside from the roots of *Polygonum multiflorum* Thunb.[J].Archives of Pharmacal Research,2006(11):946-951.

[3]张雪,李更生.何首乌中 2,3,5,4′-四羟基二苯乙烯-2-*O*-β-*D*-葡萄糖试的含量测定[J].郑州大学学报(理学版),2006(3):99-102.

[4]广西壮族自治区食品药品监督管理局.广西壮族自治区壮药质量标准:第二卷(2011 年版)[M].南宁:广西科学技术出版社,2011.

[5]姜敏.2,3,5,4′-四羟基二苯乙烯-2-*O*-β-*D*-葡萄糖苷基于 IL-36/P2x7 受体改善咪喹莫特所致银屑病样皮肤炎性[D].延吉:延边大学,2018.

[6]夏凯丽.2,3,5,4′-四羟基二苯乙烯-2-*O*-β-*D*-葡萄糖苷调控酒精性脂肪肝中巨噬细胞与肝细胞的交叉对话的机制研究[D].延吉:延边大学,2018.

[7]张蒙.2,3,5,4′-四羟基二苯乙烯-2-*O*-β-*D*-葡萄糖苷对心肌缺血再灌注损伤的作用研究[D].西安:第四军医大学,2017.

仙茅苷

Curculigoside

【化学名】2-O-β-D-吡喃葡萄糖基氧-5-羟基苯基-2′,6′-二甲氧基苯甲酸酯(2-O-β-D-glucopyranosyloxy-5-hydroxybenzyl-2′,6′-dimethoxybenzoate)。

【别名】仙茅甙。

【CAS 号】85643-19-2。

【结构式】

【分子式】$C_{22}H_{26}O_{11}$。

【相对分子质量】466.44。

【主要来源】石蒜科植物仙茅(*Curculigo orchioides* Gaertn.)。

【性状】无色细针状结晶。易溶于甲醇,不溶于乙醚。

【熔点】158~160℃。

【光谱】

UV λ_{max}^{MeOH}(nm):282.2(1.504)[1]。

IR ν_{max}^{KBr}(cm^{-1}):3400(—OH),1710(C=O),1590,1490(苯环)[1]。

【波谱】

1H-NMR (400 MHz,CD$_3$OD)δ:3.78(6H,s,2×OCH$_3$),4.76(1H,d,J=7.65 Hz,glc-H-1),5.45(2H,AB,PhCH$_2$O),6.64(2H,d,J=8.56 Hz,H-3′,5′),6.70(1H,dd,J=8.84,3.04 Hz,H-4),6.91(1H,d,J=3.04 Hz,H-6),7.07(1H,d,J=8.84 Hz,H-3),7.31(1H,t,J=8.56 Hz,H-4′)[2]。

13C-NMR (100 MHz,CD$_3$OD)δ:128.8(C-1),153.9(C-2),116.2(C-3),118.9(C-4),149.6(C-5),116.4(C-6),56.5(2×OCH$_3$C),63.2(CH$_2$O),168.5(C=O),114.2(C-1′),158.7(C-2′),105.2(C-3′),132.6(C-4′),105.2(C-5′),158.7(C-6′),104.3(C-1″),75.0(C-2″),78.1(C-3″),71.4(C-4″),78.0(C-5″),62.6(C-6″)[2]。

【质谱】

ESI-MS　m/z:489[M+Na]$^+$,465[M-H]$^{-[3]}$。

【色谱】

TLC[4]

薄层板:硅胶 G。

展开剂:乙酸乙酯—甲醇—甲酸(10:1:0.1)。

检识:喷以 2%铁氰化钾溶液—2%三氯化铁溶液的混合溶液(1:1),日光下检视。

HPLC[5]

色谱柱:TSK-GEL ODS-100s,5 μm(4.6 mm×250 mm)。

流动相:甲醇—0.1%乙酸水溶液(33:67)。

流速:1.0 mL/min。

检测波长:283 nm。

【**药理活性**】　抗氧化[6]、保护心血管[7]、增强免疫[8]等。

【**贮藏**】　避光、干燥、密闭。

【**应用**】

《广西壮族自治区壮药质量标准:第二卷(2011 年版)》[4]

薄层鉴别(TLC):仙茅/棵仙茅。

含量测定(HPLC):仙茅/棵仙茅。

参考文献

[1]徐俊平,董亲颐.仙茅化学成分的研究:Ⅰ.仙茅甙、苔黑酚葡萄糖甙的分离、鉴定[J].中草药,1986 (6):8-9.

[2]李宁,赵友兴,贾爱群,等.仙茅的化学成分研究[J].天然产物研究与开发,2003(3):208-212.

[3]曹大鹏,韩婷,郑毅男,等.仙茅的酚苷和木脂素类成分的分离和鉴定[J].第二军医大学学报,2009 (2):194-197.

[4]广西壮族自治区食品药品监督管理局.广西壮族自治区壮药质量标准:第二卷(2011 年版)[M].南 宁:广西科学技术出版社,2011.

[5]李隆云,马鹏,喻强,等.仙茅药材的质量标准研究[J].中国药房,2011(43):4068-4071.

[6]吴琼,程小卫,雷光青,等.仙茅苷对自由基的清除作用[J].中国现代应用药学,2007(1):6-9.

[7]JIANG W,FU F,TIAN J,et al.Curculigoside a attenuates experimental cerebral ischemia injury *in vitro* and *vivo* [J].Neuroscience,2011(1):572-579.

[8]LAKSHMI V,PANDEY K,PURI A,et al.Immunostimulant principles from *Curculigo orchioides*[J].Journal of Ethnopharmacology,2003(2-3):181-184.

仙鹤草酚 B
Agrimol B

【化学名】（2S）-1-［3,5-双［2,6-二羟基-4-甲氧基-3-甲基-5-（1-氧丁基）苯基］甲基-2,4,6-三羟基苯基］-2-甲基-1-丁酮{（2S）-1-［3,5-bis［2,6-dihydroxy-4-methoxy-3-methyl-5-（1-oxobutyl）phenyl］methyl-2,4,6-trihydroxyphenyl］-2-methyl-1-butanone}。

【别名】仙鹤草乙素、龙芽草酚 B。

【CAS 号】55576-66-4。

【结构式】

【分子式】$C_{37}H_{46}O_{12}$。

【相对分子质量】682.75。

【主要来源】蔷薇科植物龙芽草（*Agrimonia pilosa* Ldb.）。

【性状】淡黄色针晶。易溶于甲醇、乙酸乙酯,不溶于水。

【熔点】173～175 ℃。

【光谱】

UV　λ_{max}^{MeOH}（nm）:230,290[1]。

IR　ν_{max}^{KBr}（cm^{-1}）:3260（—OH）,1628（C＝O）[1]。

【波谱】

¹H-NMR　（400 MHz,CDCl₃）δ:0.97（3H,t,*J*=7.2 Hz,H-11′）,1.05（6H,t,*J*=7.2 Hz,H-11,10′）,1.21（3H,d,*J*=7.2 Hz,H-12′）,1.46（1H,m,H-10′a）,1.75（4H,m,H-10,9″）,1.84（1H,m,H-10′b）,2.13（6H,s,H-7,11″）,3.11（4H,t,*J*=7.2 Hz,H-9）,3.77（6H,s,4,4″-OCH₃）,3.92（4H,s,H-7′,13′）,3.96（1H,m,*J*=6.6 Hz,H-9′）[2]。

¹³C-NMR　（100 MHz,CDCl₃）δ:208.3（C-8′）,205.9（C-8,7″）,163.1（C-2,6″）,160.8（C-2′,

4′),158.5(C-6,6′,2″),158.3(C-4,4″),111.1(C-5,3″),108.9(C-3,5″),107.8(C-3′),105.3(C-1′,5′),102.4(C-1,1″),61.7(4,4″-OCH$_3$)45.0(C-9,8″),44.8(C-9′),27.6(C-10′),19.1(C-7,7′),18.5(C-10,9″),17.9(C-12′),14.2(C-11,10″),12.3(C-11′),9.8(C-7,11″)[2]。

【质谱】

ESI-MS m/z:681[M-H]$^+$[3]。

【色谱】

TLC[4]

薄层板:硅胶 G。

展开剂:石油醚(60~90 ℃)—乙酸乙酯—乙酸(100∶9∶5)的上层溶液。

检识:喷以 10%硫酸乙醇溶液,105 ℃加热至斑点显色清晰,日光下检视。

HPLC[5]

色谱柱:Diamonsil C18,5 μm(4.6 mm×200 mm)。

流动相:甲醇—水—三乙胺(58∶42∶0.2)。

流速:1.2 mL/min。

检测波长:325 nm。

【药理活性】 抗肿瘤[6]、抗氧化[7]、驱虫[8]等。

【贮藏】 干燥、密闭。

【应用】

《广西壮族自治区壮药质量标准:第二卷(2011 年版)》[4]

薄层鉴别(TLC):仙鹤草/牙猜骂。

参考文献

[1]陈仲良,朱大元,王洪诚,等.仙鹤草有效成分的研究:Ⅱ.仙鹤草酚 A,B,D 和 E 的结构[J].化学学报,1978(1):35-41.

[2]路芳,巴晓雨,何永志.仙鹤草的化学成分研究[J].中草药,2012(5):851-855.

[3]贺成,秦文杰,唐晓晶,等.仙鹤草地上部分仙鹤草酚 B 的分离与鉴定[J].中草药,2011(2):255-256.

[4]广西壮族自治区食品药品监督管理局.广西壮族自治区壮药质量标准:第二卷(2011 年版)[M].南宁:广西科学技术出版社,2011.

[5]杜超,李宁,李铣,等.HPLC 测定仙鹤草秋芽、地下部分和地上部分鹤草酚的含量[J].中国现代中药,2008(3):16-18.

[6]李鹏,尹雅玲,李嘉,等.仙鹤草酚对 K562 白血病细胞的抑制作用[J].安徽农业科学,2011(22):13417-13418.

[7]王宝庆,金哲雄.仙鹤草的化学成分及抗氧化研究进展[J].北方园艺,2011(10):167-169.

[8]刘永春,郭永和,秦剑.中草药体外抗阴道毛滴虫试验及临床应用研究[J].中国寄生虫病防治杂志,2001(4):277-279.

白果内酯
Bilobalide

【化学名】 ［5αR-(3αS*,5aα,8β,8αS*,9α,10aα)］-9-(1,1-二甲基乙基)-10,10α-二氢-8,9-二羟基-4H,5αH,9H-呋喃［2,3-b］呋喃［3′,2′∶2,3］环戊烯并［1,2-c］呋喃-2,4,7(3H,8H)-三酮｛［5αR-(3αS*,5aα,8β,8αS*,9α,10aα)］-9-(1,1-dimethylethyl)-10,10α-dihydro-8,9-dihydroxy-4H,5αH,9H-furo［2,3-b］furo［3′,2′∶2,3］cyclopenta［1,2-c］furan-2,4,7(3H,8H)-trione｝。

【别名】 无。

【CAS 号】 33570-04-6。

【结构式】

【分子式】 $C_{15}H_{18}O_8$。

【相对分子质量】 326.30。

【主要来源】 银杏科植物银杏(*Ginkgo biloba* L.)。

【性状】 白色细粒状结晶。易溶于甲醇。

【熔点】 248~250℃。

【光谱】

IR $\nu_{max}^{KBr}(cm^{-1})$：3306(—OH),1770~1820(C=O),1200,1105。[1]。

【波谱】

¹H-NMR (500 MHz,Acetone-d_6) δ：1.20(9H,s,3×CH₃),2.78(1H,d,*J*=18.0 Hz,H-1β),3.05(1H,d,*J*=18.0 Hz,H-1α),2.31(1H,dd,*J*=13.5,7.0 Hz,H-7α),2.75(1H,d,*J*=13.5 Hz,H-7β),5.01(1H,t,H-6),5.35(1H,d,H-10),6.36(1H,s,H-12)[2]。

¹³C-NMR (125 MHz,Acetone-d_6) δ：43.0(C-1),173.7(C-2),173.8(C-4),59.0(C-5),69.6(C-6),36.9(C-7),87.2(C-8),66.4(C-9),83.9(C-10),178.4(C-11),100.5(C-12),38.2［(CH₃)₃C］,27.1［(CH₃)₃C］[2]。

【质谱】

FAB-MS　m/z:327[M+H]$^+$,310,197,129,57[2]。

【色谱】

TLC[3]

薄层板:硅胶 G。

展开剂:甲苯—乙酸乙酯—丙酮—甲醇(10:5:5:0.6)。

检识:在醋酐蒸气中熏 15 min,140~160 ℃加热 30 min,紫外光灯 365 nm 下检视。

HPLC[3]

色谱柱:C18,5 μm(4.6 mm×250 mm)。

流动相:甲醇—四氢呋喃—水(25:10:65)。

流速:1.0 mL/min。

检测器:蒸发光散射检测器。

【药理活性】　降压、抗心肌缺血、保护神经等[4-6]。

【贮藏】　干燥、密闭。

【应用】

《广西壮族自治区壮药质量标准:第二卷(2011 年版)》[3]

薄层鉴别(TLC):银杏叶/盟银杏。

含量测定(HPLC):银杏叶/盟银杏。

参考文献

[1]楼凤昌,凌娅,唐于平,等.银杏萜内酯的分离、纯化和结构鉴定[J].中国天然药物,2004(1):11-15.

[2]杜安全,王先荣,周正华,等.银杏叶提取物中银杏内酯 A、B、C 和白果内酯的提取、分离和结构鉴定[J].江苏药学与临床研究,2011(3):1-10.

[3]广西壮族自治区食品药品监督管理局.广西壮族自治区壮药质量标准:第二卷(2011 年版)[M].南宁:广西科学技术出版社,2011.

[4]刘勇林,张成标,李保民,等.白果内酯对大鼠动脉血压影响的研究[J].陕西中医,2011(4):491-492.

[5]米娜.白果内酯经血小板活化因子受体实现对大鼠心脏的抗缺血效应[D].上海:复旦大学,2011.

[6]邹凯华.白果内酯:银杏叶制剂有效成分研究现状[J].上海医药,2008(8):365-367.

白藜芦醇
Resveratrol

【化学名】3,5,4′-三羟基-二苯乙烯(3,5,4′-trihydroxy-stlbene)。

【别名】芪三酚。

【CAS 号】501-36-0。

【结构式】

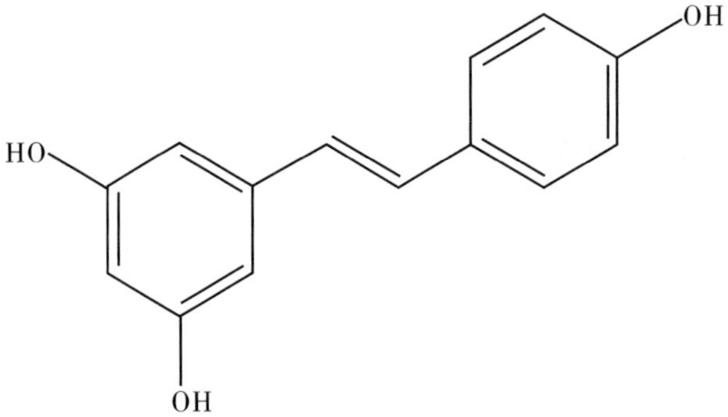

【分子式】$C_{14}H_{12}O_3$。

【相对分子质量】228.25。

【主要来源】蓼科植物虎杖(*Polygonum cuspidatum* Sieb.et Zucc.),葡萄科植物翅茎白粉藤(*Cissus hexangularis* Thorel ex Planch.)。

【性状】白色针状结晶。难溶于水,易溶于乙醇、丙酮等。

【熔点】256~257 ℃。

【光谱】

UV λ_{max}^{EtOH}(nm):216,296[1]。

IR ν_{max}^{KCl}(cm^{-1}):3280(—OH),1610(芳环),1590(芳环),968(反式 CH=CH)[1]。

【波谱】

^{1}H-NMR (600 MHz,CD$_3$OD)δ:7.35(2H,d,*J*=8.1 Hz,H-2,6),6.96(1H,d,*J*=16.5 Hz,H-β),6.78(1H,d,*J*=16.5 Hz,H-α),6.76(2H,d,*J*=8.1 Hz,H-3′,5′),6.45(2H,s,H-2′,6′),6.16(1H,s,H-4)[2]。

^{13}C-NMR (150 MHz,CD$_3$OD)δ:102.6(C-4′),105.8(C-2′,6′),116.5(C-3,5),127.0(C-α),128.8(C-β),129.4(C-2,6),130.4(C-1),141.3(C-1′),158.3(C-4),159.6(C-3′,5′)[2]。

【质谱】

ESI-MS　m/z:229.1[M+H]$^{+[2]}$。

【色谱】

TLC[3,4]

薄层板:硅胶 G。

展开剂:三氯甲烷—乙酸乙酯—甲醇(6:4:0.2)。

检识:喷以 5%香草醛硫酸溶液,105 ℃加热至斑点显色清晰,日光下检视。

HPLC[3,4]

色谱柱:C18,10 μm(4.6 mm×250 mm)。

流动相:乙腈—水(25:75)。

流速:1.0 mL/min。

检测波长:306 nm。

【药理活性】　抗肿瘤、保护心血管系统、抗氧化、抗菌、抗病毒、保肝、抗炎、调节免疫[5-12]等。

【贮藏】　低温(2~10 ℃)。

【应用】

(1)《广西壮族自治区壮药质量标准:第二卷(2011 年版)》[3]

薄层鉴别(TLC):六方藤/勾弄林。

含量测定(HPLC):六方藤/六方钻(落帮准)。

(2)《广西壮族自治区瑶药材质量标准:第一卷(2014 年版)》[4]

薄层鉴别(TLC):六方藤/六方钻(落帮准)。

含量测定(HPLC):六方藤/六方钻(落帮准)。

参考文献

[1]王燕芳,张昌桂,姚瑞茹,等.爬山虎化学成分的研究[J].药学学报,1982(6):466-469.

[2]翟晓晓,钟国跃,姚鹏程,等.波罗蜜根酚性化学成分研究[J].中草药,2016(22):3959-3964.

[3]广西壮族自治区食品药品监督管理局.广西壮族自治区壮药质量标准:第二卷(2011 年版)[M].南宁:广西科学技术出版社,2011.

[4]广西壮族自治区食品药品监督管理局.广西壮族自治区瑶药材质量标准:第一卷(2014 年版)[M].南宁:广西科学技术出版社,2014.

[5]HOLME A L,PERVAIZ S.Resveratrol in cell fate decisions[J].Journal of Bioenergetics and Biomembranes,2007(1):59-63.

[6]NADERALI E K,DOYLE P J,WILLIAMS G.Resveratrol induces vasorelaxation of mesenteric and uterine arteries from female guinea-pigs[J].Clinical Science,2000(5):537-543.

[7]JEFREMOV V,ZILMER M,ZILMER K,et al.Antioxidative effects of plant polyphenols:from protection of

G protein signaling to prevention of age-related pathologies[J].Annals of the New York Academy of Ences, 2007(1):449-457.

[8]EVERS D L,WANG X,HUONG S M,et al.3,4′,5-Trihydroxy-*trans*-stilbene (resveratrol) inhibits human cytomegalovirus replication and virus-induced cellular signaling[J].Antiviral Research,2004(2):85-95.

[9]WANG W B,LAI H C,HSUEH P R,et al.Inhibition of swarming and virulence factor expression in Proteus mirabilis by resveratrol[J].Journal of Medical Microbiology,2006(10):1313-1321.

[10]欧阳昌汉,范巧,吴基良.白藜芦醇对雌性小鼠化学性肝损伤的保护作用[J].时珍国医国药,2006(5):760-762.

[11]TUNG B T,RODRIGUEZ-BIES E,TALERO E,et al.Anti-inflammatory effect of resveratrol in old mice liver[J].Experimental Gerontology,2015:1-7.

[12]FENG Y H,ZHOU W L,WU Q L,et al.Low dose of resveratrol enhanced immune response of mice[J].Acta pharmacologica Sinica,2002(10):893-897.

瓜子金皂苷己
Polygalasaponin F

【化学名】（3-O-β-D-吡喃葡萄糖基巴约甙元-28-O-[β-D-吡喃木糖基（1→4）-α-L-鼠李吡喃糖基（1→2）-β-D-吡喃葡萄糖基]酯{3-O-β-D-glucopyranosyl bayogenin-28-O-[β-D-xylopyranosyl（1→4）-α-L-rhamnopyranosyl（1→2）-β-D-glucopyranosyl]ester}。

【别名】瓜子金皂苷B。

【CAS号】882664-74-6。

【结构式】

【分子式】$C_{53}H_{86}O_{23}$。

【相对分子质量】1091.24。

【主要来源】远志科植物瓜子金（*Polygala japonica* Houtt.）。

【性状】白色粉末。溶于水、甲醇，不溶于石油醚、三氯甲烷。

【熔点】232~233℃。

【光谱】

IR $\nu_{max}^{KBr}（cm^{-1}）$：3421，2932，1733，1652，1076，1043[1]。

【波谱】

^{1}H-NMR （500 MHz，Pyridine-d_5）δ：2.26（1H，dd，*J*=13.0，2.0 Hz，H-1），4.80（1H，m，H-2），4.32（1H，s，H-3），1.80（1H，s，H-5），1.96（1H，m，H-6），1.87（1H，s，H-7），1.74（1H，s，H-9），2.15（1H，s，H-11），5.46（1H，t，H-12），2.12（1H，m，H-15），2.11（1H，s，H-16），3.11（1H，dd，*J*=13.0，3.0 Hz，H-18），1.73（1H，m，H-19），1.30（1H，s，H-21），1.76（1H，s，H-22），3.73（1H，d，*J*=10.0 Hz，H-23），1.32（3H，s，H-24），1.55（3H，s，H-25），1.16（3H，s，H-26），1.22（3H，s，H-27），0.83（3H，s，H-29），0.81（3H，s，H-30），5.15（1H，d，*J*=

7.0 Hz,H-glu-1′),4.02(1H,t,J=8.0 Hz,H-glu-2′),4.17(1H,s,H-glu-3′),4.23(1H,s,H-glu-4′),3.89(1H,m,H-glu-5′),4.46(1H,dd,J=11.0,2.0 Hz,H-glu-6′),6.20(1H,d,J=8.0 Hz,H-glu-1″),4.39(1H,s,H-glu-2″),4.28(1H,s,H-glu-3″),4.30(1H,s,H-glu-4″),3.96(1H,m,H-glu-5″),4.39(1H,s,H-glu-6″),6.50(1H,d,J=1.0 Hz,H-rha-1‴),4.85(1H,m,H-rha-2‴),4.73(1H,dd,J=13.0,3.0 Hz,H-rha-3‴),4.37(1H,s,H-rha-4‴),4.53(1H,m,H-rha-5‴),1.83(3H,d,J=6.0 Hz,H-rha-6‴),5.06(1H,d,J=8.0 Hz,H-xyl-1⁗),4.09(1H,m,H-xyl-2⁗),4.09(1H,dd,H-xyl-3⁗),4.19(1H,m,H-xyl-4⁗),3.54(1H,t,J=11.0 Hz,H-xyl-5⁗)[2]。

¹³C-NMR （125 MHz,Pyridine-d_5）δ:43.9(C-1),70.2(C-2),82.7(C-3),42.1(C-4),47.5(C-5),17.8(C-6),31.9(C-7),39.7(C-8),48.2(C-9),36.6(C-10),23.7(C-11),122.5(C-12),143.8(C-13),42.4(C-14),28.2(C-15),23.0(C-16),46.8(C-17),41.6(C-18),46.0(C-19),30.3(C-20),33.6(C-21),32.8(C-22),14.7(C-23),14.7(C-24),17.0(C-25),17.2(C-26),25.6(C-27),176.1(C-28),32.7(C-29),23.3(C-30),105.3(glu C-1′),75.1(glu C-2′),78.2(glu C-3′),71.2(glu C-4′),77.9(glu C-5′),62.3(glu C-6′),94.3(glu C-1″),76.2(glu C-2″),79.2(glu C-3″),70.9(glu C-4″),78.5(glu C-5″),61.7(glu C-6″),101.1(rha C-1‴),71.5(rha C-2‴),72.3(rha C-3‴),85.2(rha C-4‴),67.9(rha C-5‴),18.2(rha C-6‴),107.4(xyl C-1⁗),75.9(xyl C-2⁗),78.4(xyl C-3⁗),70.6(xyl C-4⁗),67.1(xyl C-5⁗)[2]。

【质谱】

ESI-MS m/z:1113[M+Na]⁺,1129[M+K]⁺[2]。

【色谱】

TLC[2]

薄层板:硅胶 G。

展开剂:正丁醇—乙酸—水(4∶1∶5)的上层溶液。

检识:喷以 10% 硫酸乙醇溶液,105 ℃加热至斑点显色清晰,日光下检视。

HPLC[2]

色谱柱:C18,10 μm(4.6 mm×250 mm)。

流动相:乙腈—水(30∶70)。

流速:1.0 mL/min。

检测器:蒸发光散射检测器。

【药理活性】 抗炎、改善学习记忆障碍、保护神经细胞[4]等。

【贮藏】 2~8 ℃,避光。

【应用】

《广西壮族自治区瑶药材质量标准:第一卷(2014 年版)》[3]

薄层鉴别(TLC):瓜子金/小金不换(小甘烈路)。

含量测定(HPLC/GC):瓜子金/小金不换(小甘烈路)。

参考文献

[1]LI T Z,ZHANG W D,YANG G J,et al.Saponins from *Polygala japonica* and their effects on a forced Swimming test in mice[J].Journal of Natural Products,2006(4):591-594.

[2]李廷钊.瓜子金中抗抑郁活性成分的研究及糙叶败酱活性成分的研究[D].上海:第二军医大学,2005.

[3]广西壮族自治区食品药品监督管理局.广西壮族自治区瑶药材质量标准:第一卷(2014年版)[M].南宁:广西科学技术出版社,2014.

[4]石瑞丽.瓜子金皂苷己抑制神经细胞缺血再灌注损伤及抗神经炎症作用的体外研究[D].呼和浩特:内蒙古农业大学,2013.

瓜氨酸
Citrulline

【化学名】2-氨基-5-脲基戊酸(2-amino-5-ureidopentanoic acid)。

【别名】氨基甲酰鸟氨酸、脲氨基戊酸、L-瓜氨酸等。

【CAS 号】372-75-8。

【结构式】

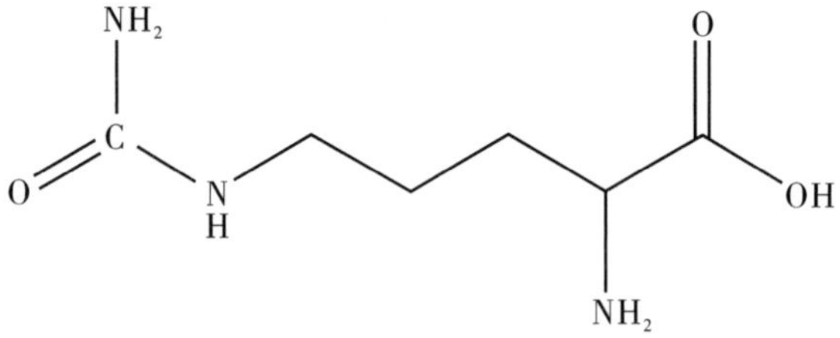

【分子式】$C_6H_{13}N_3O_3$。

【相对分子质量】175.19。

【主要来源】葫芦科植物栝楼(*Trichosanthes kirilowii* Maxim.)、中华栝楼(*Trichosanthes rosthornii* Herms)。

【性状】白色结晶。易溶于水,微溶于醇,不溶于醚。

【熔点】222 ℃。

【光谱】

IR $\nu_{max}^{KBr}(cm^{-1})$:3361,3334,3186,3047,2954,1674,1637,1608[1]。

【波谱】

^{1}H-NMR (400 MHz, D_2O)δ:1.53~1.65(2H,m,H-3),1.72~1.95(2H,m,H-2),3.15(2H,t,*J*=6.3 Hz,H-4),3.76(1H,t,*J*=6.5 Hz,H-1)[1]。

^{13}C-NMR (25 MHz, D_2O)δ:175.4(C-1),55.3(C-2),28.6(C-3),25.8(C-4),40.1(C-5),162.3(C-6)[2]。

【质谱】

ESI-MS m/z:176.2[M+H]$^+$,70.2[3]。

【色谱】

TLC[4]

薄层板:硅胶 G。

展开剂:正丁醇—无水乙醇—冰乙酸—水(8:2:2:3)。

检识:喷以茚三酮试液,105 ℃加热至斑点显色清晰,日光下检视。

HPLC[3]

色谱柱:Ultimate AQ-C18,3 μm(4.6 mm×100 mm)。

流动相:乙腈—0.1%甲酸溶液(5:95)。

流速:0.3 mL/min。

检测器:质谱检测器。

【**药理活性**】 抗衰老、增强免疫力、补充营养[5,6]等。

【**贮藏**】 2~8 ℃,防潮、避光。

【**应用**】

《广西壮族自治区壮药质量标准:第二卷(2011 年版)》[4]

薄层鉴别(TLC):天花粉/壤补龙。

参考文献

[1]刘玲,张昌生,张玲,等.*L*-瓜氨酸的合成[J].中国医药工业杂志,2014(8):717-718.

[2]AIST.https://sdbs.db.aist.go.jp/sdbs/cgi-bin/landingpage? sdbsno=1974[DB/OL].SDBS,1999-03-31.

[3]陈阿虹,刘杰,许文,等.RRLC-MS/MS 法测定栝楼桂枝颗粒中 γ-氨基丁酸和瓜氨酸含量[J].福建中医药,2015(4):43-45.

[4]广西壮族自治区食品药品监督管理局.广西壮族自治区壮药质量标准:第二卷(2011 年版)[M].南宁:广西科学技术出版社,2011.

[5]SUREDA A,CORDOVA A,FERRER M D,et al.Effects of *L*-citrullineoral supplementation on polymorphonuclear neutrophils oxidativeburst and ntric oxide production after exercise[J].Free Radical Research,2009(9):828-835.

[6]莫纳德 C,乔丹 M,沃尔兰德 S,等.瓜氨酸用于治疗营养缺乏状况的用途:800424825[P].2009-12-16.

芒果苷
Mangiferin

【化学名】2-β-D-吡喃葡萄糖基-1,3,6,7-四羟基-9H-氧杂蒽-9-酮(2-β-D-glucopyrano-syl-1,3,6,7-tetrahydroxy-9H-xanthen-9-one)。

【别名】芒果素、芒果甙。

【CAS 号】4773-96-0。

【结构式】

【分子式】$C_{19}H_{18}O_{11}$。

【相对分子质量】422.33。

【主要来源】漆树科植物杧果(*Mangifera indica* L.),百合科植物知母(*Anemarrhena asphodeloides* Bunge.),鸢尾科植物射干(*Belamcanda chinensis* L.DC.)。

【性状】淡灰黄色针状结晶。略溶于甲醇、乙醇、水,可溶于热稀甲醇、热稀乙醇,不溶于非极性溶剂。

【熔点】271~273 ℃。

【光谱】

UV　λ_{max}^{MeOH}(nm):241,258,316,366[1]。

IR　ν_{max}^{KBr}(cm^{-1}):3350,3180(—OH),1649(C=O),1622(共轭C=C),1591,1565,1496(—Ar)[1]。

【波谱】

^{1}H-NMR　(400 MHz,DMSO-d_6)　δ:14.57(1H,s,OH),12.39(2H,br.s,OH),8.09(1H,s,H-8),7.16(1H,s,H-5),6.61(1H,s,H-4),5.85(1H,d,J=9.5 Hz,H-1),5.50~4.71(4H,m,2~4,6-OH),4.57~4.18(6H,m,H-2~6)[2]。

^{13}C-NMR　(100 MHz,DMSO-d_6)　δ:180.4(C-9),165.3(C-3),163.3(C-1),157.6(C-4a),156.1(C-6),152.1(C-10a),145.5(C-7),113.2(C-8a),109.3(C-8),108.9(C-2),103.4(C-5),102.9(C-9a),94.3(C-4),83.0(C-5′),80.7(C-3′),75.6(C-1′),72.9(C-4′),72.1(C-2′),62.9(C-6′)[2]。

【质谱】

EI-MS m/z:421[M-H]$^{-[2]}$。

【色谱】

TLC[3]

薄层板:硅胶 G。

展开剂:乙醇—水(1:1)。

检识:紫外光灯 365 nm 下检视。

HPLC[3]

色谱柱:C18,5 μm(4.6 mm×250 mm)。

流动相:乙腈—0.1%磷酸溶液(13:87)。

流速:1.0 mL/min。

检测波长:318 nm。

【药理活性】 抗肿瘤、降血糖、抗炎[4-6]等。

【贮藏】 干燥、密闭。

【应用】

《广西壮族自治区壮药质量标准:第二卷(2011 年版)》[3]

薄层鉴别(TLC):光石韦/棵盟泯;扁桃叶/盟芒开。

含量测定(HPLC):光石韦/棵盟泯;扁桃叶/盟芒开。

参考文献

[1]韦松,杨小良,赵卫峰,等.扁桃树皮化学成分研究[J].中成药,2008(9):1399-1400.

[2]谢国勇,陈雨洁,温锐,等.德国鸢尾化学成分研究[J].中国中药杂志,2014(5):846-850.

[3]广西壮族自治区食品药品监督管理局.广西壮族自治区壮药质量标准:第二卷(2011 年版)[M].南宁:广西科学技术出版社,2011.

[4]姚奕斌,彭志刚,刘振芳,等.芒果苷对白血病 HL-60 细胞周期及 CDC2/CyclinB1 表达的影响[J].中药材,2010(1):81-85.

[5]王晓波,徐英,梁小红,等.芒果苷对胰岛素抵抗改善作用[J].中国公共卫生,2014(7):909-911.

[6]卫智权,阎莉,邓家刚,等.芒果苷对脂多糖诱导慢性炎症中环氧合酶/脂氧合酶的双重抑制作用[J].中国新药杂志,2012(6):670-674.

芒柄花素
Formononetin

【化学名】7-羟基-4′-甲氧基异黄酮(7-hydroxy-4′-methoxyisoflavone)。

【别名】芒柄花黄素、刺芒柄花素、生原禅宁 B 等。

【CAS 号】485-72-3。

【结构式】

【分子式】$C_{16}H_{12}O_4$。

【相对分子质量】268.26。

【主要来源】豆科植物红芒柄花(*Ononis spinosa*)。

【性状】白色细针状结晶。溶于甲醇、乙醇、丙酮。

【熔点】255~256 ℃。

【光谱】

UV λ_{max}^{MeOH}(nm):302,249[1]。

IR ν_{max}^{KBr}(cm^{-1}):3129(—OH),1635(C=O),1608,1569,1513(—Ar),887,809[1]。

【波谱】

^{1}H-NMR (500 MHz,DMSO-d_6)δ:10.83(1H,s,7-OH),8.33(1H,s,H-2),7.95(1H, d,J=8.5 Hz,H-5),7.49(2H,d,J=8.5 Hz,H-2′,6′),6.98(2H,d,J=8.5 Hz,H-3′,5′),6.93 (1H,dd,J=8.5,2.0 Hz,H-6),6.86(1H,d,J=2.0 Hz,H-8),3.77 (3H,s,OCH$_3$)[2]。

^{13}C-NMR (125 MHz,DMSO-d_6)δ:153.4(C-2),123.4(C-3),174.7(C-4),127.0(C-5),115.6(C-6),161.7(C-7),103.4(C-8),159.2(C-9),118.3(C-10),124.5(C-1′), 130.9(C-2′,6′),114.3(C-3′,5′),160.7(C-4′),55.4(OCH$_3$)[2]。

【质谱】

EI-MS m/z:269[M+H]$^+$[2]。

【色谱】

TLC[3]

薄层板:硅胶 G。

展开剂:三氯甲烷—甲醇(20:1)。

检识:紫外光灯 254 nm 下检视。

HPLC[4]

色谱柱:Agilent Epclipse plus C18,5 μm(4.6 mm×250 mm)。

流动相:乙腈—水(33∶67)。

流速:1.0 mL/min。

检测波长:248 nm。

【**药理活性**】 抗菌、抗骨质疏松[4]等。

【**贮藏**】 干燥、密闭。

【**应用**】

(1)《广西壮族自治区壮药质量标准:第二卷(2011 年版)》[3]

薄层鉴别(TLC):鸡血藤／勾勒给。

(2)《广西壮族自治区瑶药材质量标准:第一卷(2014 年版)》[5]

薄层鉴别(TLC):鸡血藤／九层风(坐掌崩)。

参考文献

[1]黄胜阳,屠鹏飞.红车轴草异黄酮化合物的分离鉴定[J].北京大学学报(自然科学版),2004(4):544 – 549.

[2]陈筱清,王萌,张欣,等.薯草化学成分研究[J].中国中药杂志,2015(7):1330 – 1333.

[3]广西壮族自治区食品药品监督管理局.广西壮族自治区壮药质量标准:第二卷(2011 年版)[M].南宁:广西科学技术出版社,2011.

[4]郭希庆.鸡血藤糖浆中芒柄花素含量的高效液相色谱法测定[J].时珍国医国药,2013(11):2657 – 2658.

[5]广西壮族自治区食品药品监督管理局.广西壮族自治区瑶药材质量标准:第一卷(2014 年版)[M].南宁:广西科学技术出版社,2014.

西瑞香素
Daphnoretin

【化学名】7-羟基-6-甲氧基-3-[（2-氧-2H-1-苯并吡喃-7-基）氧基]-2H-1-苯并吡喃-2-酮{7-hydroxy-6-methoxy-3-[（2-oxo-2H-1-benzopyran-7-yl）oxy]-2H-1-benzopyran-2-one}。

【别名】Thymelol。

【CAS 号】2034-69-7。

【结构式】

【分子式】$C_{19}H_{12}O_7$。

【相对分子质量】352.29。

【主要来源】瑞香科植物了哥王[*Wikstroemia indica*（L.）C.A.Mey.]。

【性状】黄色粉末。溶于甲醇、乙醇、乙酸乙酯,微溶于石油醚,不溶于水。

【熔点】245~246 ℃。

【光谱】

UV　λ_{max}^{MeOH}（nm）:228(4.19),264(3.95),325(4.23),342(4.27)[1]。

IR　ν_{max}^{KBr}（cm^{-1}）:3410,1720,1615,1501,1275,1150,1130,1020,910,840[1]。

【波谱】

^{1}**H-NMR**　（500 MHz, CDCl$_3$）δ: 6.33（1H, d, J=9.6 Hz, H-3′）, 7.67（1H, d, J=9.6 Hz, H-4′）,7.46(1H,d,J=8.5 Hz,H-5′),7.00(1H,dd,J=8.5,2.1 Hz,H-6′),6.96(1H,d,J=2.1 Hz,H-8′),7.42(1H,s,H-4),6.98(1H,s,H-5),6.84(1H,s,H-8),6.15(1H,s,7-OH),3.97(3H,s,6-OCH$_3$)[1]。

^{13}**C-NMR**　（125 MHz, CDCl$_3$）δ: 160.5（C-2）, 129.3（C-3）, 144.6（C-4）, 147.8（C-5）,137.4(C-6),155.5(C-7),114.9(C-8),149.1(C-9),107.2(C-10),160.5(C-2′),113.9(C-3′),143.6（C-4′）,114.8（C-5′）,110.8（C-6′）,129.1（C-7′）,104.9（C-8′）,159.5（C-9′）,103.2（C-10′）,56.5(6-OCH$_3$)[1]。

【质谱】

ESI-MSm/z:353. 0[M+H]$^+$,374. 9[M+Na]$^{+[1]}$,351. 1[M-H]$^-$。

【色谱】

TLC[2]

薄层板:硅胶 G。

展开剂:甲苯—乙酸乙酯—甲酸(5∶4∶1)。

检识:紫外光灯 365 nm 下检视。

HPLC[2]

色谱柱:Alltima C18,5 μm(4. 6 mm×250 mm)。

流动相:甲醇—0. 1%磷酸(52∶48)。

流速:1. 0 mL/min。

检测波长:345 nm。

【药理活性】 抗肿瘤[3]、抗炎抑菌[4]、抗病毒[5]、调节心血管[6]等。

【贮藏】 室温、干燥。

【应用】

《广西壮族自治区瑶药材质量标准:第一卷(2014 年版)》[7]

薄层鉴别(TLC):毛瑞香/暖骨风(公迸崩)。

参考文献

[1]陈定双,黄运东,王定勇.了哥王茎皮化学成分研究[J].亚热带植物科学,2008(4):26-28.

[2]王建科,李玮,郭建民,等.汗渍法炮制了哥王饮片的质量标准研究[J].中药材,2011(12):1848-1850.

[3]颜红,夏新华,王挥,等.西瑞香素对人肝癌 HepG2 细胞增殖、凋亡及细胞周期的影响[J].湖南中医药大学学报,2013(9):41-43.

[4]张立,喻文进,刘慧琼,等.西瑞香素抗炎抑菌作用的初步实验研究[J].中医药导报,2012(6):72-73.

[5]俞媚华,侯爱君.狼毒大戟抗乙肝病毒活性成分的研究[J].中国中药杂志,2010(22):3002-3006.

[6]张国民,齐赤虹.西瑞香素的心脏效应[J].中国中药杂志,1993(12):751-752.

[7]广西壮族自治区食品药品监督管理局.广西壮族自治区瑶药材质量标准:第一卷(2014 年版)[M].南宁:广西科学技术出版社,2014.

百两金皂苷 A
Ardisiacrispin A

【化学名】3β-O-〔β-O-D-木吡喃酯-(1→2)-O-β-D-吡喃葡糖酯-(1→4)-〔O-β-D-吡喃葡糖酯-(1→2)〕-α-L-阿拉伯吡喃葡糖酯〕-16α-羟基-13β,28-环氧齐墩果-30-醛{3β-O-〔β-O-D-xylopyranosyl-(1→2)-O-β-D-glucopyranosyl-(1→4)-〔O-β-D-glucopyranosyl-(1→2)〕-α-L-arabinopyranosyl〕-16α-hydroxy-13β,28-epoxy olean-30-al}。

【别名】百两金素 A。

【CAS 号】23643-61-0。

【结构式】

【分子式】$C_{52}H_{84}O_{22}$。

【相对分子质量】1061.21。

【主要来源】紫金牛科植物百两金〔*Ardisiacrispa*(Thunb.) A. DC.〕、朱砂根(*Ardisia crenata* Sims)。

【性状】白色针状结晶。易溶于甲醇,难溶于三氯甲烷。

【熔点】232~233 ℃。

【光谱】

UV λ_{max}^{MeOH}(nm):230 nm 以下的末端吸收[1]。

IR ν_{max}^{KBr}(cm^{-1}):3450(—OH),1710(C=O)[1]。

【波谱】

^{1}H-NMR (400 MHz,Pyridine-d_5)δ:5.48〔1H,d,J=7.6 Hz,H-glu(terminal)1〕,4.99

［1H,d,J=7.6 Hz,H-glu(inner)1］,4.92（1H,d,J=6.4 Hz,H-xyl 1）,4.79（1H,d,J=5.6 Hz, H-ara 1）,9.62（1H,s,H-30）,1.54（3H,s,CH_3-27）,1.28（3H,s,CH_3-26）,1.21（3H,s, CH_3-23）,1.08（3H,s,CH_3-24）,1.01（3H,s,CH_3-29）,0.83（3H,s,CH_3-25）[2]。

^{13}C-NMR （400 MHz,Pyridine-d_5）δ:105.0［CH,C-glu(terminal)1］,104.2［CH,C-glu(inner)1］,107.8（CH,C-xyl 1）,104.7（CH,C-ara 1）,207.6（CHO,C-30）,16.7（CH_3, C-23）,28.2（CH_3,C-24）,16.2（CH_3,C-25）,18.6（CH_3,C-26）,19.8（CH_3,C-27）,24.2 （CH_3,C-29）[2]。

【质谱】

FAB-MS m/z:1098［M+K］$^+$,1083［M+Na］$^{+[2]}$。

【色谱】

TLC[3]

薄层板:硅胶 H。

展开剂:正丁醇—冰乙酸—水（3∶1∶1）。

检识:喷以 10％硫酸乙醇溶液,105 ℃加热至斑点显色清晰,日光下和紫外光灯 365 nm 下检视。

HPLC[4]

色谱柱:Kromasil C18 100A,5 μm（4.6 mm×250 mm）。

流动相:甲醇—水（梯度洗脱）。

流速:0.8 mL/min。

检测器:蒸发光散射检测器。

【药理活性】 抗肿瘤、抗炎、收缩子宫、抗真菌[2,5,6]等。

【贮藏】 2~8 ℃,避光。

【应用】

《广西壮族自治区瑶药材质量标准:第一卷（2014 年版）》[3]

薄层鉴别（TLC）:百两金/竹叶风（老农崩）。

参考文献

［1］JANSAKUL C,BAUMANN H,KENNE L,et al.Ardisiacrispin A and B,two utero-contracting saponins from *Ardisia crispa* ［J］.Planta Medica,1987(5):405−409.

［2］蔡佳伸.朱砂根和树豆叶的化学成分及抗肿瘤作用研究［D］.广州:广州中医药大学,2012.

［3］广西壮族自治区食品药品监督管理局.广西壮族自治区瑶药材质量标准:第一卷（2014 年版）［M］.南宁:广西科学技术出版社,2014.

［4］侯金玲,黄瑞松,蒋秋香,等.HPLC-ESLD 测定瑶药竹叶风中岩白菜素和百两金皂苷 A 含量的方法研究［J］.广西医科大学学报,2014(1):50−54.

［5］DALL'ACQUA S,CASTAGLIUOLO I,BRUN P,et al. Triterpene glycosides with in vitro anti-inflammatory activity from *Cyclamen repandum* tubers[J].Carbohydrate Research,2010(5):709 – 714.

[6]CALIS T,SATANA M E,YURUKER A,et al. Triterpene saponins from *Cyclamen mirabile* and their biological activities[J].Journal of Natural Products,1997(3):315 – 318.

灰毡毛忍冬皂苷乙
Macranthoidin B

【化学名】3-O-β-D-吡喃葡萄糖-(1→4)-β-D-吡喃葡萄糖-(1→3)-α-L-吡喃鼠李糖-(1→2)-α-L-吡喃阿拉伯糖基-28-O-β-D-吡喃葡萄糖-(1→6)-β-D-吡喃葡萄糖基-常春藤皂苷[3-O-β-D-glucopyranosyl-(1→4)-β-D-glucopyranosyl-(1→3)-α-L-rahmnopyranosyl-(1→2)-α-L-arabinopyranosyl-28-O-β-D-glucopyranosyl-(1→6)-β-D-glucopyranosylivy-saponin]。

【别名】灰毡毛忍冬皂苷 B。

【CAS 号】136849-88-2。

【结构式】

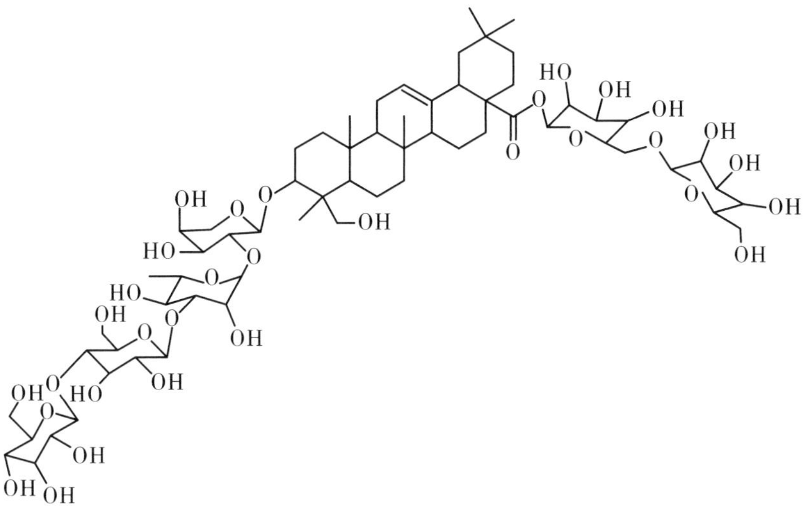

【分子式】$C_{65}H_{106}O_{32}$。

【相对分子质量】1399.52。

【主要来源】忍冬科植物华南忍冬[*Lioncera confuse*（Sweet）DC.]、灰毡毛忍冬（*Lonicera macranthoides* Hand.Mazz.）、红腺忍冬（*Lonicera hypoglauca* Miq.）等。

【性状】白色粉末。易溶于甲醇、水。

【熔点】232~234 ℃。

【光谱】

IR $\nu_{max}^{KBr}(cm^{-1})$：3400（—OH），1730（C=O），1640（C=C），1070~1030（—C—O）[1]。

【波谱】

¹H-NMR （400 MHz，DMSO-d_6）δ：0.82（1H，m，H-1a），1.48（1H，m，H-1b），1.60（1H，m，H-2a），1.71（1H，m，H-2b），3.50（1H，m，H-3），1.18（1H，m，H-5），1.18（1H，m，

H-6a),1. 36(1H,m,H-6b),1. 18(1H,m,H-7a),1. 48(1H,m,H-7b),1. 48(1H,m,H-9),1. 80(1H,m,H-11),5. 17(1H,t,J=4. 0 Hz,H-12),0. 95(1H,m,H-15a),1. 71(1H,m,H-15b),1. 60(1H,m,H-16a),1. 95(1H,m,H-16b),2. 74(1H,dd,J=3. 2,13. 2 Hz,H-18),1. 09(1H,m,H-19a),1. 60(1H,m,H-19b),1. 18(1H,m,H-21a),1. 36(1H,m,H-21b),1. 48(1H,m,H-22),3. 10(1H,m,H-23a),3. 33(1H,m,H-23b),4. 42(1H,t,J=5. 2 Hz,OH-23),0. 57(1H,s,H-24),0. 87(1H,s,H-25),0. 68(1H,s,H-26),1. 09(1H,s,H-27),0. 87(1H,s,H-29),0. 87(1H,s,H-30),4. 32(1H,d,J=5. 2 Hz,H-1′),3. 50(1H,m,H-2′),3. 50(1H,m,H-3′),4. 65(1H,d,J=4. 4 Hz,OH-3′),3. 20(1H,m,H-4′),5. 03(1H,d,J=4. 8 Hz,OH-4′),3. 33(1H,m,H-5′a),3. 65(1H,m,H-5′b),5. 12(1H,br.s,H-1″),3. 93(1H,m,H-2″),4. 49(1H,d,J=4. 4 Hz,OH-2″),3. 65(1H,m,H-3″),3. 20(1H,m,H-4″),5. 02(1H,d,J=5. 2 Hz,OH-4″),3. 80(1H,m,H-5″),1. 10(1H,d,J=6. 4 Hz,OH-6″),4. 39(1H,d,J=7. 6 Hz,OH-1‴),3. 10(1H,m,H-2‴),5. 41(1H,d,J=3. 6 Hz,OH-2‴),3. 33(1H,m,H-3‴),4. 59(1H,d,J=4. 4 Hz,OH-3‴),3. 33(1H,m,H-4‴),3. 33(1H,m,H-5‴),3. 41(1H,m,H-6‴a),3. 65(1H,m,H-6‴b),4. 59(1H,m,OH-6‴),4. 26(1H,d,J=8. 0 Hz,H-1⁗),2. 97(1H,m,H-2⁗),5. 23(1H,d,J=5. 2 Hz,OH-2⁗),3. 20(1H,m,H-3⁗),4. 99(1H,d,J=5. 2 Hz,OH-3⁗),3. 41(1H,m,H-4⁗),4. 69(1H,d,J=6. 4 Hz,OH-4⁗),3. 33(1H,m,H-5⁗),3. 65(1H,m,H-6⁗),4. 42(1H,d,J=6. 0 Hz,OH-6⁗),5. 23(1H,d,J=7. 6 Hz,H-1⁗′),3. 10(1H,m,H-2⁗′),5. 18(1H,d,J=6. 0 Hz,OH-2⁗′),3. 20(1H,m,H-3⁗′),5. 08(1H,d,J=4. 0 Hz,OH-3⁗′),3. 65(1H,m,H-4⁗′),4. 59(1H,m,OH-4⁗′),3. 33(1H,m,H-5⁗′),3. 65(1H,m,H-6⁗′a),3. 93(1H,m,H-6⁗′b),4. 20(1H,d,J=7. 6 Hz,H-1⁗″),2. 97(1H,m,H-2⁗″),4. 78(1H,d,J=4. 8 Hz,OH-2⁗″),3. 10(1H,m,H-3⁗″),4. 89(1H,d,J=4. 4 Hz,OH-3⁗″),3. 04(1H,m,H-4⁗″),4. 87(1H,d,J=4. 0 Hz,OH-4⁗″),3. 04(1H,m,H-5⁗″),3. 65(1H,m,H-6⁗″),4. 43(1H,d,J=5. 6 Hz,OH-6⁗″)[2]。

¹³C-NMR　(100 MHz,DMSO-d_6)δ:38. 2(C-1),25. 3(C-2),79. 3(C-3),42. 2(C-4),46. 0(C-5),17. 0(C-6),31. 7(C-7),38. 8(C-8),47. 0(C-9),35. 8(C-10),22. 8(C-11),121. 6(C-12),143. 4(C-13),41. 2(C-14),27. 1(C-15),22. 4(C-16),45. 8(C-17),40. 6(C-18),45. 4(C-19),30. 2(C-20),33. 1(C-21),31. 5(C-22),62. 2(C-23),12. 9(C-24),15. 2(C-25),16. 6(C-26),25. 4(C-27),175. 1(C-28),32. 6(C-29),23. 3(C-30),103. 1(C-1′),73. 9(C-2′),73. 0(C-3′),69. 1(C-4′),64. 9(C-5′),99. 8(C-1″),69. 2(C-2″),81. 7(C-3″),73. 6(C-4″),67. 7(C-5″),17. 7(C-6″),104. 4(C-1‴),69. 9(C-2‴),74. 6(C-3‴),80. 2(C-4‴),76. 4(C-5‴),60. 8(C-6‴),103. 1(C-1⁗),73. 2(C-2⁗),76. 4(C-3⁗),70. 7(C-4⁗),74. 5(C-5⁗),60. 9(C-6⁗),93. 9(C-1⁗′),72. 1(C-2⁗′),76. 5(C-3⁗′),68. 1(C-4⁗′),76. 7(C-5⁗′),67. 6(C-6⁗′),102. 9(C-1⁗″),73. 4(C-2⁗″),76. 6(C-3⁗″),69. 8(C-4⁗″),76. 7(C-5⁗″),60. 2(C-6⁗″)[2]。

【质谱】

ESI-MS m/z:1421. 5[M+Na]⁺,1397. 6[M-H]⁻[3]。

【色谱】

TLC[4]

薄层板:硅胶 G。

展开剂:三氯甲烷—甲醇—水(6∶4∶1)。

检识:日光下检视。

HPLC[5]

色谱柱:C18,5 μm(4. 6 mm×250 mm)。

流动相:乙腈(A)—0. 4%磷酸溶液(B),梯度洗脱(0~10 min,11.5%~15%A;10~12 min,15%~29%A;12~18 min,29%~33%A;18~30 min,33%~45%A)。

流速:1. 0 mL/min。

检测方法:蒸发光散射检测器检测。

【药理活性】 抗肿瘤、保肝、免疫调节[6-8]等。

【贮藏】 干燥、密闭。

【应用】

《广西壮族自治区壮药质量标准:第二卷(2011 年版)》[5]

含量测定(HPLC):水银花/银花忍。

参考文献

[1]茅青,曹东,贾宪生.灰毡毛忍冬化学成分的研究[J].药学学报,1993(4):273-281.

[2]张海艳,陈玲,韩红园,等.灰毡毛忍冬皂苷乙的化学结构和波谱特征[J].河南科学,2020(1):51-56.

[3]姚彩云,缪剑华,蒲祖怡,等.水忍冬藤茎化学成分的研究[J].中草药,2014(17):2431-2436.

[4]国家药典委员会.中华人民共和国药典:2015 年版 一部[M].北京:中国医药科技出版社,2015:945.

[5]广西壮族自治区食品药品监督管理局.广西壮族自治区壮药质量标准:第二卷(2011 年版)[M].南宁:广西科学技术出版社,2011.

[6]WANG J,ZHAO X Z,QI Q,et al.Macranthoside B,a hederagenin saponin extracted from *Lonicera macranthoides* and its anti-tumor activities *in vitro* and *in vivo*[J].Food and Chemical Toxicology,2009(7):1716-1721.

[7]时京珍,陈秀芬,宛蕾.黄褐毛忍冬和灰毡毛忍冬几种成分对大、小鼠化学性肝损伤的保护作用[J].中国中药杂志,1999(6):363-364.

[8]OH S R,JUNG K Y,SON K H,et al.In vitro anticomplementaryactivity of hederagenin saponins isolated from roots of *Dipsacus asper*[J].Archives of Pharmacal Research,1999(3):317-319.

乔松素
Pinocembrin

【化学名】5,7-二羟基黄烷酮(5,7-dihydroxyflavanone)。

【别名】松属素、匹诺塞林。

【CAS 号】480-39-7。

【结构式】

【分子式】$C_{15}H_{12}O_4$。

【相对分子质量】256.25。

【主要来源】姜科植物草豆蔻(*Alpinia katsumadai* Hayata),松科植物瑞士五针松(*Pinus cembra* Linn),蔷薇科植物樱桃树[*Cerasuspseudocerasus* (Lindl.) G.Don]。

【性状】淡黄色粉末。易溶于甲醇。

【熔点】210~212℃。

【光谱】

UV $\lambda_{max}^{MeOH}(nm):289,325^{[1]}$。

IR $\nu_{max}^{KBr}(cm^{-1}):3600\sim2500(—OH),1630,1590(苯)^{[2]}$。

【波谱】

¹H-NMR (500 MHz,DMSO-d_6)δ:2.81(1H,dd,*J*=17.1,3.2 Hz,H-3β),3.20(1H,dd,*J*=17.1,12.3 Hz,H-3α),5.57(1H,dd,*J*=12.3,3.2 Hz,H-2),5.91(1H,d,*J*=1.5 Hz,H-6),5.94(1H,d,*J*=1.5 Hz,H-8),10.6(1H,s,7-OH),7.37~7.52(5H,m,B-ring-H)[1]。

¹³C-NMR (125 MHz,DMSO-d_6)δ:78.3(C-2),42.2(C-3),195.7(C-4),163.4(C-5),96.0(C-6),166.7(C-7),95.1(C-8),162.7(C-9),101.9(C-10),138.7(C-1′),126.5(C-2′),128.5(C-3′),128.5(C-4′),128.5(C-5′),126.5(C-6′)[1]。

【质谱】

EI-MS m/z:255[M-H]⁻,511[2M-H]⁻[3]。

【色谱】

TLC[4]

薄层板:硅胶 GF_{254} 预制板。

展开剂:甲苯—乙酸乙酯—甲醇(15:4:1)。

检识:喷以1%香草醛硫酸溶液,105 ℃加热至斑点显色清晰,日光及紫外光灯366 nm下检视。

HPLC[5]

色谱柱:C18。

流动相:甲醇(A)—水(B),梯度洗脱(0~20 min,60%A;20~21 min,60%~74%A;21~31 min,74%A;31~32 min,74%~80%A;32~42 min,80%A;42~45 min,80%~95%A)。

流速:1.0 mL/min。

检测波长:300 nm。

【药理活性】 抑制幽门螺旋杆菌、抗病毒、促进胃肠蠕动[6,7]。

【贮藏】 干燥、密闭。

【应用】

《广西壮族自治区壮药质量标准:第二卷(2011年版)》[5]

含量测定(HPLC):草豆蔻/芒卡。

参考文献

[1]付明,魏麟,余娟,等.扯根菜的化学成分研究[J].中国药学杂志,2013(22):1911-1914.

[2]张君增,方起程.山橿化学成分的研究[J].中草药,1994(11):565-568.

[3]祝永仙,李尚秀,赵升逵,等.高良姜的化学成分研究[J].云南民族大学学报(自然科学版),2013(4):239-241.

[4]李元圆,俞桂新,杨莉,等.草豆蔻药材质量控制方法研究[J].中国中药杂志,2010(16):2091-2094.

[5]广西壮族自治区食品药品监督管理局.广西壮族自治区壮药质量标准:第二卷(2011年版)[M].南宁:广西科学技术出版社,2011.

[6]李元圆,上官盈盈.UPLC-MS/MS快速鉴定乔松素在人肝微粒体中的代谢产物[J].中国现代应用药学,2012(2):159-163.

[7]段亚波,戚燕,姬政,等.松属素及其衍生物的合成与抗菌活性[J].中国药物化学杂志,2006(6):342-346.

华佗豆碱乙

Ipalbine

【化学名】［4-(1,2,3,5,8,8α-六氢-7-甲基-6-中氮茚基)苯基］-β-D-葡萄糖苷{［4-(1,2,3,5,8,8α-hexahydro-7-methyl-6-lndolizinyl)phenyl］-β-D-glucopyranoside}。

【别名】华佗豆乙碱。

【CAS 号】23544-46-9。

【结构式】

【分子式】$C_{21}H_{29}NO_6$。

【相对分子质量】391.46。

【主要来源】旋花科植物丁香茄(*Ipomoea turbinata* Lag.)。

【性状】白色粉末。易溶于乙醇。

【熔点】146~147℃。

【光谱】

UV $\lambda_{max}^{MeOH}(nm):206,235,280^{[1]}$。

IR $\nu_{max}^{KBr}(cm^{-1}):3370,1625^{[1]}$。

【波谱】

^{1}H-NMR (400 MHz,DMSO-d_6)δ:7.09(2H,d,J=8.4 Hz,H-2′,6′),6.99(2H,d,J=8.0 Hz,H-3′,5′),4.82(1H,d,J=7.6 Hz,H-1″),3.90(1H,br.s,H-5α),3.73(1H,m,H-3α),3.64(1H,d,J=11.6 Hz,H-6″α),3.02~3.49(8H,m,H-3,5,2″,3″,4″,5″,6″β,8α),3.41(1H,dd,J=11.6,5.6 Hz,H-6″β),3.30(1H,d,J=15.6 Hz,H-5β),1.63~2.54(6H,m,H-1,2,8),1.58(3H,s,7-CH$_3$)$^{[2]}$。

^{13}C-NMR (100 MHz,DMSO-d_6)δ:29.0(C-1),20.4(C-2),52.3(C-3),56.7(C-5),129.2(C-6),132.2(C-7),34.3(C-8),61.8(C-8α),126.3(C-1′),130.3(C-2′,6′),116.7(C-3′,5′),157.3(C-4′),100.9(C-1″),73.9(C-2″),77.7(C-3″),70.4(C-4″),77.3(C-5″),61.3(C-6″)$^{[2]}$。

【质谱】

ESI-MS　m/z:392[M+H]$^+$,230,188[3]。

【色谱】

TLC[4]

薄层板:硅胶 G。

展开剂:丙酮—三氯甲烷—甲醇—冰乙酸(5:2.5:7.5:0.1)。

检识:喷以改良碘化铋钾试液,日光下检视。

HPLC[4]

色谱柱:C18,5 μm(4.6 mm×250 mm)。

流动相:甲醇—0.025 mol/L 磷酸氢二钠+0.029 mol/L 三乙胺溶液(35:65)。

流速:1.0 mL/min。

检测波长:210 nm。

【药理活性】 止痛、抗炎、抗菌[5,6]等。

【贮藏】 干燥、密闭。

【应用】

(1)《广西壮族自治区壮药质量标准:第三卷(2018 年版)》[4]

薄层鉴别(TLC):丁香茄子/督跌打。

含量测定(HPLC):丁香茄子/督跌打。

(2)《广西壮族自治区瑶药材质量标准:第一卷(2014 年版)》[7]

薄层鉴别(TLC):丁香茄子/华佗豆(嘎扎逗)。

含量测定(HPLC):丁香茄子/华佗豆(嘎扎逗)。

参考文献

[1]KHALID I,DAN DICKO D K,MOUNKAILA G,et al.Nouveaux alcaloïdes indoliziniques isolés de ipomea alba[J].Journal of Natural Products,1987(2):152-156.

[2]邓普丽.天茄子指标成分分析及癌痛消颗粒的提取工艺优化[D].天津:天津大学,2015:14-17.

[3]王英明,李小娟,王英武,等.天茄子生物碱的研究[J].中草药,2002(2):17-19.

[4]广西壮族自治区食品药品监督管理局.广西壮族自治区壮药质量标准:第三卷(2018 年版)[M].南宁:广西科学技术出版社,2018.

[5]GUEVARA B Q,ROSALINDA C,SOLEVILLA Y B,et al.Prelim inary phytochem icalm icrobiological and pharmacological studies of *Calonyction muricatum* Linn[J].Acta Manil Ser(A)Nat Appl Sci,1978:20-35.

[6]卢汝梅,张宏建,赵红艳.天茄子不同提取部位止血作用研究[J].中国现代医药杂志,2011(11):26-28.

[7]广西壮族自治区食品药品监督管理局.广西壮族自治区瑶药材质量标准:第一卷(2014 年版)[M].南宁:广西科学技术出版社,2014.

华蟾酥毒基
Cinobufagin

【化学名】5β,20(22)-蟾蜍二烯羟酸内酯-3β,16β-二醇-14,15β-环氧-16-乙酸酯[5β,20(22)-bufadienolide-3β,16β-diol-14,15β-epoxy-16-acetate]。

【别名】华蟾毒精、华蟾蜍次毒、华蟾蜍精。

【CAS 号】470-37-1。

【结构式】

HO 结构式

【分子式】C$_{26}$H$_{34}$O$_6$。

【相对分子质量】442.54。

【主要来源】蟾蜍科动物中华大蟾蜍(*Bufo bufogararizans* Gantor)、黑眶蟾蜍(*Bufo Melanostictus* Schneider.)。

【性状】白色方晶。易溶于三氯甲烷。

【熔点】222~223 ℃。

【光谱】

UV λ_{max}^{MeOH}(nm):295,202[1]。

IR ν_{max}^{KBr}(cm^{-1}):3450,1740,1715,1630,1540,1040[2]。

【波谱】

^{1}H-NMR (400 MHz,CDCl$_3$)δ:7.92(1H,d,J=10.0 Hz,H-22),7.17(1H,s,H-21),6.21(1H,d,J=10.0 Hz,H-23),5.46(1H,d,J=9.2 Hz,H-16),4.15(1H,br.s,H-3),3.65(1H,s,H-15),2.80(1H,d,J=9.2 Hz,H-17),1.89(3H,s,H-26),0.99(3H,s,H-19),0.82(3H,s,H-18)[2]。

^{13}C-NMR (100 MHz,CD$_3$OD)δ:30.7(C-1),28.5(C-2),67.6(C-3),34.6(C-4),37.4(C-5),27.0(C-6),20.9(C-7),34.1(C-8),40.4(C-9),36.5(C-10),20.6(C-11),40.8(C-12),46.4(C-13),73.6(C-14),63.3(C-15),73.1(C-16),53.2(C-17),17.6(C-18),24.2(C-19),119.8(C-20),152.6(C-21),151.9(C-22),113.6(C-23),164.6(C-

24),170. 1(C-25),20. 5(C-26)[2]。

【质谱】

ESI-MS m/z:443[M+H]+[2]。

【色谱】

TLC[3]

薄层板:硅胶 G。

展开剂:环己烷—三氯甲烷—丙酮(4:3:1.5)。

检识:喷以 10%硫酸乙醇溶液,105 ℃加热 5 min,紫外光灯 365 nm 下检视。

HPLC[3]

色谱柱:C18,5 μm(4. 6 mm×250 mm)。

流动相:乙腈—0. 5%磷酸二氢钾溶液(40:60)。

流速:1. 0 mL/min。

检测波长:296 nm。

【药理活性】 抗肿瘤、抗炎、抗菌、抗辐射、麻醉止痛[4-7]等。

【贮藏】 干燥、密闭。

【应用】

《广西壮族自治区壮药质量标准:第二卷(2011 年版)》[3]

薄层鉴别(TLC):蟾蜍皮/能喷酬。

含量测定(HPLC):蟾蜍皮/能喷酬。

参考文献

[1]林瑞超,马双成.中药化学对照品应用手册[M].北京:化学工业出版社,2013:117-118.

[2]李维熙,孙辉,李茜,等.中华大蟾蜍皮化学成分的研究[J].中草药,2007(2):183-186.

[3]广西壮族自治区食品药品监督管理局.广西壮族自治区壮药质量标准:第二卷(2011 年版)[M].南宁:广西科学技术出版社,2011.

[4]王鹏,吴军,李敏,等.华蟾毒精抑制 HeLa 细胞增殖作用机制的探讨[J].中华肿瘤杂志,2005(12):717-720.

[5]危晓莉,汪晓莺,汤伟.华蟾素对正常人外周血来源树突状细胞的影响[J].南通大学学报(医学版),2007(2):98-100.

[6]STOILOV L M,MULLENDERS L H F,DARROUDI F,et al. Adaptive response to DNA and chromosomal damage induced by X-rays in human blood lymphocytes[J].Mutagenesis,2007(2):117-122.

[7]李景苏,蔡长春,成西霞.华蟾素药理研究及临床应用[J].中华临床医药杂志,2002(8):64-65.

冰片

Borneol

【化学名】 内-1,7,7-三甲基-双环［2.2.1］庚-2-醇（endo-1,7,7-trimethyl-bicyclo［2.2.1］heptan-2-ol）。

【别名】 片脑、龙脑香、梅花冰片等。

【CAS 号】 507-70-0。

【结构式】

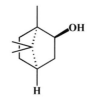

【分子式】 $C_{10}H_{18}O$。

【相对分子质量】 154.25。

【主要来源】 菊科艾纳香［*Blumea balsamifera*（L.）DC.］。

【性状】 白色、半透明结晶。有樟脑和松木香气。

【熔点】 206~208 ℃

【光谱】

UV λ_{max}^{MeOH}（nm）：470[1]。

IR ν_{max}^{KBr}（cm^{-1}）：3354,2945,2872,2723,1733,1454,1387,1109,1055。

【波谱】

^{1}H-NMR （400 MHz,CDCl$_3$） δ：4.01（1H,m）,2.25~2.28（1H,m）,1.87~1.89（1H,m）,1.72~1.74（1H,m）,1.61~1.62（1H,m）,1.38（1H,s）,1.24~1.26（1H,m）,1.21~1.22（1H,m）,0.92~0.95（1H,m）,0.87（3H,s）,0.86（3H,s）,0.85（3H,s）[2]。

^{13}C-NMR （100 MHz,CDCl$_3$） δ：77.4（C-2）,49.5（C-1）,48.0（C-7）,45.1（C-3）,39.0（C-4）,28.3（C-5）,25.9（C-6）,20.2（C-8）,18.7（C-9）,13.3（C-10）[2]。

【质谱】

EI-MS m/z：154［M］$^+$,121,95,55[3,4]。

【色谱】

TLC[5]

薄层板：硅胶 G。

展开剂：石油醚(60~90 ℃)—乙酸乙酯(9∶1)。

检识:喷以 1%香草醛硫酸溶液,105 ℃加热至斑点显色清晰,日光下检视。

GC[6]

色谱柱:Agilent DB-FFAP,0.25 μm(0.320 mm×30 m)。

柱温:120 ℃。

柱流量:1.0 mL/min。

进样口温度:160 ℃。

FID 检测器温度:200 ℃。

【**药理活性**】 镇静安神、醒脑[7-9]、抗炎[10]、抗菌[11]、抗血栓[12]等。

【**贮藏**】 干燥、密闭。

【**应用**】

《贵州省中药材、民族药材质量标准》[5]

薄层鉴别(TLC):艾片;艾纳香油。

参考文献

[1]汪汝沛,戚进,余伯阳.冰片含量测定方法研究进展[J].药学进展,2010(8):359-364.

[2]付琛,陈程,周光雄,等.阳春砂仁化学成分研究[J].中草药,2011(12):2410-2412.

[3]颜敏,刘园园,黄海萍.GC-MS 法定性定量分析贴敷类医疗器械中樟脑、薄荷脑、冰片[J].中国药师, 2012(2):167-169.

[4]李海燕,康建,李彦超,等.GC-MS 法同时测定伤湿止痛膏中樟脑 薄荷脑 冰片 水杨酸甲酯的含量[J]. 解放军药学学报,2018(6):510-513.

[5]贵州省药品监督管理局.贵州省中药材、民族药材质量标准[M].贵阳:贵州科技出版社,2003.

[6]庞静,王学涛,王健,等.GC 法测定牛黄上清丸中冰片的含量[J].食品与药品,2019(3):187-190.

[7]GRANGER R E,CAMPBELL E L,JOHNSTON G A R.(+)-And(-)borneol:efficacious positive modulators of GABA action at human recombinant $\alpha_1\beta_2\gamma_{2L}$ GABA$_A$ receptors[J].Biochemical Pharmacology,2005(7): 1101-1111.

[8]李伟荣,王宁生,宓穗卿.冰片对大鼠不同脑区 5-羟色胺合成及转运的影响[J].时珍国医国药,2010 (2):270-271.

[9]薛丽,湛小维,樊宏孝,等.冰片对长时连续作业大鼠前额叶皮层单胺类递质水平的影响[J].第三军医 大学学报,2006(18):1867-1869.

[10]何晓静,吕庆杰,刘玉兰,等.冰片注射液对缺血再灌注大鼠脑内炎症反应的影响[J].华西药学杂志, 2006(6):523-526.

[11]常颂平,李玉春.冰片对抗真菌细胞超微结构的影响及治疗化脓性中耳炎的临床应用[J].中国中药 杂志,2000(5):306-308.

[12]杨蕾,李伟荣,宓穗卿,等.冰片对三氯化铁诱导的大鼠动脉血栓形成的抑制作用及机制[J].中国实 验方剂学杂志,2010(6):164-166.

齐墩果酸

Oleanolic acid

【化学名】3β-羟基-齐墩果-12-烯-28-酸（3β-hydroxy-olea-12-en-28-acid）。

【别名】土当归酸、齐墩果醇酸、丁香油素。

【CAS 号】508-02-1。

【结构式】

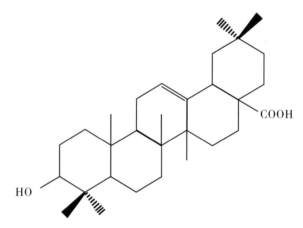

【分子式】$C_{30}H_{48}O_3$。

【相对分子质量】456.70。

【主要来源】山茱萸科植物山茱萸（*Cornus offiinalis* Sieb.et Zucc.）。

【性状】白色粉末。可溶于甲醇、乙醇、乙醚、丙酮和三氯甲烷。

【熔点】300~310℃。

【光谱】

IR $\nu_{max}^{KBr}(cm^{-1})$:3420,2920,1680,1460,1380,1360,1260,1020,760[1]。

【波谱】

1H-NMR （300 MHz,CDCl₃,）δ:0.72,0.75,0.88,0.89,0.90,0.96,1.11（7×CH₃, each s）,2.79（1H,dd,J=9.6 Hz,H-5）,3.20（1H,dd,J=10.29,5.14 Hz,H-3）,5.25（1H,br. t,J=3.51 Hz,H-12）[1]。

13C-NMR （75 MHz,CDCl₃,）δ:49.4（C-1）,64.4（C-2）,45.3（C-3）,40.6（C-4）,56.6（C-5）,23.1（C-6）,37.5（C-7）,139.4（C-8）,52.5（C-9）,41.4（C-10）,19.7（C-11）,33.2（C-12）,38.5（C-13）,130.1（C-14）,77.6（C-15）,65.8（C-16）,23.4（C-17）,65.2（C-18）,28.0（C-19）,17.2（C-20）[1]。

【质谱】

EI-MS　m/z:456[M]⁺,248,207,203,133,69,55,41[1]。

【色谱】

TLC[2]

薄层板:硅胶 G。

展开剂:正己烷—乙酸乙酯(14∶6)。

检识:喷以磷钼酸试液,热风吹至斑点显色清晰,日光下检视。

HPLC[2]

色谱柱:C18。

流动相:甲醇—0.2%乙酸溶液(82.5∶17.5)。

流速:1.0 mL/min。

检测器:蒸发光散射检测器。

【药理活性】　保肝、降脂、抗肿瘤、抗炎[3-6]。

【贮藏】　干燥、密闭。

【应用】

(1)《广西壮族自治区壮药质量标准:第一卷(2008 年版)》[7]

薄层鉴别(TLC):白花蛇舌草/雅凛偶。

(2)《广西壮族自治区壮药质量标准:第二卷(2011 年版)》[2]

薄层鉴别(TLC):尖山橙/勾动撩;茉莉花/华闷擂;柿叶/盟内;威灵仙/壤灵仙。

含量测定(HPLC):马鞭草/棵鞭马;枇杷叶/盟比巴;威灵仙/壤灵仙。

(3)《广西壮族自治区壮药质量标准:第三卷(2018 年版)》[8]

薄层鉴别(TLC):女贞子/美贞;铜锤玉带草/哈铜锤。

含量测定(HPLC):铜锤玉带草/哈铜锤。

(4)《广西壮族自治区瑶药材质量标准:第一卷(2014 年版)》[9]

薄层鉴别(TLC):白马骨/急惊风(见惊崩);尖山橙/橙九牛(茶坐翁);威灵仙/黑九牛(解坐翁);常春藤/三角风(反各崩)。

含量测定(HPLC):威灵仙/黑九牛(解坐翁)。

(5)《贵州省中药材、民族药材质量标准》[10]

薄层鉴别(TLC):楤木;对坐叶。

含量测定(HPLC):楤木;对坐叶。

参考文献

[1]何立文,孟正木.空心苋化学成分的研究[J].中国药科大学学报,1995(5):263-267.

[2]广西壮族自治区食品药品监督管理局.广西壮族自治区壮药质量标准:第二卷(2011 年版)[M].南

宁:广西科学技术出版社,2011.

[3]王婧雯,文爱东,汤海峰,等.经半乳糖苷修饰的齐墩果酸固体脂质纳米粒对急性肝损伤模型小鼠的保护作用研究[J].中国药房,2008(19):1472－1473.

[4]赵晶晶,魏明,吕艳青,等.齐墩果酸对3T3-L1脂肪细胞分化及糖脂代谢的影响[J].中药材,2011(4):588－592.

[5]李鸿梅,李雪岩,蔡德富,等.齐墩果酸对顺铂耐药胃癌SGC-7901细胞增殖的影响及其机制研究[J].中国药理学通报,2009(10):1334－1337.

[6]戴岳,杭秉茜,谭立武.齐墩果酸的抗炎作用[J].中国药理学与毒理学杂志,1989(2):96－99.

[7]广西壮族自治区食品药品监督管理局.广西壮族自治区壮药质量标准:第一卷(2008年版)[M].南宁:广西科学技术出版社,2008.

[8]广西壮族自治区食品药品监督管理局.广西壮族自治区壮药质量标准:第三卷(2018年版)[M].南宁:广西科学技术出版社,2018.

[9]广西壮族自治区食品药品监督管理局.广西壮族自治区瑶药材质量标准:第一卷(2014年版)[M].南宁:广西科学技术出版社,2014.

[10]贵州省药品监督管理局.贵州省中药材、民族药材质量标准[M].贵阳:贵州科技出版社,2003.

次野鸢尾黄素

Irisflorentin

【化学名】9-甲氧基-7-(3,4,5-三甲氧基苯基)-[1,3]二氧杂环戊烯并[4,5-g]苯并吡喃-8-酮{9-methoxy-7-(3,4,5-trimethoxyphenyl)-[1,3]dioxolo[4,5-g]chromen-8-one}。

【别名】无。

【CAS 号】41743-73-1。

【结构式】

【分子式】$C_{20}H_{18}O_8$。

【相对分子质量】386.35。

【主要来源】鸢尾科植物射干[*Belamcanda chinensis*(Linn.)DC.]。

【性状】白色结晶。溶于三氯甲烷。

【熔点】166~167℃。

【光谱】

UV λ_{max}^{MeOH}(nm):265,321[1]。

IR ν_{max}^{KBr}(cm^{-1}):930(O—CH—O),1660(C=O),1580(C=C)[1]。

【波谱】

^{1}H-NMR (500 MHz,DMSO-d_6)δ:8.30(1H,s,H-2),7.02(1H,s,H-8),6.83(2H,s,H-2′,6′),6.18(2H,s,OCH$_2$O),3.90(3H,s,5-OCH$_3$),3.79(6H,s,3′,5′-OCH$_3$),3.68(3H,s,4′-OCH$_3$)[2]。

^{13}C-NMR (75 MHz,DMSO-d_6)δ:173.9(C-4),154.0(C-5),152.8(C-3′,C-5′),152.7(C-9),152.1(C-2),140.7(C-7),137.6(C-4′),136.0(C-6),127.7(C-1′),124.3(C-3),113.3(C-10),106.9(C-2′,C-6′),102.8(OCH$_2$O),93.7(C-8),60.9(C-5),60.2(C4′-OCH$_3$),56.1(C3′-OCH$_3$,C5′-OCH$_3$)[3]。

【质谱】

EI-MS m/z:408[M+Na]$^+$,386[M+H]$^{+[2]}$。

【色谱】

TLC[4]

薄层板:硅胶 G。

展开剂:石油醚—乙酸乙酯(1∶1)。

检识:紫外光灯 254 nm 下检视。

HPLC[5]

色谱柱:C18,5 μm(4.6 mm×250 mm)。

流动相:甲醇—0.2%磷酸溶液(53∶47)。

流速:1.0 mL/min。

检测波长:266 nm。

【药理活性】 抗炎[6]、抗肿瘤[7]等。

【贮藏】 干燥、密闭。

【应用】

《广西壮族自治区壮药质量标准:第二卷(2011 年版)》[5]

含量测定(HPLC):射干/棵射干。

参考文献

[1]刘合刚,陈浩清,葛建萍.栽培射干化学成分的分离与鉴定[J].中药材,1994(7):27–29.

[2]张良,张玉奎,陈艳,等.射干叶中异黄酮类化学成分的研究[J].天然产物研究与开发,2011(1):69–71.

[3]吉文亮,秦民坚,王峥涛.射干的化学成分研究(Ⅰ)[J].中国药科大学学报,2001(3):39–41.

[4]梁丽娟,董婷霞,詹华强,等.射干的质量标准研究[J].中国药房,2013(11):1023–1025.

[5]广西壮族自治区食品药品监督管理局.广西壮族自治区壮药质量标准:第二卷(2011 年版)[M].南宁:广西科学技术出版社,2011.

[6]康愿涛,邹桂欣,尤献民,等.射干异黄酮成分对 5-脂氧合酶的作用研究[J].中药与临床,2015(1):43–44.

[7]吕艳妮,付佳,孔利云,等.细胞膜色谱在线 HPLC-IT-TOF MS 联用系统筛选分析射干中次野鸢尾黄素的抗 EGFR 活性作用[J].质谱学报,2017(4):425–432.

异荭草素

Homoorientin

【化学名】3′,4′,5,7-四羟基黄酮-6-O-β-D-吡喃葡萄糖苷(3′,4′,5,7-tetrahydroxyfla-vone-6-O-β-D-glucopyranoside)。

【别名】异荭草苷、高东方蓼黄素、异荭草甙。

【CAS 号】4261-42-1。

【结构式】

【分子式】$C_{21}H_{20}O_{11}$。

【相对分子质量】448.38。

【主要来源】蓼科植物荭草($Polygonum orientale$ L.)。

【性状】黄色粉末。微溶于甲醇。

【熔点】245~246 ℃。

【光谱】

UV λ_{max}^{MeOH}(nm):213,257,270.5,350[1]。

IR ν_{max}^{KBr}(cm^{-1}):3450~3200(—OH),1652(C=O),1623、1579、1453(芳环)[1]。

【波谱】

^{1}H-NMR (400 MHz,DMSO-d_6)δ:13.57(1H,s,5-OH),10.58(1H,br.s,7-OH),9.92(1H,br.s,4′-OH),9.42(1H,br.s,3′-OH),4.87~3.17(m,glu-H),7.44(1H,dd-like,H-6′),7.41(1H,br.s,H-2′),6.90(1H,d,J=8.1 Hz,H-5′),6.68(1H,s,H-3),6.49(1H,s,H-8),4.60(1H,d,J=9.8 Hz,H-1′)[2]。

^{13}C-NMR (100 MHz,DMSO-d_6)δ:182.0(C-4),163.7(C-2),163.3(C-7),160.8(C-5),156.3(C-9),149.8(C-4),145.8(C-3′),121.5(C-1′),119.1(C-6′),116.2(C-5′),113.4(C-2′),109.0(C-8),103.5(C-10),102.9(C-3),93.6(C-6)[2]。

【质谱】

EI-MS m/z:447[M-H]$^-$[1]。

【色谱】

TLC[3]

薄层板:聚酰胺膜。

展开剂:甲醇—冰乙酸—水(4∶1∶1)。

检识:喷以2%三氯化铝乙醇溶液,紫外光灯365 nm下检视。

HPLC[4]

色谱柱:C18,10 μm(4.6 mm×250 mm)。

流动相:乙腈—0.1%磷酸溶液(18∶82)。

流速:1.0 mL/min。

检测波长:350 nm。

【药理活性】 抗氧化[5]、改善糖尿病相关指征[6]、抑制炎性疾病[7]、弱化肝纤维化发展[8]等。

【贮藏】 4℃,密封、避光。

【应用】

《贵州省中药材、民族药材质量标准》[3]

薄层鉴别(TLC):荭草。

含量测定(HPLC):荭草。

参考文献

[1] 赵平,李勇军,何迅,等.荭草素和异荭草素对照品的制备[J].贵阳医学院学报,2008(3):272-274.

[2] 孙武兴,李铣,李宁,等.毛金竹叶提取物化学成分的分离与鉴定[J].沈阳药科大学学报,2008(1):39-43.

[3] 贵州省药品监督管理局.贵州省中药材、民族药材质量标准[M].贵阳:贵州科技出版社,2003.

[4] 王植柔,白先忠,刘锋,等.广金钱草化学成分的研究[J].广西医科大学学报,1998(3):12-16.

[5] CHOI J S,ISLAM M N,ALI M Y,et al.The effects of C-glycosylation of luteolin on its antioxidantanti-Alzheimer's disease,anti-diabetic,and anti-inflammatory activities[J].Archives of Pharmacal Research,2014(10):1354-1363.

[6] SEZIK E,ASLAN M,YESILADA E,et al.Hypoglycaemic activity of Gentiana olivieri and isolation of the active constituent through bioassay-directed fractionation techniques[J].Life Sciences,2005(11):1223-1238.

[7] YUAN L,WU Y C,REN X M,et al.Isoorientin attenuates lipopolysaccharide-induced pro-inflammatory responses through down-regulation of ROS-related MAPK/NF-κB signaling pathway in BV-2 microglia[J].Molecular and Cellular Biochemistry,2014(1-2):153-165.

[8] 陈永欣,黄权芳,林兴,等.满天星异荭草苷对大鼠酒精性肝纤维化保护作用的实验研究[J].中国中药杂志,2013(21):3726-3730.

异钩藤碱
Isorhynchophylline

【化学名】methyl（16E,20α）-16-（methoxymethylene）-2-oxocorynoxan-17-oate。

【别名】无。

【CAS 号】6859-01-4。

【结构式】

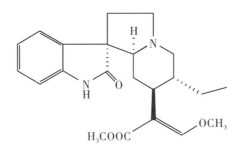

【分子式】$C_{22}H_{28}N_2O_4$。

【相对分子质量】384.47。

【主要来源】茜草科植物钩藤[*Uncaria rhynchophylla*（Miq.）Miq.ex Havil.]。

【性状】白色粉末。溶于三氯甲烷。

【熔点】138~140℃。

【光谱】

UV λ_{max}^{MeOH}（nm）:206,250,282[1]。

IR ν_{max}^{KBr}（cm^{-1}）:3422,1706,1636,1618,1245[1]。

【波谱】

^{1}H-NMR （400 MHz,CDCl$_3$）δ:8.10（1H,s,NH-1）,7.42（1H,s,H-9）,7.22（1H,s,H-17）,7.18（1H,t,J=7.5 Hz,H-11）,7.02（1H,m,H-10）,6.87（1H,d,J=7.5 Hz,H-12）,3.73（3H,s,OCH$_3$）,3.55（3H,s,COOCH$_3$）,3.34（1H,dd,J=3.7,11.0 Hz,H-21b）,3.29（1H,dd,J=1.5,8.5 Hz,H-5b）,2.51（1H,dd,J=8.5 Hz,17.3 Hz,H-5a）,2.41（1H,dd,J=1.5,8.8 Hz,H-6b）,2.09（1H,dd,J=4.2,8.8 Hz,H-6a）,1.78（1H,t,J=11.0 Hz,H-21a）,1.49（1H,d,J=11.9 Hz,H-14b）,1.10（1H,d,J=11.2 Hz,H-14a）,0.82（3H,t,J=7.3 Hz,H-18）[1]。

^{13}C-NMR （100 MHz,CDCl$_3$）δ:180.8（C-2）,72.6（C-3）,54.6（C-5）,36.5（C-6）,57.2（C-7）,135.0（C-8）,125.3（C-9）,122.6（C-10）,127.4（C-11）,109.5（C-12）,139.8（C-13）,28.7（C-14）,37.6（C-15）,112.9（C-16）,159.4（C-17）,11.0（C-18）,24.5（C-

19),38.3(C-20),59.0(C-21),169.1(C-22),50.9(COOCH$_3$),61.3(OCH$_3$)[1]。

【质谱】

ESI-MS m/z:383.2[M-H]$^-$[1]。

【色谱】

TLC[2]

薄层板:硅胶 G。

展开剂:石油醚(60~90 ℃)—丙酮(6:4)。

检识:喷以改良碘化铋钾试液,日光下检视。

HPLC[3]

色谱柱:C18。

流动相:乙腈(A)—1‰乙酸铵溶液(B),梯度洗脱(0~17 min,37%~54%A;17~18 min,54%~37%A;18~30 min,37%A)。

流速:1.0 mL/min。

检测波长:245 nm。

【药理活性】 抗阿尔茨海默症[4-9]、保护中枢神经系统[10-14]、降血压、扩张小血管、抑制血小板聚集和血栓形成、诱导血管平滑肌细胞凋亡、抑制血管平滑肌细胞增殖[15-23]、抗炎[24,25]等。

【贮藏】 干燥、密闭。

【应用】

《广西壮族自治区瑶药材质量标准:第一卷(2014 年版)》[2]

薄层鉴别(TLC):钩藤/鹰爪风(懂杠扭崩)。

参考文献

[1]郑嘉宁,王定勇.大叶钩藤生物碱类化学成分研究[J].中医药导报,2009(1):80-81.

[2]广西壮族自治区食品药品监督管理局.广西壮族自治区瑶药材质量标准:第一卷(2014 年版)[M].南宁:广西科学技术出版社,2014.

[3]蔡洪鲲,蒋范任,钟胜佳,等.一测多评法同时测定钩藤中 4 种生物碱的含量[J].中南药学,2019(11):1937-1940.

[4]XIAN Y F,SU Z R,CHEN J N,et al.Isorhynchophylline improves learning and memory impairments induced by D-galactose in mice[J].Neurochemistry International,2014(8):42-49.

[5]WATANABE H,ZHAO Q,MATSUMOTO K,et al.Pharmacological evidence for antidementia effect of Choto-san(Gouteng-san),a traditional Kampo medicine[J].Pharmacology Biochemistry and Behavior,2003(3):635-643.

[6]XIAN Y F,LIN Z X,MAO Q Q,et al.Protective effect of isorhyn-chophylline against β-amyloid-induced neurotoxicity in PC$_{12}$ cells[J].Cellular and Molecular Neurobiology,2012(3):353-360.

［7］XIAN Y F,LIN Z X,MAO Q Q,et al.Isorhynchophylline protects PC_{12} cells against beta-amyloid-induced apoptosis via PI3K/Akt signaling pathway［J］.Evidence-based Complementary & Alternative Medicine, 2013(7):163 － 167.

［8］SANKARANARAYANAN S,BARTEN D M,VANA L,et al.Passive immunization with phosphor-Tau antibodies reduces Tau pathology and functional deficits in two distinct mouse tauopathy models［J］.PLoS one, 2015(5):e0125614.

［9］YUAN D,MA B,WU C,et al.Alkaloids from the leaves of Un-caria rhynchophylla and their inhibitory activity on NO production in lipopolysaccharide-activated microglia［J］.Journal of Natural Products,2008(7): 1271 － 1274.

［10］HUANG H C,ZHONG R L,XIA Z,et al.Neuroprotective effects of rhynchophylline and isorhynchophylline against ischemic brain injury via regulation of the Akt /mTOR and TLRs signaling path-ways［J］.Molecules,2014(8):11196 － 11210.

［11］KANG T H,MURAKAMI Y,TAKAYAMA H,et al.Protective effect of rhynchophylline and isorhynchophylline on in vitro ischemia-induced neuronal damage in the hippocampus:putative neuro-transmitter receptors involved in their action［J］.Life Science,2004(3):331 － 343.

［12］LU J H,TAN J Q,DURAIRAJANS S K,et al.Isorhynchophylline,a natural alkaloid,promotes the degradation of alpha-synuclein in neuronal cells via inducing autophagy［J］.Autophagy,2012(1):98 － 108.

［13］MATSUMOTO K,MORISHIGE R,MURAKAMI Y,et al.Suppressive effects of isorhynchophylline on 5-HT_{2A} receptor function in the brain:behavioural and electrophysiological studies［J］.European Journal of Pharmacology,2005(3):191 － 199.

［14］IMAMURA S,TABUCHI M,KUSHIDA H,et al.The blood-brain bar-rier permeability of geissoschizine methylether in Uncaria hook,a galenical constituent of the traditional Japanese medicine yoku-kansan［J］. Cellular and Molecular Neurobiology,2011(5):787 － 793.

［15］石京山,刘国雄,吴芹,等.钩藤碱和异钩藤碱对麻醉犬血压及器官血流的作用[J].中国药理学报, 1992(1):35 － 38.

［16］黄燮南,吴芹,石京山.钩藤碱和异钩藤碱对大鼠肠系膜血管和尾动脉收缩反应的影响[J].遵义医学院学报,1994(1):7 － 10.

［17］ZHANG W B,CHEN C X,SIM S M,et al.In vitro vasodilator mechanisms of the indole alkaloids rhynchophylline and isorhyn-chophylline,isolated from the hook of Uncaria rhynchophylla (Miquel)［J］.Naunyn-Schmiedeberg's Arch Pharmacol,2004(2):232 － 238.

［18］谢笑龙,吴敏,吴芹,等.异钩藤碱体外对家兔血小板聚集和胞浆游离钙离子浓度的影响[J].中国药理学与毒理学杂志,2008(2):116 － 119.

［19］谢笑龙,吴敏,吴芹,等.异钩藤碱对血小板聚集与血栓形成的抑制作用[J].中国药理学通报,2007 (12):1636 － 1638.

［20］李运伦.钩藤碱和异钩藤碱对血管紧张素Ⅱ致血管平滑肌细胞凋亡的影响及其机制[J].中国动脉硬化杂志,2008(9):681 － 684.

［21］李运伦.钩藤碱和异钩藤碱抑制血管紧张素Ⅱ诱导血管平滑肌细胞增殖及相关机制[J].中国药理学

通报,2008(1):53-58.

[22] 孙敬昌,齐冬梅,周洪雷,等.钩藤生物碱对自发性高血压大鼠胸主动脉平滑肌细胞凋亡和增殖的影响[J].中国药理学通报,2011(7):925-929.

[23] ZHANG F,SUN A S,YU L M,et al.Effects of isorhynchophylline on angiotensin II-induced proliferation in rat vascular smooth muscle cells[J].The Journal of Pharmacy and Pharmacology,2008(12):1673-1678.

[24] CHEN X,XU J Q,MU X,et al.Effects of rhynchophylline and isorhynchophylline on nitric oxide and endothelin-1 secretion from RIMECs induced by Listeriolysin O in vitro[J].Veterinary Microbiology,2010(2-4):262-269.

[25] YUAN D,MA B,YANG J Y,et al.Anti-inflammatory effects of rhynchophylline and isorhynchophylline in mouse N9 microglial cells and the molecular mechanism[J].International Immunopharmacology,2009(13-14):1549-1554.

异嗪皮啶
Isofraxidin

【化学名】7-羟基-6,8-二甲氧基苯并吡喃-2-酮(7-hydroxy-6,8-dimethoxybenzopyran-2-one)。

【别名】异秦皮定、异白蜡树定。

【CAS 号】486-21-5。

【结构式】

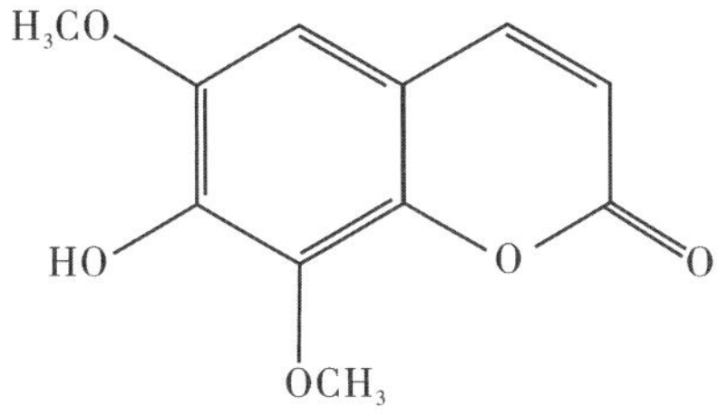

【分子式】$C_{11}H_{10}O_5$。

【相对分子质量】222.19。

【主要来源】金粟兰科植物草珊瑚[*Sarcandra glabra*(Thunb.)Nakai]。

【性状】黄色针状结晶。溶于沸水,难溶于冷水,易溶于甲醇、乙醇和氢氧化钠溶液。

【熔点】146~148 ℃。

【光谱】

UV λ_{max}^{MeOH}(nm):213,229,346[1]。

IR ν_{max}^{KBr}(cm^{-1}):3350(—OH),1710(C=O),1615,1582,1510,920[2]。

【波谱】

^{1}H-NMR (500 MHz,CD$_3$OD)δ:7.82(1H,d,J=9.5 Hz,H-4),6.89(1H,s,H-5),6.21(1H,d,J=9.5 Hz,H-3),4.08(3H,s,8-OCH$_3$),3.94(3H,s,5-OCH$_3$)[2]。

^{13}C-NMR (125 MHz,CD$_3$OD)δ:162.4(C-2),111.7(C-3),145.5(C-4),104.1(C-5),146.4(C-6),143.7(C-7),135.2(C-8),144.6(C-9),111.2(C-10),55.7(5-OCH$_3$),60.7(8-OCH$_3$)[2]。

【质谱】

EI-MS m/z:222[M]$^+$[2]。

【色谱】

TLC[3]

薄层板:硅胶 G。

展开剂:甲苯—乙酸乙酯—甲酸(9∶4∶1)。

检识:紫外光灯 365 nm 下检视。

HPLC[3]

色谱柱:C18。

流动相:乙腈—0.1%磷酸溶液(20∶80)。

流速:1.0 mL/min。

检测波长:342 nm。

【药理活性】 抗癌[4,5]、镇静催眠[6]等。

【贮藏】 干燥、密闭。

【应用】

(1)《广西壮族自治区壮药质量标准:第一卷(2008 年版)》[3]

薄层鉴别(TLC):肿节风/九节风(坐及崩)。

含量测定(HPLC):肿节风/九节风(坐及崩)。

(2)《广西壮族自治区瑶药材质量标准:第一卷(2014 年版)》[7]

薄层鉴别(TLC):肿节风/卡隆。

含量测定(HPLC):肿节风/卡隆。

参考文献

[1]戴培兴,洪永福.肿节枫抗肿瘤化学成分研究简报[J].中草药,1981(3):9.

[2]许旭东,胡晓茹,袁经权.草珊瑚中香豆素化学成分研究[J].中国中药杂志,2008(8):900-903.

[3]广西壮族自治区食品药品监督管理局.广西壮族自治区壮药质量标准:第一卷(2008 年版)[M].南宁:广西科学技术出版社,2008.

[4]陈耿标,陈锦丽,刘映芬.异嗪皮啶对肝癌患者 MMP-7 表达水平和癌细胞侵袭能力的影响[J].白求恩医学杂志,2016(2):148-151.

[5]李宏,陈菁,李丹,等.异嗪皮啶对人乳腺癌干细胞凋亡相关基因 Bcl-2 与 Caspase 家族表达的影响[J].中国临床药理与治疗学,2018(8):886-892.

[6]康施瑶,李廷利.异嗪皮啶具有镇静催眠作用的研究[J].中医药学报,2016(6):30-32.

[7]广西壮族自治区食品药品监督管理局.广西壮族自治区瑶药材质量标准:第一卷(2014 年版)[M].南宁:广西科学技术出版社,2014.

异鼠李素
Isorhamnetin

【化学名】3,5,7-三羟基-2-(4-羟基-3-甲氧基苯基)苯并吡喃-4-酮[3,5,7-trihydroxy-2-(4-hydroxy-3-methoxyphenyl)benzopyran-4-one]。

【别名】无。

【CAS 号】480-19-3。

【结构式】

【分子式】$C_{16}H_{12}O_7$。

【相对分子质量】316.26。

【主要来源】银杏科植物银杏(*Ginkgo biloba* L.),胡颓子科植物沙棘(*Hippophae rhamnoides* L.)。

【性状】黄色针晶。易溶于甲醇。

【熔点】307 ℃。

【光谱】

UV λ_{max}^{MeOH}(nm):257,370[1]。

IR ν_{max}^{KBr}(cm^{-1}):3242,2940,2657,1616,1603,1560,1508,1244,1211,1167[1]。

【波谱】

¹H-NMR (400 Hz,DMSO-d_6)δ:3.84(3H,s,3′-OCH₃),6.19(1H,s,H-6),6.47(1H,s,H-8),6.95(1H,d,J=8.4 Hz,H-5′),7.70(1H,d,J=8.4 Hz,H-6′),7.79(1H,s,H-2′),9.39(1H,s,3-OH),9.70(1H,s,4′-OH),10.75(1H,s,7-OH),12.45(1H,d,5-OH)[2]。

¹³C-NMR (100 Hz,DMSO-d_6)δ:147.3(C-2),135.8(C-3),175.7(C-4),156.1(C-5),98.1(C-6),163.9(C-7),93.5(C-8),160.6(C-9),103.0(C-10),121.9(C-1′),115.5(C-2′),146.6(C-3′),148.8(C-4′),111.7(C-5′),121.6(C-6′),55.7(OCH₃)[2]。

【质谱】

FAB-MS　m/z:317[M+H]$^+$,301[M-CH$_3$]$^+$,223,207,131,115,69[3]。

【色谱】

TLC[4]

薄层板:硅胶 G。

展开剂:三氯甲烷—甲酸乙酯—甲酸(6:4:1.5)。

检识:1%三氯化铝试液显色后 365 nm 紫外光下检视。

HPLC[5]

色谱柱:C18。

流动相:甲醇—0.4%磷酸溶液(50:50)。

流速:1.0 mL/min。

检测波长:360 nm。

【药理活性】 抗炎[6]、抗氧化[7]、抗癌[8-10]、调节骨质疏松[11]、护肝[12]、护肾[13]等。

【贮藏】 干燥、密闭。

【应用】

《广西壮族自治区壮药质量标准:第二卷(2011 年版)》[5]

含量测定(HPLC):垂盆草/牙讽遍;银杏叶/盟银杏。

参考文献

[1]刘谦光,高永吉,李锄非.秦岭柴胡化学成分研究[J].中国中药杂志,1990(6):38-40.

[2]刘兴宽.沿海滩涂中华补血草的化学成分研究[J].安徽农业科学,2010(30):16862-16864.

[3]古海锋,陈若芸,孙玉华,等.香青兰化学成分的研究[J].中国中药杂志,2004(3):232-234.

[4]赵彩云,苏锦松,刘川,等.中国沙棘叶薄层色谱鉴别的提高研究[J].中药与临床,2018(1):7-9.

[5]广西壮族自治区食品药品监督管理局.广西壮族自治区壮药质量标准:第二卷(2011 年版)[M].南宁:广西科学技术出版社,2011.

[6]王科,庞辉,梁春梅,等.不同剂量异鼠李素对炎症损伤小鼠巨噬细胞 RAW264.7 增殖能力的影响及其机制探讨[J].山东医药,2018(39):48-51.

[7]董曦,孙桂波,刘云,等.异鼠李素对 H$_2$O$_2$ 引起的 H9C2 细胞氧化应激损伤的保护作用研究[J].中国药理学通报,2015(6):853-860.

[8]李川,杨熹,胡俊波,等.异鼠李素抑制耐吉非替尼人肺癌细胞 PC9 增殖的研究[J].医药导报,2012(7):831-834.

[9]朱玲,周黎明,杨春蕾,等.异鼠李素诱导 A549 细胞凋亡的研究[J].中国抗生素杂志,2004(11):687-690.

[10]刘佳,郭文洁,耿骥,等.异鼠李素诱导 HCT116 细胞自噬[J].中成药,2015(12):2596-2599.

[11]李婧,程梁,郭吕华,等.银杏叶中异鼠李素对 RAW264.7 细胞向破骨细胞分化的影响及其分子机制

[J].口腔疾病防治,2018(3):158－165.

[12]蒋志涛,王雪,王建春,等.垂盆草总黄酮及异鼠李素对对乙酰氨基酚诱导的L02细胞损伤的保护作用[J].中国实验方剂学杂志,2018(6):121－125.

[13]邱书娟,张云霞,李香玲,等.异鼠李素对大鼠缺血再灌注急性肾损伤的免疫保护作用[J].现代免疫学,2017(6):461－466.

芳樟醇
Linalool

【化学名】3,7-二甲基-1,6-辛二烯-3-醇(3,7-dimethyl-1,6-octadiene-3-ol)。

【别名】沉香醇、里那醇。

【CAS 号】78-70-6。

【结构式】

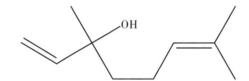

【分子式】$C_{10}H_{18}O$。

【相对分子质量】154.25。

【主要来源】来自富含芳樟醇的各种天然精油,例如芳樟油、芳樟叶油、伽罗木油等;或者合成。

【性状】无色液体,具有铃兰香气。几乎不溶于水,不溶于甘油,溶于丙二醇、非挥发性油和矿物油,混溶于乙醇和乙醚。

【熔点】24~25 ℃。

【光谱】

UV $\lambda_{max}^{MeOH}(nm):216^{[1]}$。

IR $\nu_{max}^{KBr}(cm^{-1}):3407(—OH),3086,2970,2926,1452,1375,995,920^{[1]}$。

【波谱】

^{1}H-NMR (500 MHz,CDCl$_3$)δ:5.90(1H,dd,J=17.3,10.8 Hz,H-2),5.21(1H,d,J=17.3 Hz,H-1,*trans*),5.12(1H,t,H-6),5.05(1H,d,J=10.7 Hz,H-1,*cis*),2.01 (2H,m,5-CH$_2$),1.83(1H,br.,3-OH),1.68(3H,s,9-CH$_3$),1.60(3H,s,8-CH$_3$),1.55(2H,m,4-CH$_2$),1.27(3H,s,10-CH$_3$)$^{[2]}$。

^{13}C-NMR (125 MHz,CDCl$_3$)δ:154.4(C-4),101.5(C-10),37.6(C-1),32.6 (C-7),30.1(C-5),29.0(C-3),27.5(C-2),19.8(C-8),19.7(C-9),16.0(C-6)$^{[2]}$。

【质谱】

ESI-MS m/z:153[M-H]$^-$,135[M-H-H$_2$O]$^{-[2]}$。

【色谱】

TLC[3]

薄层板:硅胶 G。

展开剂:正己烷—乙酸乙酯(9∶1)。

检识:喷以 1%香草醛浓硫酸溶液,105 ℃加热至显色清晰,日光下检视。

GC[4]

色谱柱:聚乙二醇毛细管,0.25 μm(0.25 mm×30 m)。

柱温:100 ℃。

检测器:FID 检测器。

【药理活性】 镇痛[5]、抗菌[6]、抗肿瘤[7]等。

【贮藏】 干燥、密闭。

【应用】

《广西壮族自治区壮药质量标准:第一卷(2008 年版)》[4]

含量测定(GC):岗松油/有皂笨。

参考文献

[1]王曙东,李伟东.金银花 CO₂ 超临界萃取物的化学成分研究[J].南京中医药大学学报,2008(4):261-262.

[2]WANG C F,YANG K,ZHANG H M,et al.Components and insecticidal activity against the maize weevils of *Zanthoxylum schinifolium* fruits and leaves[J].Molecules,2011(4):3077-3088.

[3]刘布鸣,赖茂祥,梁凯妮,等.岗松油的质量分析研究[J].中国中药杂志,2004(6):539-542.

[4]广西壮族自治区食品药品监督管理局.广西壮族自治区壮药质量标准:第一卷(2008 年版)[M].南宁:广西科学技术出版社,2008.

[5]BATISTA P A,DE PAULA WERNER M F,OLIVEIRA E C,et al.Evidence for the involvement of ionotropic glutamatergic receptors on the antinociceptive effect of (−)-linalool in mice[J].Neuroscience Letters,2008(3):299-303.

[6]林雅慧.芳樟油气相抗菌机制的研究[D].广州:广东工业大学,2012.

[7]张婷.芳樟醇通过激活 GADD45α/JNK 信号通路选择性诱导人淋巴细胞白血病细胞凋亡的研究[D].杭州:浙江大学,2007.

芦丁
Rutin

【化学名】5,7,3′,4′-四羟基-3-O-鼠李糖基-葡萄糖基-黄酮(5,7,3′,4′-tetrahydroxy-3-O-rhamnosyl-pimaricin-flavone)。

【别名】芸香甙、维生素 P、紫槲皮甙等。

【CAS 号】153-18-4。

【结构式】

【分子式】$C_{27}H_{30}O_{16}$。

【相对分子质量】610.51。

【主要来源】芸香科植物芸香(*Ruta graveolens* L.),豆科植物槐[*Styphnolobium japonicum*(L.)Schott],金丝桃科植物黄海棠(*Hypericum ascyron* L.),等等。

【性状】淡黄色或淡绿色针状结晶或结晶性粉末。能溶于吡啶、甲酰和碱液,微溶于乙醇、丙酮和乙酸乙酯。

【熔点】214~215 ℃。

【光谱】

UV λ_{max}^{MeOH}(nm):355,256[1]。

IR ν_{max}^{KBr}(cm^{-1}):3378(—OH),1657(C=O),1608(芳环),1203,1065,809[2]。

【波谱】

¹H-NMR (500 MHz,DMSO-d_6)δ:12.59(1H,s,5-OH),7.54(2H,d,J=9.3 Hz,H-2′,6′),6.84(1H,d,J=8.1 Hz,H-5′),6.38(1H,s,H-8),6.19(1H,s,H-6),5.34(1H,d,J=6.6 Hz,H$_{glu}$-1),0.99(3H,d,J=6.1 Hz,H$_{rha}$-6)[3]。

¹³C-NMR (125 MHz,DMSO-d_6)δ:177.3(C-4),164.0(C-7),161.2(C-5),156.5(C-9),156.4(C-2),148.3(C-4′),144.7(C-3′),133.3(C-3),121.5(C-6′),121.1(C-1′),116.2(C-5′),115.2(C-2′),104.0(C-10),101.2(C$_{glu}$-1),100.7(C$_{rha}$-1),98.6(C-

6),93. 5（C-8）,76. 4（C_{glu}-3）,75. 9（C_{glu}-5）,74. 0（C_{glu}-2）,71. 8（C_{rha}-4）,70. 5（C_{glu}-4）,70. 3（C_{rha}-2）,70. 0（C_{rha}-3）,68. 2（C_{rha}-5）,66. 9（C_{glu}-6）,17. 7（C_{rha}-6）[3]。

【质谱】

EI-MS m/z:610[M]$^+$[3]。

【色谱】

TLC[4]

薄层板:硅胶 G。

展开剂:乙酸乙酯—甲酸—水(8:1:1)。

检识:紫外光灯 365 nm 下检视。

HPLC[4]

色谱柱:C18,5 μm(4. 6 mm×250 mm)。

流动相:甲醇—1%冰乙酸溶液(32:68)。

流速:1. 0 mL/min。

检测波长:257 nm。

【药理活性】 抗氧化、抗自由基、止血、降压[5-7]等。

【贮藏】 干燥、密闭。

【应用】

(1)《广西壮族自治区壮药质量标准:第二卷(2011 年版)》[4]

薄层鉴别(TLC):槐花/华槐。

含量测定(HPLC):桑叶/盟娘依;槐花/华槐。

(2)《广西壮族自治区壮药质量标准:第三卷(2018 年版)》[8]

薄层鉴别(TLC):瘤果紫玉盘。

含量测定(HPLC):瘤果紫玉盘;耳草。

(3)《广西壮族自治区瑶药材质量标准:第一卷(2014 年版)》[9]

含量测定(HPLC):广藤根/大散骨风(懂暂迸崩);小发散/小散骨风(小暂迸崩);黑风藤/黑钻(解准)。

(4)《贵州省中药材、民族药材质量标准》[10]

薄层鉴别(TLC):木芙蓉叶。

含量测定(HPLC):一枝黄花。

参考文献

[1]LI Y L,LI J,WANG N L,et al.Flavonoids and a new polyacetylene from *Bidens parviflora* willd[J].Molecules,2008(8):1931-1941.

[2]CHIANG Y M,CHUANGA D Y,WANG S Y,et al.Metabolite profiling and chemopreventive bioactivity of

plant extracts from *Bidens pilosa*［J］.Journal of Ethnopharmacology,2004(2-3):409－419.

［3］陆国寿,卢文杰,陈家源,等.杉寄生化学成分［J］.中国实验方剂学杂志,2015(3):44－46.

［4］广西壮族自治区食品药品监督管理局.广西壮族自治区壮药质量标准:第二卷(2011年版)［M］.南宁:广西科学技术出版社,2011.

［5］LIU H,OU R W,SHANG H F.Advances in mechanismresearch of pain in Parkinson's disease［J］.Chinese Journal of Contemporary Neurology and Neurosurgery,2017(8):586－589.

［6］AL-DHABI N A,ARASUL M V,PARK C H,et al.An up-todate review of rutin and its biological andpharmacological activities［J］.EXCLI Journal,2015(3):59－63.

［7］何国荣,成银霞,穆鑫,等.木犀草素联合芦丁抗6-羟多巴胺诱导的帕金森病大鼠震颤及神经保护作用［J］.中国药理学通报,2012(5):626－631.

［8］广西壮族自治区食品药品监督管理局.广西壮族自治区壮药质量标准:第三卷(2018年版)［M］.南宁:广西科学技术出版社,2018.

［9］广西壮族自治区食品药品监督管理局.广西壮族自治区瑶药材质量标准:第一卷(2014年版)［M］.南宁:广西科学技术出版社,2014.

［10］贵州省药品监督管理局.贵州省中药材、民族药材质量标准［M］.贵阳:贵州科技出版社,2003.

芦荟苷
Aloin

【化学名】 10-β-D-葡萄吡喃糖-1,8-二羟基-3-羟甲基-9(10H)-蒽醌［10-β-D-glucopyranosyl-1,8-dihydroxy-3-hydroxymethyl-9(10H)-anthracenone］。

【别名】 芦荟素、芦荟大黄素甙。

【CAS 号】 1415-73-2。

【结构式】

【分子式】 $C_{21}H_{22}O_9$。

【相对分子质量】 418.39。

【主要来源】 百合科植物芦荟(*Aloe vera*)、好望角芦荟(*Aloe ferox* Mill)、斑纹芦荟(*Striped aloe*)等。

【性状】 黄色或淡黄色结晶粉末。易溶于吡啶,溶于冰乙酸、甲酸、丙酮、乙酸甲酯、乙醇等。

【熔点】 148~149℃。

【光谱】

UV λ_{max}^{MeOH}(nm):228,244,252,298[1]。

IR ν_{max}^{KBr}(cm^{-1}):3400~3500(—OH),2927(C—H),2874(C—H),1619(—Ar),1585(—Ar),1450[2]。

【波谱】

^{1}H-NMR (300 MHz,CD$_3$OD)δ:7.48(t,*J*=8.1 Hz,H-6),7.05(s,H-4),7.03(d,*J*=8.9 Hz,H-5),6.85(s,H-2),6.82(t,*J*=8.1 Hz,H-7),4.64(d,*J*=2.8 Hz,H2-3),4.56(s,H-10),3.54(dd,*J*=11.6,1.6 Hz,H-6′a),3.39(dd,*J*=9.2 Hz,H-1′),3.40(dd,*J*=9.6,4.1 Hz,H-6′b),3.23(t,*J*=8.8 Hz,H-3′),3.02(t,*J*=9.2 Hz,H-2′),2.91(m,H-5′),2.89(t,*J*=8.8 Hz,H-4′)[3]。

^{13}C-NMR (75 MHz,CD$_3$OD)δ:195.7(C$_q$-9),163.4(C$_q$-1),162.9(C$_q$-8),151.5

$(C_q$-3$)$,146.6$(C_q$-5a$)$,143.3$(C_q$-4a$)$,137.0$(CH$-6$)$,119.9$(CH$-5$)$,119.2$(CH$-4$)$,118.7$(C_q$-8a$)$,117.7$(C_q$-1a$)$,116.8$(CH$-7$)$,114.5$(CH$-2$)$,86.7$(CH$-1'$)$,63.3$(CH$-10$)$,81.7$(CH$-5'$)$,80.0$(CH$-3'$)$,72.1$(CH$-4'$)$,71.9$(CH$-2'$)$,62.3$(CH_2$-6'$)$,63.6$(CH_2$-3$)$[3]。

【质谱】

EI-MS　m/z:418$[M]^+$,358,340,304,250,245,232,203,163,161,131,103,85[3]。

【色谱】

TLC[4]

薄层板:硅胶 G。

展开剂:乙酸乙酯—甲醇—水(100∶17∶3)。

检识:喷以 10% 氢氧化钾甲醇溶液,紫外光灯 365 nm 下检视。

HPLC[5]

色谱柱:C18,5 μm(4.6 mm×250 mm)。

流动相:乙腈—水(25∶75)。

流速:1.0 mL/min。

检测波长:355 nm。

【药理活性】 抗肿瘤[6]。

【贮藏】 干燥、密闭。

【应用】

《贵州省中药材、民族药材质量标准》[4]

薄层鉴别(TLC):鲜芦荟叶。

含量测定(HPLC):鲜芦荟叶。

参考文献

[1] REBECCA W,KAYSER O,HAGELS H,et al.The phytochemical profile and identification of main phenolic compounds from the leaf exudate of *Aloe secundiflora* by highperformance liquid chromatography-mass spectroscopy[J].Phytochemical Analysis,2003(2):83 - 86.

[2] 陈德昌.中药化学对照品工作手册[M].北京:中国医药科技出版社,2000.

[3] ABD-ALLA H I,SHAABAN M,SHAABAN K A,et al.New bioactive compounds from *Aloe hijazensis*[J]. Natural Product Research,2009(11):1035 - 1049.

[4] 贵州省药品监督管理局.贵州省中药材、民族药材质量标准[M].贵阳:贵州科技出版社,2003.

[5] 国家药典委员会.中华人民共和国药典:2015 年版　一部[M].中国医药科技出版社,2015:163.

[6] 刘萍,韩达斌,马金华,等.芦荟苷对非小细胞肺癌的增殖和抗转移作用[J].中国免疫学杂志,2018 (11):1658 - 1663.

旱莲苷 A

Ecliptasaponin A

【化学名】 3β,16α-二羟基齐墩果-12-烯-28-羧酸（3β,16α-dihydroxyolean-12-ene-28-oic acid）。

【别名】 土当归酸-3-O-β-D-吡喃葡萄糖苷。

【CAS 号】 78285-90-2。

【结构式】

【分子式】 $C_{36}H_{58}O_9$。

【相对分子质量】 634.41。

【主要来源】 菊科植物鳢肠[*Eclipta prostrata*(L.)L.]。

【性状】 白色粉末。易溶于甲醇。

【熔点】 240~242℃。

【光谱】

IR $\nu_{max}^{KBr}(cm^{-1})$:3425(—OH),2948,1695(—COOH),1625(C=C)[1]。

【波谱】

¹H-NMR （500 MHz,DMSO-d_6）δ:5.20(1H,t,J=3.6 Hz,H-12),4.32(1H,t,J=3.6 Hz,H-16),0.98(3H,s,H-23),0.75(3H,s,H-24),0.87(3H,s,H-25),0.68(3H,s,H-26),1.32(3H,s,H-27),0.83(3H,s,H-29),0.90(3H,s,H-30),4.14(1H,d,J=7.8 Hz,glc-H-1)[2]。

¹³C-NMR （125 MHz,DMSO-d_6）δ:36.2(C-1),25.5(C-2),87.7(C-3),38.6(C-4),55.0(C-5),17.7(C-6),32.8(C-7),38.8(C-8),46.0(C-9),38.1(C-10),22.7(C-11),121.1(C-12),143.8(C-13),40.9(C-14),35.1(C-15),72.8(C-16),47.1(C-17),40.0(C-18),46.3(C-19),30.1(C-20),35.0(C-21),31.3(C-22),27.5(C-23),16.4(C-24),15.1(C-25),16.7(C-26),26.3(C-27),178.1(C-28),32.8(C-29),24.0(C-30),105.3(glc-C-1),73.8(glc-C-2),76.7(glc-C-3),70.0(glc-C-4),76.5(glc-C-5),61.0(glc-C-6)[2]。

【质谱】

ESI-MS m/z:633[M-H]$^{-}$[2]。

【色谱】

TLC[3]

薄层板:硅胶 G。

展开剂:二氯甲烷—乙酸乙酯—甲醇—水(30:40:15:3)。

检识:喷以香草醛硫酸试液,105 ℃加热至斑点显色清晰,日光下检视。

HPLC[4]

色谱柱:Waters ACQUITY UPLC BEH C18,1.7 μm(2.1 mm×150 mm)。

流动相:乙腈—水(35:75)。

流速:0.3 mL/min。

检测波长:210 nm。

【药理活性】 抗肿瘤[5]。

【贮藏】 干燥、密闭。

【应用】

《广西壮族自治区壮药质量标准:第二卷(2011 年版)》[3]

薄层鉴别(TLC):墨旱莲/黑么草。

参考文献

[1]赵越平,汤海峰,蒋永培,等.中药墨旱莲中的三萜皂苷[J].药学学报,2001(9):660-664.

[2]李雯,庞旭,韩立峰,等.中药墨旱莲化学成分研究[J].中国中药杂志,2018(17):3498-3505.

[3]广西壮族自治区食品药品监督管理局.广西壮族自治区壮药质量标准:第二卷(2011 年版)[M].南宁:广西科学技术出版社,2011.

[4]赵晶,夏明辉,李莉,等.UPLC-PDA 测定不同产地墨旱莲中的 4 种皂苷[J].中国实验方剂学杂志,2016(3):63-66.

[5]李胜友,丁亚慧,黄宏靓.旱莲苷 A 对 HepG-2 细胞凋亡作用的研究[J].广东药科大学学报,2018(1):50-54.

吴茱萸次碱

Rutecarpine

【化学名】8,13-二氢-吲哚[2′,3′:3,4]吡啶[2,1-b]-5(7H)-喹唑啉酮{8,13-dihydro-indolo[2′,3′:3,4]pyrido[2,1-b]-5(7H)-quinazolin one}。

【别名】无。

【CAS 号】84-26-4。

【结构式】

【分子式】$C_{18}H_{13}N_3O$。

【相对分子质量】287.32。

【主要来源】芸香科植物吴茱萸[*Tetradium ruticarpum*(A.Jussieu)T.G.Hartley]。

【性状】淡黄色针状结晶。溶于甲醇。

【熔点】259.5~260℃。

【光谱】

UV λ_{max}^{MeOH}(nm):365[1]。

IR ν_{max}^{KBr}(cm^{-1}):3342,1654,1600,1548,1470,1401,1327,1230,770,762,727[2]。

【波谱】

^{1}H-NMR (300 MHz,CDCl$_3$)δ:9.62(1H,br.s,NH),7.13~8.31(8H,m,H-1、2、3、4、11、12、13、14),4.57(2H,t,*J*=6.9 Hz,H-6),3.22(2H,t,*J*=6.9 Hz,H-5)[2]。

^{13}C-NMR (75 MHz,CDCl$_3$)δ:112.2(C-1),120.1(C-2),125.8(C-3),120.1(C-4),126.4(C-4a),117.3(C-4b),19.7(C-5),41.2(C-6),145.0(C-8),127.3(C-8a),138.5(C-10a),125.5(C-11),134.5(C-12),126.2(C-13),126.2(C-14),120.1(C-14a),161.4(C-15)[2]。

【质谱】

EI-MS m/z:287[M]$^+$,286,285,258,257,256,144,129[2]。

【色谱】

TLC[3]

薄层板:硅胶 G。

展开剂:石油醚(60~90℃)—乙酸乙酯—三乙胺(7∶3∶0.1)。

检识:紫外光灯 365 nm 下检视。

HPLC[3]

色谱柱:C18。

流动相:乙腈—水—四氢呋喃—冰乙酸(41∶59∶1∶0.2)。

流速:1.0 mL/min。

检测波长:225 nm。

【药理活性】 扩血管降压[4]、抗抑郁[5]、抗肿瘤[6]、消炎镇痛[7]等。

【贮藏】 通风、干燥。

【应用】

(1)《广西壮族自治区壮药质量标准:第三卷(2018 年版)》[3]

薄层鉴别(TLC):吴茱萸/茶栏。

含量测定(HPLC):吴茱萸/茶栏。

(2)《贵州省中药材、民族药材标准》[8]

薄层鉴别(TLC):吴茱萸。

参考文献

[1]张晓拢,经雅昆,彭四威,等.吴茱萸的化学成分研究[J].天然产物研究与开发,2013(4):470-474.

[2]邓银华,徐康平,李福双,等.吴茱萸化学成分研究[J].中南药学,2003(1):44-45.

[3]广西壮族自治区食品药品监督管理局.广西壮族自治区壮药质量标准:第三卷(2018 年版)[M].南宁:广西科学技术出版社,2018.

[4]张宇霞,黎明,张元贵.吴茱萸穴位贴敷治疗冠心病低心率变异性的临床研究[J].中国医药导报,2016(19):88-91.

[5]袁志坚,吴小瑜,何文涓.吴茱萸次碱对慢性不可预见性温和刺激诱导大鼠的抗抑郁作用及其机制研究[J].现代药物与临床,2019(11):3197-3202.

[6]郭惠,王珍珍,杨琦,等.吴茱萸次碱对三种肿瘤细胞体外增殖抑制作用的研究[J].中药药理与临床,2015(5):44-47.

[7]刘斌,李静,胡惠清,等.吴茱萸次碱软膏对小鼠特应性皮炎的保护作用及相关机制研究[J].实用皮肤病学杂志,2016(3):165-167.

[8]贵州省药品监督管理局.贵州省中药材、民族药材标准[M].贵阳:贵州科技出版社,2003.

吴茱萸胺

Evodiamine

【化学名】8,13,13b,14-四氢-14-甲基-吲哚[2′,3′:3,4]吡啶[2,1-b]-5(7H)-喹唑啉酮{8,13,13b,14-tetrahydro-14-methyl-indolo[2′,3′:3,4]pyrido[2,1-b]-5(7H)-quinazolinone}。

【别名】吴茱萸碱。

【CAS 号】518-17-2。

【结构式】

【分子式】$C_{19}H_{17}N_3O$。

【相对分子质量】303.36。

【主要来源】芸香科植物吴茱萸[*Tetradium ruticarpum*(A.Jussieu)T.G.Hartley]。

【性状】淡黄色片状结晶。溶于甲醇,略溶于乙醇、乙醚及三氯甲烷,几乎不溶于水、石油醚及苯。

【熔点】278~280℃。

【光谱】

UV λ_{max}^{MeOH}(nm):365[1]。

IR ν_{max}^{KBr}(cm^{-1}):3224,2941,2916,1628,1606,1501,1448,1280,1166,746,734[2]。

【波谱】

^{1}H-NMR (300 MHz,DMSO-d_6)δ:10.41(NH,br.s,H-1),8.05(1H,dd,J=7.8,1.4 Hz,H-19),7.53(1H,ddd,J=7.8,6.9,1.4 Hz,H-17),7.50(1H,dd,J=8.3,0.9 Hz,H-9),7.45(1H,d,J=8.3 Hz,H-12),7.21(1H,d,J=7.8 Hz,H-16),7.16(1H,ddd,J=8.3,7.3,0.9 Hz,H-11),7.13(1H,ddd,J=8.3,7.3,0.9 Hz,H-10),7.07(1H,ddd,J=7.8,6.9,1.4 Hz,H-18),5.96(1H,s,H-3),4.85(1H,dd,J=12.7,4.5 Hz,H-5β),3.26(1H,dt,J=12.7,4.5 Hz,H-5α),2.97(1H,dt,J=12.8,4.5 Hz,H-6β),2.95(1H,dd,J=12.8,4.5 Hz,H-6α),2.64(3H,s,NCH$_3$)[3]。

^{13}C-NMR (75 MHz,DMSO-d_6)δ:130.1(C-2),68.5(C-3),40.2(C-5),19.5(C-6),

111.9(C-7),125.4(C-8),118.6(C-9),119.5(C-10),121.5(C-11),111.1(C-12),136.4(C-13),149.5(C-15),117.8(C-16),132.4(C-17),119.5(C-18),128.1(C-19),118.6(C-20),164.0(C-21),36.9(NCH$_3$)[3]。

【质谱】

EI-MS m/z:304[M+H]$^+$。

【色谱】

TLC[4]

薄层板:硅胶 G。

展开剂:石油醚(60~90℃)—乙酸乙酯—三乙胺(7:3:0.1)。

检识:紫外光灯 365 nm 下检视。

HPLC[4]

色谱柱:Gemini C18,5 μm(4.6 mm×250 mm)。

流动相:乙腈—水—四氢呋喃—冰乙酸(41:59:1:0.2)。

流速:1.0 mL/min。

检测波长:225 nm。

【药理活性】 抗肿瘤[5]、减肥降血糖[6]、抗炎镇痛[7]、免疫调节[8]等。

【贮藏】 通风、干燥。

【应用】

《广西壮族自治区壮药质量标准:第三卷(2018 年版)》[9]

薄层鉴别(TLC):吴茱萸/茶栏。

含量测定(HPLC):吴茱萸/茶栏。

参考文献

[1]张晓拢,经雅昆,彭四威,等.吴茱萸的化学成分研究[J].天然产物研究与开发,2013(4):470-474.

[2]邓银华,徐康平,李福双,等.吴茱萸化学成分研究[J].中南药学,2003(1):44-45.

[3]芮伟,冯煦,刘飞,等.大花吴茱萸果实化学成分及其生物活性[J].中成药,2018(1):121-125.

[4]刘铎,鲁建美,吕露阳.吴茱萸炮制品的质量标准研究[J].中药与临床,2016(2):32-35.

[5]朱丽红,刘小东,谭宇惠,等.吴茱萸碱对人肝癌细胞 HepG2 的生长抑制及诱导凋亡作用[J].中国药理学通报,2009(1):68-71.

[6]石海莲,郑沁乐,吴大正.吴茱萸碱对肥胖并发血管肥厚的作用研究[J].中国药理学通报,2011(12):1687-1692.

[7]陶兆燕,李涓,盛蓉,等.吴茱萸碱分散片降血尿酸及抗炎、镇痛的实验研究[J].时珍国医国药,2013(5):1147-1148.

[8]赖思含,范霞,魏强,等.吴茱萸碱对小鼠树突状细胞分泌细胞因子的影响[J].中国免疫学杂志,2010(9):787-791.

[9]广西壮族自治区食品药品监督管理局.广西壮族自治区壮药质量标准:第三卷(2018 年版)[M].南宁:广西科学技术出版社,2018.

牡荆内酯

Vitexilactone

【化学名】 4-[2-[(1R,2R,4R,4aS,8aS)-4-(乙酰基氧)十氢-1-羟基-2,5,5,8a-四甲基-1-萘基]乙基]-2(5H)-呋喃酮{4-[2-[(1R,2R,4R,4aS,8aS)-4-(acetyloxy)decahydro-1-hydroxy-2,5,5,8a-tetramethyl-1-naphthalenyl]ethyl]-2(5H)-furanone}。

【别名】 无。

【CAS 号】 61263-49-8。

【结构式】

【分子式】 $C_{22}H_{34}O_5$。

【相对分子质量】 378.51。

【主要来源】 马鞭草科植物牡荆[*Vitex negundo* var.*cannabifolia* (Sieb.et Zucc.) Hand.-Mazz.]。

【性状】 白色针晶。易溶于石油醚。

【熔点】 150~151℃。

【光谱】

UV $\lambda_{max}^{MeOH}(nm):210^{[1]}$。

IR $\nu_{max}^{CHCl_3}(cm^{-1}):3520,1725,1748,1780^{[2]}$。

【波谱】

^{1}**H-NMR** (400 MHz,CDCl$_3$)δ:5.78(1H,q,J=1.5 Hz,H-14),5.32(1H,m,H-6),4.71(2H,br.s,H-16),2.46(2H,t,J=8.3 Hz,H-12),2.11(1H,m,H-8),1.90(1H,m,H-11),1.72(1H,m,H-11),1.58(1H,d,J=2.0 Hz,H-5),1.31(1H,d,J=13.2 Hz,H-3),1.13(1H,d,J=13.0,2.7 Hz,H-3),2.00(3H,s,6-OAc),1.20(3H,s,H-20),0.95(3H,s,H-18),0.90(3H,s,H-19),0.85(3H,d,J=7.0 Hz,H-17)$^{[3]}$。

^{13}**C-NMR** (100 MHz,CDCl$_3$)δ:18.5(C-1),25.3(C-2),31.5(C-3),33.9(C-4),

47.5(C-5),69.7(C-6),43.7(C-7),31.9(C-8),76.3(C-9),35.9(C-10),43.5(C-11),33.5(C-12),117.3(C-13),114.7(C-14),170.1(C-15),16.0(C-17),33.5(C-18),21.8(C-19),18.9(C-20),170.4(OAc),23.6(CH_3OAc)[3]。

【质谱】

EI-MS m/z:318[M^+-CH_3COOH][4]。

【色谱】

TLC[4]

薄层板:硅胶 G。

展开剂:石油醚(60~90℃)—乙酸乙酯(3∶2)。

检识:喷以香草醛硫酸试液,日光下检视。

【药理活性】 抗氧化[6]、降糖[7]等。

【贮藏】 2~8℃。

【应用】

《贵州省中药材、民族药材质量标准》[5]

薄层鉴别(TLC):黄荆子。

参考文献

[1]TAGUCHI H.Studies on the constituents of *Vitex cannabifolia*.[J].Chemical & Pharmaceutical Bulletin,1976(7):1668－1670.

[2]KONDO Y,SUGIYAMA K,NOZOE S.Studies on the constituents of *Vitex rotundifolia* L.fil.[J].Chemical & Pharmaceutical Bulletin,1986(11):4829－4832.

[3]徐金龙.牡荆子化学成分及紫花牡荆素临床前药代动力学研究[D].上海:第二军医大学,2012.

[4]闫利华,张启伟,王智民,等.三叶蔓荆化学成分研究(Ⅱ)[J].中草药,2010(10):1622－1624.

[5]贵州省药品监督管理局.贵州省中药材、民族药材质量标准[M].贵阳:贵州科技出版社,2003:323.

[6]DENIZ G Y,LALOGLU E,ALTUN S,et al.Antioxidant and anti-apoptotic effects of vitexilactone on cisplatin-induced nephrotoxicity in rats[J].Biotechnic & Histochemistry,2020(25):1－8.

[7]NISHINA A,ITAGAKI M,SATO D,et al.The rosiglitazone-like effects of vitexilactone,a constituent from *Vitex trifolia* L.in 3T3-L1 preadipocytes[J].Molecules,2017(11):1－13.

牡荆素

Vitexin

【化学名】 5，7，4′-三羟基黄酮-8-β-D-葡萄糖苷（5，7，4′-trihydroxyflavone-8-β-D-glucoside）。

【别名】 牡荆苷、芹菜苷元-8-O-葡萄糖苷。

【CAS 号】 3681-93-4。

【结构式】

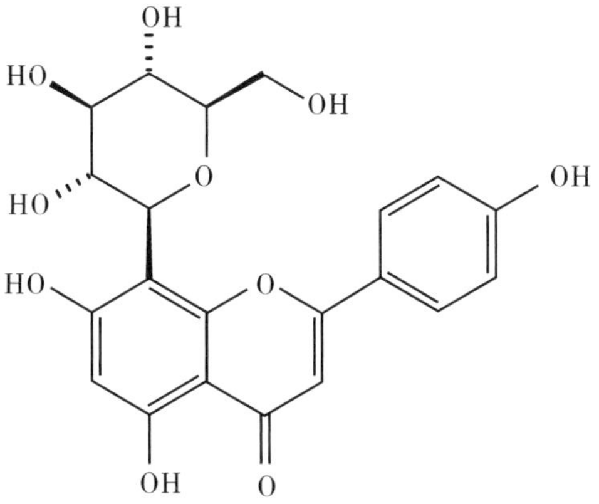

【分子式】 $C_{21}H_{20}O_{10}$。

【相对分子质量】 432.38。

【主要来源】 蔷薇科植物山楂（*Crataegus pinnatifida* Bge），豆科植物木豆［*Cajanus Cajan*（L.）Millsp.］。

【性状】 黄色粉末。易溶于甲醇。

【熔点】 245.8~248.6℃。

【光谱】

UV λ_{max}^{MeOH}（nm）:268,346[1]。

IR ν_{max}^{KBr}（cm^{-1}）:1651,1606,1510[1]。

【波谱】

^{1}H-NMR （600 MHz,DMSO-d_6）δ:6.78（1H,s,H-3），13.17（1H,s,5-OH），6.28（1H,s,H-6），10.82（1H,s,7-OH），8.03（2H,d,J=8.8 Hz,H-2′,6′），6.89（2H,d,J=8.8 Hz,H-3′,5′），10.35（1H,s,4′-OH），4.69（1H,d,J=9.9 Hz,H-1″），3.84（1H,m,H-2″），3.25（1H,m,H-3″），3.37（1H,m,H-4″），3.22（1H,m,H-5″），3.76（1H,m,H-6a），3.51（1H,m,H-6b）[2]。

^{13}C-NMR （150 MHz,DMSO-d_6）δ:164.4(C-2),102.9(C-3),182.6(C-4),160.9(C-5),98.6(C-6),163.0(C-7),105.1(C-8),156.5(C-9),104.5(C-10),122.61(C-1′),129.4(C-2′,6′),116.3(C-3′,5′),161.6(C-4′),73.8(C-1″),71.3(C-2″),79.1(C-3″),71.0(C-4″),82.3(C-5″),61.7(C-6″)[2]。

【质谱】

ESI-MS m/z:433[M+H]$^+$[3]。

【色谱】

TLC[4]

薄层板:聚酰胺薄膜。

展开剂:乙酸乙酯—乙醇—水—冰乙酸(24:8:8:1)。

检识:喷以1%三氯化铝乙醇溶液,紫外光灯356 nm下检视。

HPLC[5]

色谱柱:Symmetry C18,5 μm(4.6 mm×150 mm)。

流动相:甲醇—0.3%磷酸溶液(35:65)。

流速:1.0 mL/min。

检测波长:260 nm。

【药理活性】 镇痛、抗炎免疫、抗记忆损伤、抗癫痫、抗缺血缺氧性脑损伤、抗抑郁[6,7]等。

【贮藏】 干燥、密闭。

【应用】

(1)《广西壮族自治区壮药质量标准:第二卷(2011年版)》[4]

薄层鉴别(TLC):榕树叶/盟棵垒。

(2)《广西壮族自治区壮药质量标准:第三卷(2018年版)》[8]

薄层鉴别(TLC):算盘子。

参考文献

[1]林励,谢宁,程紫骅,等.木豆中牡荆式与异牡荆式的分离与鉴定[J].广州中医药大学学报,1999(1):49-52.

[2]周国洪.王不留行化学成分及炮制对其影响研究[D].北京:中国中医科学院中药研究所,2016.

[3]冯卫卫,李翠兵,廖尚高,等.荭草素和异荭草素、牡荆素和异牡荆素2对碳苷化合物的快速检测与鉴定[J].药物分析杂志,2011(7):1263-1268.

[4]广西壮族自治区食品药品监督管理局.广西壮族自治区壮药质量标准:第二卷(2011年版)[M].南宁:广西科学技术出版社,2011:401.

[5]杨君,王涛,黄建,等.HPLC法测定绿豆中牡荆素的含量[J].实用药物与临床,2019(11):1175-1177.

[6]程建忠,黄金华.牡荆素的镇痛及抗炎免疫作用研究[J].中国医药指南,2016(31):29-30.

[7]毛丽娜,朱清,李俊旭.牡荆素的神经保护作用及机制研究进展[J].中国药理学通报,2016(10):1353 - 1356.

[8]广西壮族自治区食品药品监督管理局.广西壮族自治区壮药质量标准:第三卷(2018年版)[M].南宁:广西科学技术出版社,2018.

β-谷甾醇

β-Sitosterol

【化学名】24-乙基胆甾-5-烯-3β-醇(24-ethylcholest-5-en-3β-ol)。

【别名】植物甾醇。

【CAS 号】83-46-5。

【结构式】

【分子式】$C_{29}H_{50}O$。

【相对分子质量】414.69。

【主要来源】萝藦科植物球兰[*Hoya carnosa*(Linn.f.)R.Br.],桃金娘科植物番石榴(*Psidium guajava* L.),桑科植物对叶榕(*Ficus hispida* Linn.),等等。

【性状】白色针晶。易溶于甲醇、乙醇、乙酸乙酯等。

【熔点】138~139℃。

【光谱】

IR $\nu_{max}^{KBr}(cm^{-1})$:3350,2900,1450,1370,1045,950,790[1]。

【波谱】

¹H-NMR (500 MHz,CDCl₃)δ:0.67(3H,s,18-CH₃),0.80(3H,d,*J*=6.5 Hz,27-CH₃),0.83(3H,d,*J*=7 Hz,26-CH₃),0.84(3H,d,*J*=7.5 Hz,29-CH₃),0.91(3H,d,*J*=7.5 Hz,21-CH₃),1.00(3H,s,19-CH₃),3.52(1H,m,H-3),5.34(1H,d,*J*=5.0 Hz,H-6)[2]。

¹³C-NMR (125 MHz,CDCl₃)δ:37.4(C-1),31.8(C-2),72.1(C-3),42.5(C-4),141.0(C-5),121.9(C-6),32.1(C-7),32.1(C-8),50.3(C-9),36.7(C-10),26.2(C-11),39.9(C-12),42.5(C-13),56.9(C-14),24.5(C-15),28.4(C-16),56.2(C-17),12.0(C-18),19.6(C-19),36.3(C-20),19.2(C-21),34.1(C-22),23.2(C-23),46.0(C-24),29.3(C-25),12.2(C-26),20.0(C-27),21.2(C-28),18.9(C-29)[2]。

【质谱】

HR-ESI-MS m/z:415.39337[M+H]$^{+[2]}$。

【色谱】

TLC[3-6]

薄层板:硅胶 G。

展开剂:环己烷—乙酸乙酯(9:1)。

检识:喷以 10%硫酸乙醇溶液,105℃加热至斑点显色清晰,日光及紫外光灯 365 nm 下检视。

HPLC[7]

色谱柱:C18-Inertsil-ODS-3,5 μm(4.6 mm×250 mm)。

流动相:乙腈—甲醇—异丙醇(90:9:1)。

流速:1.0 mL/min。

检测波长:205 nm。

【药理活性】 抗氧化[8]、抗炎[9]、抗肿瘤[10]、降低胆固醇[11]等。

【贮藏】 -20℃,干燥、密闭。

【应用】

(1)《广西壮族自治区壮药质量标准:第一卷(2008 年版)》[3]

薄层鉴别(TLC):番石榴根/壤您洪;牛奶木(牛奶樟);排钱草(龙鳞草根)/壤等钱;阳桃根/壤棵纺。

(2)《广西壮族自治区壮药质量标准:第三卷(2018 年版)》[4]

薄层鉴别(TLC):九节木。

(3)《广西壮族自治区瑶药材质量标准:第一卷(2014 年版)》[5]

薄层鉴别(TLC):球兰/大白背风(懂别背崩)。

(4)《贵州省中药材、民族药材质量标准》[6]

薄层鉴别(TLC):泡参。

参考文献

[1]姜志义,周伟澄,吕曙华,等.中药鬼箭羽化学成分的研究(Ⅰ)[J].南京药学院学报,1982(2):93-96.

[2]徐晓诗,滕海达,符元泽,等.金丝桃化学成分的研究[J].中草药,2019(4):798-801.

[3]广西壮族自治区食品药品监督管理局.广西壮族自治区壮药质量标准:第一卷(2008 年版)[M].南宁:广西科学技术出版社,2008.

[4]广西壮族自治区食品药品监督管理局.广西壮族自治区壮药质量标准:第三卷(2018 年版)[M].南宁:广西科学技术出版社,2018.

[5]广西壮族自治区食品药品监督管理局.广西壮族自治区瑶药材质量标准:第一卷(2014 年版)[M].南宁:广西科学技术出版社,2014.

[6]贵州省药品监督管理局.贵州省中药材、民族药材质量标准[M].贵阳:贵州科技出版社,2003.

[7]陈华妮,吴霞,尹建华,等.HPLC 法测定广西野生酸荔枝核中 β-谷甾醇含量[J].广州化工,2019(2): 92 – 94.

[8]PANIAGUA-PEREZ R,MADRIGAL-BUJAIDAR E,REYES-CADENA S,et al.Cell protection induced by beta-sitosterol:inhibition of genotoxic damage,stimulation of lymphocyte production,and determination of its antioxidant capacity[J].Archives of Toxicology,2008(9):615 – 622.

[9]GUPTA M B,NATH R,SRIVASTAVA N,et al.Anti-inflammatory and antipyretic activities of beta-sitosterol [J].Planta Medica,1980(2):157 – 163.

[10]WESTSTRATE J A,AYESH R,BAUER-PLANK C,et al.Safety evaluation of phytosterol esters. Part 4. Faecal concentrations of bile acids and neutral sterols in healthy normolipidaemic volunteers consuming a controlled diet either with or without a phytosterol ester-enriched margarine[J].Food and Chemical Toxicology:an International Journal Published for the British Industrial Biological Research Association,1999 (11):1063 – 1071.

[11]POLLAK O J.Reduction of blood cholesterol in man[J].Circulation,1953(5):702 – 706.

谷氨酸
L-Glutamic acid

【化学名】 α-氨基戊二酸（α-aminoglutaric acid）。

【别名】 麸氨酸。

【CAS 号】 56-86-0。

【结构式】

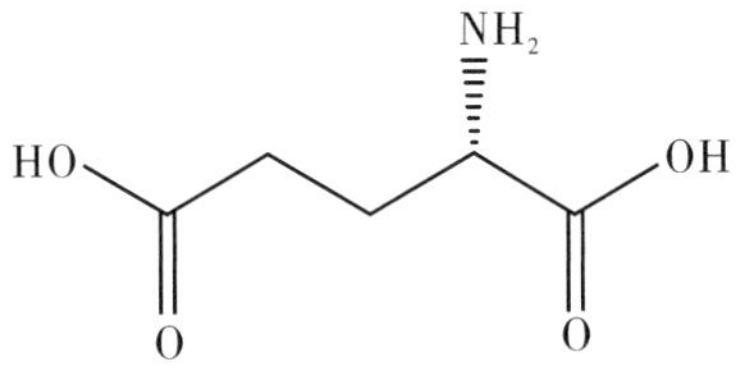

【分子式】 $C_5H_9NO_4$。

【相对分子质量】 147.13。

【主要来源】 以淀粉或糖蜜为原料,经发酵、提纯而得;或者采用蛋白质水解法和合成法得到。

【性状】 无色晶体。微溶于冷水,易溶于热水,溶于甲酸、盐酸溶液,几乎不溶于乙醚、乙醇和丙酮。

【熔点】 205~206℃。

【光谱】 无。

【波谱】

¹H-NMR （500 MHz, DMSO-d_6）δ: 4.68（1H, ddd, J=15.5, 5.6, 5.5 Hz, H-2）, 2.63（1H, dd, J=15.5, 5.6 Hz, H-3a）, 2.55（1H, dd, J=15.5, 5.6 Hz, H-3b）, 3.08（2H, t, J=15.5, 6.2 Hz, H-4）, 7.71（2H, d, J=5.5 Hz, NH₂）。

¹³C-NMR （125 MHz, DMSO-d_6）δ: 175.8（C-1）, 56.4（C-2）, 26.7（C-3）, 30.8（C-4）, 173.8（C-5）。

【质谱】

EI-MS m/z: 147.1[M]⁺[1]。

【色谱】

TLC[2]

薄层板:硅胶 G。

展开剂:苯酚—水(3:1)。

检识:喷以茚三酮溶液,105℃加热至斑点显色清晰,日光下检视。

HPLC[3]

色谱柱:Alltima-C18,5 μm(4.6 mm×250 mm)。

流动相:50 mmol/L 乙酸钠(pH 6.8)—甲醇—四氢呋喃(A——82∶17∶1;B——22∶77∶1),梯度洗脱(1~2 min,99%A;3~15 min,89%A;16 min,60%A;17~29 min,30%A;30~37 min,20%A;38~40 min,40%A)。

流速:1.0 mL/min。

检测波长:激发波长(λ_{Ex})338 nm;发射波长(λ_{Em})425 nm。

【药理活性】 参与学习记忆[4]、参与细胞凋亡[5]、影响自主运动神经系统[6]等。

【贮藏】 密封、阴凉、避光。

【应用】

《广西壮族自治区壮药质量标准:第二卷(2011 年版)》[2]

薄层鉴别(TLC):金边蚂蟥/堵平怀。

参考文献

[1]刘坤,刘名飞,王俊丽,等.毛咀地星的抗氧化、抗菌和抗肿瘤活性和化学成分研究[J].广西植物,2018(7):953-959.

[2]广西壮族自治区食品药品监督管理局.广西壮族自治区壮药质量标准:第二卷(2011 年版)[M].南宁:广西科学技术出版社,2011.

[3]朱玲英,孔铭,彭蕴茹,等.HPLC 测定大鼠海马中谷氨酸、γ-氨基丁酸的含量[J].中国现代应用药学,2009(8):654-656.

[4]LYNCH M A,ERRINGTON M L,BLISS T V.The increase in[3H]glutamate release associated with long-term potentiation in the dentate gyrus is blocked by commissural stimulation[J].Neuroscience Letters,1989(2):191-196.

[5]DAWSON T M.Nitric oxide:a brake for bad behavior[J].Molecular Psychiatry,1996(1):9-10.

[6]LORDEN J F,CAUDLE A.Behavioral and endocrinological effects of single injections of monosodium glutamate in the mouse[J].Neurobehav Toxicol Teratol,1986(5):509-519.

没食子酸

Gallic acid

【化学名】3,4,5-三羟基苯甲酸(3,4,5-trihydroxy benzoic acid)。

【别名】五倍子酸、棓酸、石墨酸等。

【CAS 号】149-91-7。

【结构式】

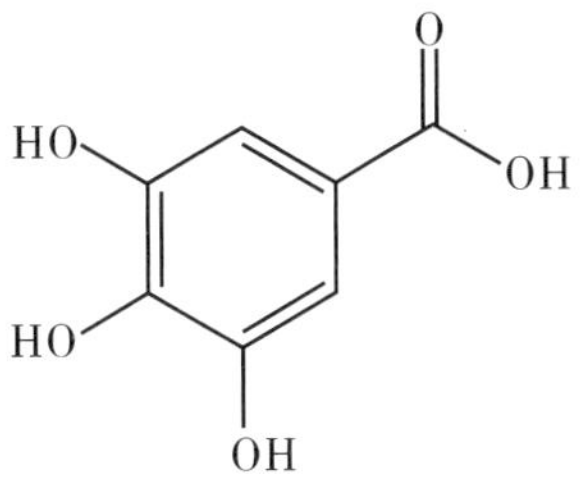

【分子式】$C_7H_6O_5$。

【相对分子质量】170.12。

【主要来源】蓼科植物掌叶大黄(*Rheum palmatum* L.)，桃金娘科植物桉(*Eucalyptus robusta* Smith)，山茱萸科植物山茱萸(*Cornus officinalis* Sieb.et Zucc.)，等等。

【性状】白色粉末。易溶于甲醇。

【熔点】246.2~246.5℃。

【光谱】

UV $\lambda_{max}^{MeOH}(nm):273^{[1]}$。

IR $\nu_{max}^{KBr}(cm^{-1}):3350(—OH),3000~2500(—COOH),1680(C=O),1600(—Ar),860(孤立芳氢)^{[1]}$。

【波谱】

^{1}H-NMR (600 MHz,DMSO-d_6)δ:12.20(1H,br.s,COOH),9.16(3H,br.s,OH-3,4,5),6.91(2H,s,H-2,6)$^{[2]}$。

^{13}C-NMR (100 MHz,DMSO-d_6)δ:122.1(C-1),109.5(C-2,6),145.3(C-3,5),138.1(C-4),167.5(C=O)$^{[3]}$。

【质谱】

EI-MS m/z:170[M]$^+$,152,135,125,107,79$^{[4]}$。

【色谱】

TLC$^{[5]}$

薄层板:聚酰胺薄膜。

展开剂:乙酸乙酯—甲酸(3∶1)。

检识:喷以2%三氯化铁乙醇溶液,日光下检视。

HPLC[6]

色谱柱:Agilent SB C18,10 μm(4.6 mm×250 mm)。

流动相:甲醇—0.4%磷酸溶液(6.3∶93.7)。

流速:1.0 mL/min。

检测波长:272 nm。

【药理活性】 抗炎[7]、抗氧化[8]、抗糖尿病[9]、抗肿瘤[10]等。

【贮藏】 干燥、密闭。

【应用】

(1)《广西壮族自治区壮药质量标准:第一卷(2008年版)》[5]

薄层鉴别(TLC):余甘子/芒音;余甘子汁/忍芒音。

(2)《广西壮族自治区壮药质量标准:第二卷(2011年版)》[6]

薄层鉴别(TLC):九龙盘/棵社慢;飞扬草/棵降;乌桕根/棵够;红背桂/盟楞红。

含量测定(HPLC):九龙盘/棵社慢;乌桕根/棵够。

(3)《广西壮族自治区壮药质量标准:第三卷(2018年版)》[11]

薄层鉴别(TLC):白饭树;红背娘;草龙。

含量测定(HPLC):草龙。

(4)《广西壮族自治区瑶药材质量标准:第一卷(2014年版)》[12]

薄层鉴别(TLC):九龙盘/慢惊风(慢惊崩);萍蓬草根/冷骨风(南进崩)。

含量测定(HPLC):九龙盘/慢惊风(慢惊崩);红云草/走马风(养马崩);萍蓬草根/冷骨风(南进崩)。

(5)《贵州省中药材、民族药材质量标准》[13]

薄层鉴别(TLC):荭草。

含量测定(HPLC):五倍子;地榆。

参考文献

[1]王明时,阮氏白莲.叶下珠化学成分的研究[J].南京药学院学报,1979(2):16-19.

[2]左文健,陈惠琴,李晓东,等.苦丁茶叶的化学成分研究[J].中草药,2011(1):18-20.

[3]冯卫生,苏芳谊,郑晓珂,等.华北耧斗菜的化学成分研究[J].中国药学杂志,2011(7):496-499.

[4]刘东,鞠建华,杨峻山.狭叶崖爬藤化学成分的研究(英文)[J].中草药,2003(1):4-6.

[5]广西壮族自治区食品药品监督管理局.广西壮族自治区壮药质量标准:第一卷(2008年版)[M].南宁:广西科学技术出版社,2008.

[6]广西壮族自治区食品药品监督管理局.广西壮族自治区壮药质量标准:第二卷(2011年版)[M].南宁:广西科学技术出版社,2011.

［7］谢晓艳,刘洪涛,张吉,等.没食子酸体外抗氧化作用研究［J］.重庆医科大学学报,2011(3):319－322.

［8］LIN W H,KUO H H,HO L H,et al. Gardenia jasminoides extracts and gallic acid inhibit lipopolysaccha-ride-induced inflammation by suppression of JNK2/1 signaling pathways in BV-2cells［J］.Iranian Journal of Basic Medical Science,2015(6):555－562.

［9］HUANG D W,CHANG W C,WU J S,et al.Gallic acid ameliorates hyperglycemia and improves hepatic car-bohydrate metabolismin rats fed ahigh-fructose diet［J］.Nutrition Research,2016(2):150－160.

［10］王莹,赵洪昌,王峰.没食子酸诱导胰腺癌 MIA PaCa-2 细胞凋亡作用［J］.中国老年学杂志,2013(22):5647－5649.

［11］广西壮族自治区食品药品监督管理局.广西壮族自治区壮药质量标准:第三卷(2018 年版)［M］.南宁:广西科学技术出版社,2018.

［12］广西壮族自治区食品药品监督管理局.广西壮族自治区瑶药材质量标准:第一卷(2014 年版)［M］.南宁:广西科学技术出版社,2014.

［13］贵州省药品监督管理局.贵州省中药材、民族药材质量标准［M］.贵阳:贵州科技出版社,2003.

补骨脂素

Psoralen

【化学名】7H-糠醛［3,2-g］苯并吡喃-7-酮［7H-furo（3,2-g）benzopyran-7-one］。

【别名】补骨脂内酯、制斑素、补骨脂等。

【CAS 号】66-97-7。

【结构式】

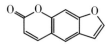

【分子式】$C_{11}H_6O_3$。

【相对分子质量】186.16。

【主要来源】豆科植物补骨脂（*Psoralea corylifolia* L.），伞形科植物珊瑚菜（*Glehnia littoralis* Fr.Schmidt ex Miq.），桑科植物无花果（*Ficus carica* L.），等等。

【性状】无色针状结晶（乙醇）。溶于乙醇、三氯甲烷,微溶于水、乙醚和石油醚。

【熔点】160~162 ℃。

【光谱】

UV λ_{max}^{MeOH}（nm）:325,290,245,208,205[1]。

IR ν_{max}^{KBr}（cm^{-1}）:3156,3122,3060,1721,1679,1633,1576,825[1]。

【波谱】

^{1}H-NMR （400 MHz,CDCl$_3$）δ:7.81(1H,d,J=9.6 Hz,H-4),7.70(1H,d,J=2.3 Hz,H-2′),7.70(1H,s,H-5),7.49(1H,br.s,H-8),6.84(1H,dd,J=2.3,0.8 Hz,H-3′),6.39(1H,d,J=9.6 Hz,H-3)[2]。

^{13}C-NMR （100 MHz,CDCl$_3$）δ:161.0（C-2）,114.6（C-3）,144.1（C-4）,115.4（C-4a）,119.9（C-5）,124.9（C-6）,156.4（C-7）,99.8（C-8）,152.0（C-8a）,146.9（C-2′）,106.4（C-3′）[2]。

【质谱】

EI-MS m/z:187［M+H］$^{+}$[2]。

【色谱】

TLC[3]

薄层板:硅胶 G。

展开剂:正己烷—乙酸乙酯（8∶2）。

检识:紫外光灯 365 nm 下检视。

HPLC[3]

色谱柱:C18,5 μm(4.6 mm×250 mm)。

流动相:乙腈—水(35∶65)。

流速:1.0 mL/min。

检测波长:246 nm。

【药理活性】 抗肿瘤[4]、抗氧化[5]、抗菌[6]、抗炎[7]等。

【贮藏】 干燥、密闭。

【应用】

(1)《广西壮族自治区壮药质量标准:第二卷(2011 年版)》[3]

薄层鉴别(TLC):五指毛桃/棵西思。

含量测定(HPLC):五指毛桃/棵西思。

(2)《广西壮族自治区瑶药材质量标准:第一卷(2014 年版)》[8]

薄层鉴别(TLC):五指毛桃/五爪风(巴扭崩)。

含量测定(HPLC):五指毛桃/五爪风(巴扭崩)。

(3)《贵州省中药材、民族药材质量标准》[9]

含量测定(HPLC):补骨脂。

参考文献

[1]王嵩,邵路平,邬庆,等.玉屏风散化学成分的研究[J].中成药,2017(2):342-346.

[2]阮博,孔令义.补骨脂化学成分的研究[J].中药研究与信息,2005(4):7-9.

[3]广西壮族自治区食品药品监督管理局.广西壮族自治区壮药质量标准:第二卷(2011 年版)[M].南宁:广西科学技术出版社,2011.

[4]谭敏,孙静,赵虹,等.补骨脂素对乳腺癌 MCF-7 和 MDA-MB-231 细胞体外作用的比较研究[J].广州中医药大学学报,2009(4):359-362.

[5]XIAO G D,LI G W,CHEN L,et al.Isolation of antioxidants from *Psoralea corylifolia* fruits using high-speed countercurrent chromatography guided by thin layer chromatography-antioxidant autographic assay[J].Journal of Chromatography A,2010(34):5470-5476.

[6]KHATUNE N A,EKRAMUL ISLAM M,EKRAMUL HAQUE M,et al.Antibacterial compounds from the seeds of *Psoralea corylifolia*[J].Fitoterapia,2004(2):228-230.

[7]张引红,李美宁,王春芳,等.补骨脂素对类风湿性关节炎小鼠模型的免疫调节作用[J].中国实验动物学报,2017(2):207-210.

[8]广西壮族自治区食品药品监督管理局.广西壮族自治区瑶药材质量标准:第一卷(2014 年版)[M].南宁:广西科学技术出版社,2014.

[9]贵州省药品监督管理局.贵州省中药材、民族药材质量标准[M].贵阳:贵州科技出版社,2003.

阿魏酸

Ferulic acid

【化学名】3-甲氧基-4-羟基肉桂酸（3-methoxy-4-hydroxy-cinnamic acid）。

【别名】无。

【CAS 号】1135-24-6。

【结构式】

【分子式】$C_{10}H_{10}O_4$。

【相对分子质量】194.18。

【主要来源】毛茛科植物大三叶升麻（*Cimicifuga heracleifolia* Kom.）、兴安升麻［*Cimicifuga dahurica*（Turcz.）Maxim.］、升麻（*Cimicifuga foetida* L.）等。

【性状】无色针状结晶。易溶于热水、乙醇、乙酸乙酯。

【熔点】172~174 ℃。

【光谱】

UV　λ_{max}^{MeOH}（nm）：316[1]。

IR　ν_{max}^{KBr}（cm^{-1}）：3430（—OH），3010（—Ar），2965，2840，1685（C=O），1660，1618，1595，1510，1460，1430，1380，1320，1285，1275（C—O），1205，1185，1110，1030，970，940，850[2]。

【波谱】

^{1}H-NMR　（500 MHz，Acetone-d_6）δ：7.28（1H，d，J=1.7 Hz，H-2），6.81（1H，d，J=8.1 Hz，H-5），7.11（1H，dd，J=8.2 Hz，1.7 Hz，H-6），7.60（1H，d，J=15.9 Hz，H-7），6.36（1H，d，J=15.9 Hz，H-8），3.89（3H，s，OCH$_3$）[2]。

^{13}C-NMR　（125 MHz，Acetone-d_6）δ：127.5（C-1），116.1（C-2），150.0（C-3），148.8（C-4），115.9（C-5），123.7（C-6），146.7（C-7），111.7（C-8），168.9（C-9），54.3（OCH$_3$）[2]。

【质谱】

EI-MS m/z:194[M]$^+$,179,177,161,133,105,89,77,63,51,39[2]。

【色谱】

TLC[3]

薄层板:硅胶 G。

展开剂:苯—三氯甲烷—冰乙酸(6∶1∶0.5)。

检识:紫外光灯 365 nm 下检视。

HPLC[4]

色谱柱:C18,5 μm(4.6 mm×250 mm)。

流动相:乙腈—水—冰乙酸(21∶78∶1)。

流速:1.0 mL/min。

检测波长:322 nm。

【药理活性】 抗炎、抗肝纤维化、抗菌、抗抑郁、抗肿瘤[5-9]等。

【贮藏】 干燥、密闭。

【应用】

《贵州省中药材、民族药材质量标准》[4]

含量测定(HPLC):升麻。

参考文献

[1]吕瑞绵,林茂,刘铁成,等.欧当归化学成分的研究[J].中草药,1981(11):5-6.

[2]鞠建华,杨峻山,刘东.铁破锣化学成分的研究Ⅱ[J].中国药学杂志,2000(3):15-18.

[3]戴衍朋,孙立立.蜜升麻饮片质量标准研究[C]//中华中医药学会中药炮制分会.中华中医药学会中药炮制分会 2011 年学术年会论文集.北京:2011.

[4]贵州省药品监督管理局.贵州省中药材、民族药材质量标准[M].贵阳:贵州科技出版社,2003.

[5]胡潇,任广岩,唐利华,等.阿魏酸对大气细颗粒物 PM2.5 诱导的小鼠主动脉炎症的干预作用[J].中国现代应用药学,2018(5):642-647.

[6]郭玲,李惠珍,魏亚君.阿魏酸对大鼠肝纤维化过程中肝细胞的保护作用及其可能机制[J].临床和实验医学杂志,2019(4):357-361.

[7]薛林林,王远,李彬彬,等.阿魏酸对粪肠球菌和屎肠球菌产酪胺机制的影响[J].食品科学,2019(22):33-38.

[8]WENK G L,MCGANN-GRAMLING K,HAUSS-WEGRZYNIAK B,et al.Attenuation of chronic neuroinflammation by a nitricoxide-releasing derivative of the antioxidant ferulic acid[J].Journal of Neuro-Chemistry,2004(2):484-493.

[9]牛媛瑕,张艳,魏丽琼,等.阿魏酸诱导胃癌 SGC-7901 细胞凋亡及对 COX-2、Survivin、XIAP 和 p53 的影响[J].西部中医药,2019(1):19-23.

青蒿素

Arteannuin

【化学名】（3R,5aS,6R,8aS,9R,10S,12R,12aR）-十氢-3,6,9-三甲基-3,12-桥氧-12H-吡喃并[4,3-j]-1,2-苯并二塞平-10-酮｛（3R,5aS,6R,8aS,9R,10S,12R,12aR）-dihydro-3,6,9-trimethyl-3,12-bridgeo-12H-pyranao[4,3-j]-1,2-benzobisepin-10-one｝。

【别名】黄花蒿素、黄花素、黄蒿素等。

【CAS 号】63968-64-9。

【结构式】

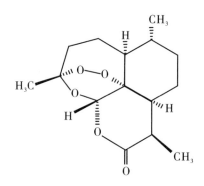

【分子式】$C_{15}H_{22}O_5$。

【相对分子质量】282.15。

【主要来源】菊科植物黄花蒿（*Artemisia annua* L.）。

【性状】无色针状晶体。

【熔点】156~157℃。

【光谱】

UV λ_{max}^{MeOH}(nm):210[1]。

IR ν_{max}^{KBr}(cm^{-1}):1745(六元环内酯),1115、831、881[1]。

【波谱】

^{1}H-NMR （400 MHz,CDCl$_3$）δ:1.40(1H,dd,$J_{1-10\alpha}$=6.9 Hz,$J_{1-10\beta}$=11.3 Hz,H-1),1.45(1H,d,J_{2-14}=6.0 Hz,H-2),1.78,1.09(1H,s,H-3),1.87,1.09(1H,s,H-4),1.78(1H,d,J_{5-11}=5.0 Hz,H-5),5.86(1H,s,H-7),2.44,2.03(2H,dddddd,$J_{9\alpha-9\beta}$=14.5 Hz,$J_{10\alpha-10\alpha}$=3.9 Hz,$J_{9\alpha-10\beta}$=13.3 Hz,$J_{9\beta-10\alpha}$=5.0 Hz,$J_{9\beta-10\beta}$=13.9 Hz,H-9),2.07,1.45(2H,d,$J_{10\alpha-10\beta}$=13.9 Hz,H-10),3.40(1H,d,J_{11-13}=7.2 Hz,H-11),1.21(3H,s,H-13),1.00(3H,s,H-14),1.45(3H,s,H-15)[2]。

^{13}C-NMR （100 MHz,CDCl$_3$）δ:50.2(C-1),24.9(C-2),35.9(C-3),105.4(C-4),

93.7(C-5),79.5(C-6),44.9(C-7),23.4(C-8),33.6(C-9),37.5(C-10),32.9(C-11),172.0(C-12),12.6(C-13),19.8(C-14),25.2(C-15)[3]。

【质谱】

EI-MS m/z:282[M]$^{+}$[1]。

【色谱】

TLC[4]

薄层板:硅胶 G。

展开剂:石油醚(60~90 ℃)—乙醚(4∶5)。

检识:喷以 2%香草醛的 10%硫酸乙醇溶液,105 ℃加热至斑点清晰,紫外光灯365 nm下检视。

HPLC[5]

色谱柱:Agilent C18。

流动相:乙腈—水(65∶35)。

流速:1.0 mL/min。

检测波长:205 nm。

【药理活性】 抗疟疾、抗肿瘤、抗菌、抗炎、抗病毒、抗组织纤维化[6-9]等。

【贮藏】 干燥、密闭。

【应用】

《广西壮族自治区壮药质量标准:第二卷(2011 年版)》[4]

薄层鉴别(TLC):青蒿/埃虽。

参考文献

[1]刘静明,倪慕云,樊菊芬,等.青蒿素(Arteannuin)的结构和反应[J].化学学报,1979(2):129－143.

[2]易平,张起凤,王惠英,等.牛尾蒿的化学成分研究[J].中草药,1998(1):13－14.

[3]黄敬坚,Nicholls KM,陈朝环,等.青蒿素的二维核磁共振研究[J].化学学报,1987(3):305－308.

[4]广西壮族自治区食品药品监督管理局.广西壮族自治区壮药质量标准:第二卷(2011 年版)[M].南宁:广西科学技术出版社,2011.

[5]朱华李,毛先兵,杨明静,等.HPLC 测定青蒿素原料药的含量并检查有关物质[J].华西药学杂志,2007(6):679－680.

[6]谷丽维,李玉洁,蔡维艳.双氢青蒿素体外对疟原虫感染人红细胞膜通透性的影响研究[J].中国中药杂志,2018(17):3589－3594.

[7]唐瑞龙,宋鑫.青蒿素及其衍生物的抗肿瘤机制[J].中国生物化学与分子生物学报,2018(5):461－466.

[9]覃万翔.双氢青蒿素对 LPS 诱导的小胶质细胞炎症反应的抑制作用及机制研究[D].重庆:重庆医科大学,2018.

[10]徐杰,邓龙兴,胡国元.青蒿素衍生物抗菌机理研究[J].天然产物研究与开发,2018(5):725－730.

苦参碱

Matrine

【化学名】苦参啶-15-酮(matridin-15-one)。

【别名】母菊碱、苦甘草、苦参草等。

【CAS 号】519-02-8。

【结构式】

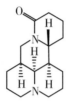

【分子式】$C_{15}H_{24}N_2O$。

【相对分子质量】248.37。

【主要来源】豆科植物苦参(*Sophora flavescens* Ait)、山豆根(*Euchresta japonica* Hook.f. ex Regel)、苦豆子(*Sophora alopecuroides* L.)等。

【性状】白色粉末。能溶于水、苯、三氯甲烷、甲醇、乙醇,微溶于石油醚。

【熔点】76.2~78.7℃。

【光谱】

UV $\lambda_{max}^{MeOH}(nm)$:209[1]。

IR $\nu_{max}^{KBr}(cm^{-1})$:2935,2853,2787,1624[1]。

【波谱】

¹H-NMR (500 MHz,CDCl₃)δ:4.40(1H,dd,*J*=12.6,4.2 Hz,H-17),3.82(1H,dt,*J*=9.6,6.0 Hz,H-11),3.05(1H,t,*J*=12.6 Hz,H-17),2.84(1H,d,*J*=11.4 Hz,H-10),2.78(1H,d,*J*=11.4 Hz,H-2),2.43(1H,dt,*J*=17.4,4.2 Hz,H-14),2.25(1H,m,H-14),2.08(2H,m,H-10,2),1.94(3H,m,H-3,He-12,4),1.81(1H,m,H-9),1.34~1.77(1H,m,H-13,8,H-3,4,5,6,7,8,9,12,He-13)[2]。

¹³C-NMR (125 MHz,CDCl₃)δ:57.6(C-2),21.1 (C-3),27.5(C-4),35.7(C-5),64.1(C-6),43.6(C-7),26.8(C-8),21.5(C-9),53.6(C-10),41.8(C-11),28.1(C-12),19.3(C-13),33.1(C-14),170.0(C-15),35.1(C-17)[2]。

【质谱】

EI-MS m/z:248[M]⁺,219,205,192,177,162,150,137,120,110,98,96,82,68[3]。

【色谱】

TLC[4]

薄层板:硅胶 G。

展开剂:三氯甲烷—甲醇—浓氨试液(4∶1∶0.1)。

检识:喷以稀碘化铋钾试液,日光下检视。

HPLC[5]

色谱柱:Agilent SB C18,5 μm(4.6 mm×250 mm)。

流动相:甲醇—水—三乙胺(48∶52∶0.05)。

流速:1.0 mL/min。

检测波长:220 nm。

【药理活性】 抗肿瘤、抗纤维化、抗病毒、抗炎及抑制免疫[6-10]等。

【贮藏】 阴凉、通风、干燥、密闭。

【应用】

(1)《广西壮族自治区壮药质量标准:第一卷(2008 年版)》[4]

薄层鉴别(TLC):山豆根/壤笃岜。

(2)《贵州省中药材、民族药材质量标准》[5]

含量测定(HPLC):苦参。

参考文献

[1]潘龙,张曼,陈河如.槐白皮的生物碱化学成分研究[J].中药材,2016(9):2027-2029.

[2]董刘宏,太志刚,杨亚滨,等.白刺花花的化学成分研究[J].华西药学杂志,2010(6):636-640.

[3]卢文杰,陆国寿,谭晓,等.壮瑶药小槐花化学成分研究[J].中药材,2013(12):1953-1956.

[4]广西壮族自治区食品药品监督管理局.广西壮族自治区壮药质量标准:第一卷(2008 年版)[M].南宁:广西科学技术出版社,2008.

[5]贵州省药品监督管理局.贵州省中药材、民族药材质量标准[M].贵阳:贵州科技出版社,2003.

[6]姚莉,武兴斌,秦龙.苦参碱对人膀胱癌 BIU-87 细胞增殖的抑制作用及其机制研究[J].中国药房,2016(16):2177-2180.

[7]ZHAO P,ZHOU R,ZHU X Y,et al.Matrine attenuates focal cerebral ischemic injury by improving antioxidant activity and inhibiting apoptosis inmice[J].International Journal of Molecular Medicine,2015(3):633-644.

[8]WANG L,GAO C,YAO S K,et al.Blocking autophagic flux enhances matrine-induced apoptosis in human hepatoma cells[J].International Journal of Molecular Sciences,2013(12):23212-23230.

[9]ZHOU H,XU M,GAO Y,et al.Matrine induces caspase-independent program cell death in hepatocellular carcinoma through bid-mediated nuclear translocation of apoptosis inducing factor[J].Molecular Cancer,2014(9):59-69.

[10]智信,陈晓,苏佳灿.苦参碱药理作用研究进展[J].成都中医药大学学报,2017(1):123-127.

苹果酸

Malic acid

【化学名】2-羟基丁二酸(2-hydroxy succinic acid)。

【别名】L-羟基琥珀酸、L-苹果酸、S-苹果酸、L-马来酸等。

【CAS 号】6915-15-7。

【结构式】

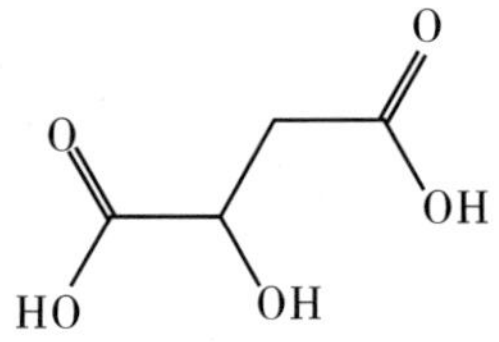

【分子式】$C_4H_6O_5$。

【相对分子质量】134.09。

【主要来源】蔷薇科植物苹果(*Malus pumila* Mill.)。

【性状】无色结晶。易溶于水。

【熔点】131~133℃。

【光谱】

IR $\nu_{max}^{KBr}(cm^{-1})$:3500(—OH),2950(—CH$_2$—)[1]。

【波谱】

1H-NMR (400 MHz, Acetone-d_6)δ:4.50(1H,m,H-2),2.73(2H,dd,*J*=4.0 Hz,H-3)[2]。

13C-NMR (100 MHz, Acetone-d_6)δ:174.9(C-1),67.3(C-2),39.3(C-3),172.1(C-4)[2]。

【质谱】

EI-MS m/z:135[M+H]$^+$[3]。

【色谱】

TLC[4]

薄层板:高效硅胶 G。

展开剂:三氯甲烷—丙酮—甲酸(5:4:2)。

检识:喷以 1.0 g/L 溴甲酚绿乙醇溶液,日光下检视。

HPLC[5]

色谱柱:C18。

流动相:乙腈—0.2%磷酸溶液(4∶96)。

流速:1.0 mL/min。

检测波长:210 nm。

【药理活性】 降血糖、抗菌[6]。

【贮藏】 干燥、避光。

【应用】

《广西壮族自治区壮药质量标准:第三卷(2018年版)》[5]

含量测定(HPLC):沙梨/芒垒。

参考文献

[1]许国龙.苹果酸的鉴定[J].福建分析测试,1998(2):875-878.

[2]ALPEGIANI M,HANESSIAN S.A facile access to (*R*)-malic acid [J].The Journal of Organic Chemistry,1987(2):278.

[3]邱鹰昆,窦德强,裴玉萍,等.仙人掌的化学成分研究[J].中国中药杂志,2005(23):1824-1826.

[4]江茶龙,谢晓梅,张玲,等.木瓜中有机酸和鞣质类成分的薄层色谱鉴别[J].安徽中医学院学报,2010(1):58-60.

[5]广西壮族自治区食品药品监督管理局.广西壮族自治区壮药质量标准:第三卷(2018年版)[M].南宁:广西科学技术出版社,2018.

[6]王璐,张红宇,王莉,等.乌梅及其不同炮制品的药理作用比较[J].中药材,2010(3):353-356.

松脂醇二葡萄糖苷

Pinoresinol diglucoside

【化学名】(2S,3R,4S,5S,6R)-2-(4-{(3S,3aR,6S,6aR)-6-[3-甲氧基-4-[(2S,3R,4S,5S,6R)-3,4,5-三羟基-6-(羟甲基)氧杂环己烷-2-基]氧基苯基]-1,3,3a,4,6,6a-六氢呋喃并[3,4-C]呋喃-3-基}-2-甲氧基苯氧基)-6-(羟甲基)氧杂环己烷-3,4,5-三醇[(2S,3R,4S,5S,6R)-2-(4-{(3S,3aR,6S,6aR)-6-[3-methoxy-4-[(2S,3R,4S,5S,6R)-3,4,5-tri-hydroxy-6-(hydroxymethyl)oxan-2-yl]oxyphenyl]-1,3,3a,4,6,6a-hexahydrofuro[3,4-C]fu-ran-3-yl}-2-methoxyphenoxy)-6-(hydroxymethyl)oxane-3,4,5-triol]。

【别名】松脂醇双吡喃葡萄糖苷。

【CAS 号】63902-38-5。

【结构式】

【分子式】$C_{32}H_{42}O_{16}$。

【相对分子质量】682.67。

【主要来源】杜仲科植物杜仲(*Eucommia ulmoides* Oliv.)。

【性状】白色粉末。易溶于沸水,略溶于冷水,不溶于乙醇、乙醚等。

【熔点】250~251℃。

【光谱】

UV $\lambda_{max}^{H_2O}(nm):280,230^{[1]}$。

IR $\nu_{max}^{KBr}(cm^{-1}):3500\sim3300,1600,1515,1465,1415,840,800^{[1]}$。

【波谱】

^{1}H-NMR (400 MHz, D_2O)δ:6.93(2H,d,*J*=8.1 Hz,H-5,5′),6.80(2H,s,H-2,2′),6.70(2H,br.d,*J*=8.1 Hz,H-6,6′),4.83(2H,d,*J*=7.0 Hz,H-1″,1‴),4.54(2H,br.d,*J*=

4.0 Hz,H-7,7′), 3.89(2H, m, H-9b, 9′b), 3.64(2H, m, H-9a, 9′a), 3.53(6H, s, 2× OCH$_3$)[2]。

^{13}C-NMR (100 MHz, D$_2$O)δ:149.1(C-4, 4′), 145.5(C-3, 3′), 135.8(C-1, 1′), 119.3(C-6,6′), 116.2(C-5,5′), 110.9(C-2,2′), 100.8(C-1″,1‴), 85.7(C-7,7′), 76.4 (C-3″, 3‴), 75.8(C-5″, 5‴), 73.1(C-2″, 2‴), 71.7(C-9, 9′), 69.6(C-4″, 4‴), 60.8 (C-6″,6‴), 56.1(2×OCH$_3$), 53.4(C-8,8′)[2]。

【质谱】

ESI-MS m/z:705[M+Na]$^{+}$[2]。

【色谱】

TLC[3]

薄层板:硅胶 G。

展开剂:三氯甲烷—乙酸乙酯—水—冰乙酸(5∶3∶0.5∶1)。

检识:喷硫酸乙醇溶液,105 ℃加热至斑点显色清晰,日光下检视。

HPLC[4]

色谱柱:Thermo Hypersil Gold C18,5 μm(4.6 mm×250 mm)。

流动相:甲醇—水(21∶79)。

流速:1.0 mL/min。

检测波长:277 nm。

【药理活性】 降压及调节血脂[5]。

【贮藏】 干燥、密闭。

【应用】

《广西壮族自治区壮药质量标准:第二卷(2011 年版)》[6]

含量测定(HPLC):杜仲/棵杜仲。

参考文献

[1]KONISHI T,WADA S,KIYOSAWA S.Constituents of the leaves of Daphne pseudo-mezereum[J].Yakugaku Zasshi:Journal of the Pharmaceutical Society of Japan,1993(9):670-675.

[2]王双燕,丁林芬,吴兴德,等.杜仲化学成分研究[J].中药材,2014(5):807-810.

[3]吕志阳,狄留庆,赵晓莉,等.盐杜仲饮片质量标准研究[J].中药材,2010(1):30-33.

[4]寇威,王景春,王伟,等.杜仲保健酒质量标准研究[J].河南大学学报(医学版),2016(3):178-181.

[5]张瑛朝,张延敏,郭代立,等.复方杜仲叶合剂对人体降压作用的实验研究[J].中成药,2001(6):418-421.

[6]广西壮族自治区食品药品监督管理局.广西壮族自治区壮药质量标准:第二卷(2011 年版)[M].南宁:广西科学技术出版社,2011.

奇壬醇

Kirenol

【化学名】（1R,3S,4aS,4bS,7S,10aS）-1,2,3,4,4a,4b,5,6,7,9,10,10a-十二氢-3-羟基-7-[（R）-1,2-二羟基乙基]-1,4a,7-三甲基菲-1-甲醇{（1R,3S,4aS,4bS,7S,10aS）-1,2,3,4,4a,4b,5,6,7,9,10,10a-dodecahydro-3-hydroxy-7-[（R）-1,2-dihydroxyethyl]-1,4a,7-trimethylphenanthrene-1-methanol}。

【别名】奇任醇。

【CAS 号】52659-56-0。

【结构式】

【分子式】$C_{20}H_{34}O_4$。

【相对分子质量】338.48。

【主要来源】菊科植物豨莶（*Siegesbeckia orientalis* L.）。

【性状】白色结晶。易溶于甲醇,难溶于水。

【熔点】201~202 ℃。

【光谱】

IR $\nu_{max}^{KBr}(cm^{-1})$:3324,2937,1653,1455,1370,1100,1033,964,857[1]。

【波谱】

^{1}H-NMR （400 MHz,CD$_3$OD）δ:1.57(2H,m,H-1),3.76(1H,m,H-2),1.30(1H,m,H-5),1.80(1H,dd,J=8.2,8.2 Hz,H-3),1.70(1H,m,H-3),2.27(1H,m,H-6),2.17(1H,m,H-6),2.00(2H,m,H-7),1.21(1H,m,H-9),2.05(1H,m,H-11),0.94(1H,m,H-12),0.89(1H,m,H-12),5.18(1H,s,H-14),3.67(1H,dd,J=10.8,1.9 Hz,H-15),3.55(1H,dd,J=8.9,1.9 Hz,H-16),3.45(1H,dd,J=10.0,8.9 Hz,H-16),0.84(3H,s,17-CH$_3$),3.30(2H,m,H-18),1.00(3H,s,19-CH$_3$),0.82(3H,s,20-CH$_3$)[2]。

^{13}C-NMR （100 MHz,CD$_3$OD）δ:49.4(C-1),64.4(C-2),45.3(C-3),40.6(C-4),

56. 6(C-5),23. 1(C-6),37. 5(C-7),139. 4(C-8),52. 5(C-9),41. 4(C-10),19. 7(C-11),33. 2(C-12),38. 5(C-13),130. 1(C-14),77. 6(C-15),65. 8(C-16),23. 4(C-17),65. 2(C-18),28. 0(C-19),17. 2(C-20)[2]。

【质谱】

FAB-MS m/z:356[M+NH$_4$]$^+$[2]。

【色谱】

TLC[3]

薄层板:硅胶 G。

展开剂:三氯甲烷—甲醇(4∶1)。

检识:喷以 5%香草醛硫酸溶液,加热至斑点显色清晰,日光下检视。

HPLC[3]

色谱柱:C18。

流动相:乙腈(A)—水(B),梯度洗脱(0~5 min,5%~24%A;5~30 min,24%A)。

流速:1. 0 mL/min。

检测波长:215 nm。

【药理活性】 抗风湿[4]。

【贮藏】 干燥、密闭。

【应用】

《广西壮族自治区壮药质量标准:第二卷(2011 年版)》[3]

薄层鉴别(TLC):豨莶草/棵豨莶。

含量测定(HPLC):豨莶草/棵豨莶。

参考文献

[1]王桂红,张雁冰,赵清治,等.豨莶草的化学成分研究[J].郑州大学学报(理学版),2003(2):73-74.

[2]俞桂新,王峥涛.豨莶草化学成分研究[J].中国药学杂志,2006(24):1854-1857.

[3]广西壮族自治区食品药品监督管理局.广西壮族自治区壮药质量标准:第二卷(2011 年版)[M].南宁:广西科学技术出版社,2011.

[4]钱瑞琴,张春英,付宏征,等.豨莶草活性部位抗风湿作用机理研究[J].中国中西医结合杂志,2000(3):192-195.

虎杖苷
Polydatin

【化学名】3,5,4′-三羟基二苯乙烯-3-葡萄糖苷(3,5,4′-trihydroxystilbene-3-gluco-side)。

【别名】云杉新苷、白藜芦醇苷。

【CAS 号】27208-80-6。

【结构式】

【分子式】$C_{20}H_{22}O_8$。

【相对分子质量】390.38。

【主要来源】蓼科植物虎杖(*Reynoutria japonica* Houtt.)。

【性状】白色粉末。易溶于甲醇、乙醇。

【熔点】224.8~225.8 ℃。

【光谱】

UV $\lambda_{max}^{MeOH}(nm)$:218,308,321[1]。

IR $\nu_{max}^{KBr}(cm^{-1})$:3273,2934,2890,1605,1585,1513,1454,1312,1175,1086,1032,965,839[2]。

【波谱】

¹H-NMR (400 MHz,DMSO-d_6)δ:6.83(1H,t,J=2.0 Hz,H-2),6.47(1H,t,J=2.0 Hz,H-4),6.67(1H,t,J=2.0 Hz,H-6),7.41(1H,d,J=8.5 Hz,H-2′),6.84(1H,d,J=8.5 Hz,H-3′),6.84(1H,d,J=8.5 Hz,H-5′),7.41(1H,d,J=8.5 Hz,H-6′),6.90(1H,d,J=16.3 Hz,H-7),7.08(1H,d,J=16.3 Hz,H-8),4.94(1H,d,J=7.7 Hz,H-1″)[3]。

¹³C-NMR (100 MHz,DMSO-d_6)δ:140.9(C-1),106.8(C-2),160.3(C-3),104.0(C-4),159.4(C-5),108.3(C-6),126.6(C-7),129.7(C-8),129.9(C-1′),128.8(C-2′),116.5(C-3′),158.3(C-4′),116.5(C-5′),128.8(C-6′),102.2(C-1″),74.8(C-2″),78.5(C-3″),71.6(C-4″),77.8(C-5″),62.9(C-6″)[3]。

【质谱】

FAB-MS　m/z:389[M-H]⁻,227[3]。

【色谱】

TLC[4]

薄层板:硅胶 G。

展开剂:三氯甲烷—甲醇—水(15∶5∶0.5)。

检识:紫外光灯 365 nm 下检视。

HPLC[5]

色谱柱:C18,5 μm(4.6 mm×250 mm)。

流动相:甲醇—0.1%磷酸溶液(80∶20)。

流速:1.0 mL/min。

检测波长:254 nm。

【药理活性】 抗炎、抗休克、保护血管[6-9]等。

【贮藏】 干燥、密闭。

【应用】

《广西壮族自治区瑶药材质量标准:第一卷(2014 年版)》[5]

含量测定(HPLC):虎杖/花斑竹(红林巩)。

参考文献

[1]林瑞超,马双成.中药化学对照品应用手册[M].北京:化学工业出版社,2013:222-223.

[2]杨华良,庾石山,裴月湖.短葶仪花叶化学成分研究[J].中国中药杂志,2008(22):2633-2635.

[3]王明安,王明奎,彭树林,等.虎杖的化学成分研究[J].天然产物研究与开发,2001(6):16-18.

[4]张丹丹,徐新刚,闫雪生.3 种中药成方制剂中何首乌、虎杖、决明子薄层鉴别方法的建立[J].中南药学,2015(12):1310-1313.

[5]广西壮族自治区食品药品监督管理局.广西壮族自治区瑶药材质量标准:第一卷(2014 年版)[M].南宁:广西科学技术出版社,2014.

[6]李晓会,吴孟娇,张丽娜,等.虎杖苷对小鼠脓毒症模型 ALT、AST、TNF-α 及 COX-2 的影响[J].中国中西医结合杂志,2013(2):225-228.

[7]吴占庆,马强,冶国栋.虎杖苷对重症失血性休克患者心功能及外周血血小板线粒体的影响[J].中国生化药物杂志,2015(9):146-148.

[8]曾婉君,黄亚彬,王叶茗,等.虎杖苷对高盐饮食诱导的血压升高及血管功能损害的影响[J].中药材,2012(6):964-967.

[9]宋月雁,李笑宏,商丽.白藜芦醇苷对缺氧性肺动脉高压的作用[J].海南医学,2006(9):143-144.

果糖
Fructose

【化学名】(2R,3S,4R,5R)-2-羟甲基-氧杂环己烷-2,3,4,5-四醇[(2R,3S,4R,5R)-2-hydroxymethyl-oxane-2,3,4,5-tetrol]。

【别名】D-果糖、左旋糖。

【CAS 号】7660-25-5。

【结构式】

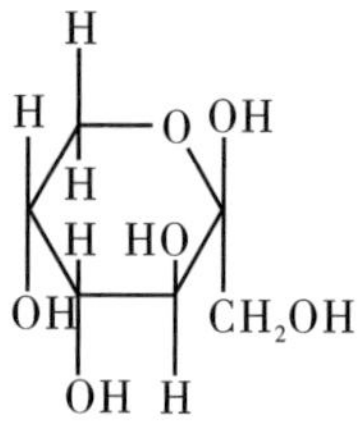

【分子式】$C_6H_{12}O_6$。

【相对分子质量】180.16。

【主要来源】多种水果,蜜蜂科昆虫中华蜜蜂(Apis cerana Fabricius)分泌物,百合科植物川百合(Lilium davidii Duchartre ex Elwes),等等。

【性状】无色晶体。易溶于水。

【熔点】103~105℃。

【光谱】无。

【波谱】

^{1}**H-NMR** (400 MHz,DMSO-d_6)δ:5.16(1H,s,5-OH),4.51(1H,dd,J=5.5,7.4 Hz,6-OH),4.41(1H,m,3-OH),4.34(1H,d,J=3.8 Hz,2-OH),4.26(1H,s,4-OH),3.78(1H,d,J=−11.8 Hz,H-1),3.65(1H,d,J=1.8 Hz,H-2),3.59~3.55(1H,s,H-4),3.43(1H,dd,J=−11.8,1.8 Hz,H-1),3.40(1H,dd,J=−11.0,7.4 Hz,H-6),3.27(1H,dd,J=−11.0,5.5 Hz,H-6)[1]。

^{13}**C-NMR** (300 MHz,D_2O)δ:98.9(C-1),70.5(C-2),70.0(C-3),68.4(C-4),64.7(C-5),64.2(C-6)[1]。

【质谱】

ESI-MS m/z:179[M-H]$^-$[2]。

【色谱】

TLC[3]

薄层板:硅胶 G。

展开剂:乙酸乙酯—甲醇—乙酸—水(12∶3∶3∶2)。

检识:喷以 α-萘酚试液,日光下检视。

HPLC[4]

色谱柱:Prevail Carbohyrate ES,5 μm(4.6 mm×250 mm)。

流动相:乙腈—水(75∶25)。

流速:1.0 mL/min。

检测器:示差折光检测器。

【**药理活性**】 补充能量、调节糖代谢、调节心血管功能、抗缺氧[5,6]等。

【**贮藏**】 干燥、密闭。

【**应用**】

《贵州省中药材、民族药材质量标准》[3]

薄层鉴别(TLC):山百合;糯稻根。

参考文献

[1]AIST.https://sdbs.db.aist.go.jp/sdbs/cgi-bin/landingpage? sdbsno=16041[DB/OL].SDBS,1999-03-31.

[2]郑晓珂,李钦,冯卫生.冬凌草水溶性化学成分研究[J].天然产物研究与开发,2004(4):300-302.

[3]贵州省药品监督管理局.贵州省中药材、民族药材质量标准[M].贵阳:贵州科技出版社,2003:45.

[4]国家药典委员会.中华人民共和国药典:2015 年版 一部[M].北京:中国医药科技出版社,2015:359-360.

[5]PAQUOT N,SCHNEITER P,JÉQUIER E,et al. Effects of ingested fructose and infused glucagon on endogenous glucose production in obese NIDDM patients,obese non-diabetic subjects,and healthy subjects[J].Diabetologia,1996(5):580-586.

[6]WOLFROM C,KADHOM N,RAULIN J,et al. Fructose-induced enhanced mitogenicity of diploid human cells:Possible relationship with cell differentiation[J].In Vitro Cellular & Developmental Biology-Animal,1994(4):263-268.

咖啡酸

Caffeic acid

【化学名】3,4-二羟基肉桂酸(3,4-dihydroxycinnamic acid)。

【别名】无。

【CAS 号】331-39-5。

【结构式】

【分子式】$C_9H_8O_4$。

【相对分子质量】180.15。

【主要来源】旋花科植物白鹤藤(*Argyreia acuta* Lour.),菊科植物蒲公英(*Taraxacum mongolicum* Hand.-Mazz.),蓼科植物杠板归(*Polygonum perfoliatum* L.),等等。

【性状】黄色结晶(水),有刺激性。微溶于冷水,易溶于热水及冷乙醇。

【熔点】216~217 ℃。

【光谱】

UV λ_{max}^{MeOH}(nm):220,246,299,326[1]。

IR ν_{max}^{KBr}(cm^{-1}):3415(宽羟基),1640(C=O),1620(C=C),1600、1530(芳环)[1]。

【波谱】

^{1}H-NMR (500 MHz,DMSO-d_6)δ:7.42(1H,d,J=15.9 Hz,H-7),7.03(1H,d,J=2.0 Hz,H-2),6.97(1H,dd,J=8.2,2.0 Hz,H-6),6.76(1H,d,J=8.1 Hz,H-5),6.18(1H,d,J=15.9 Hz,H-8)[2]。

^{13}C-NMR (125 MHz,DMSO-d_6)δ:127.7(C-1),116.6(C-2),150.1(C-3),147.6(C-4),117.1(C-5),117.8(C-6),146.6(C-7),123.2(C-8),169.9(C-9)[2]。

【质谱】

EI-MS m/z:179[M-H]$^-$[2]。

【色谱】

TLC[3]

薄层板:硅胶 G。

展开剂:乙酸丁酯—甲酸—水(7∶2.5∶2.5)。

检识:紫外光灯 365 nm 下检视。

HPLC[3]

色谱柱:Agilent SB C18,5 μm(4.6 mm×250 mm)。

流动相:甲醇—磷酸盐缓冲液(pH 3.8~4.0)(23∶77)。

流速:1.0 mL/min。

检测波长:323 nm。

【药理活性】 抗炎、抗菌、抗病毒、升高白细胞及血小板[4,5]等。

【贮藏】 干燥、密闭。

【应用】

(1)《广西壮族自治区壮药质量标准:第二卷(2011年版)》[3]

薄层鉴别(TLC):一匹绸/勾答豪;蒲公英/棵凛给。

含量测定(HPLC):蒲公英/棵凛给。

(2)《贵州省中药材、民族药材质量标准》[6]

薄层鉴别(TLC):杠板归。

参考文献

[1]刘星垲,梁国建,蔡雄,等.山甘草化学成分及其抗生育活性研究[J].上海医科大学学报,1986(4):273－277.

[2]贺颖颖,罗燕玉,林朝展,等.王老吉凉茶化学成分研究[J].中药材,2018(4):889－893.

[3]广西壮族自治区食品药品监督管理局.广西壮族自治区壮药质量标准:第二卷(2011年版)[M].南宁:广西科学技术出版社,2011.

[4]刘冯,肖丁华.咖啡酸片治疗慢性难治性ITP的临床疗效观察[J].淮海医药,2011(5):377－379.

[5]张强,胡志力,王福文,等.咖啡酸对阿糖胞苷致小鼠白细胞、血小板减少及血小板体积变化的预防和治疗作用[J].中国临床药理学与治疗学,2008(5):508－511.

[6]贵州省药品监督管理局.贵州省中药材、民族药材质量标准[M].贵阳:贵州科技出版社,2003.

岩白菜素
Bergenin

【化学名】3,4,8,10-四羟基-2(羟基甲基)-9-甲氧基-3,4,4a,10b-四氢-2H-吡喃[3, 2-c]异色原-6-酮{3,4,8,10-tetrahydroxy-2(hydroxymethyl)-9-methoxy-3,4,4a,10b-tetra-hydro-2H-pyrano[3,2-c]isochromen-6-one}。

【别名】岩白菜内酯、矮茶素、虎耳草素。

【CAS 号】477-90-7。

【结构式】

【分子式】$C_{14}H_{16}O_9$。

【相对分子质量】328.27。

【主要来源】虎耳草科植物岩白菜[*Bergenia purpurascens*(Hook.f.et Thoms.)Engl.], 葡萄科植物翼茎白粉藤(*Cissus pteroclada* Hayata), 紫金牛科植物紫金牛[*Ardisia japonica* (Thunb.)Blume], 等等。

【性状】白色结晶性粉末。易溶于甲醇和乙醇。

【熔点】237~239 ℃。

【光谱】

UV λ_{max}^{MeOH}(nm):275,220[1]。

IR ν_{max}^{KBr}(cm^{-1}):389.96、3251.68(—OH),2951.87(—CH$_3$),2892.28(—CH$_2$—), 1704.38(C=O),1612.27、1528.64、1464.03(芳环),1343.83、1234.90(芳环 C—O), 861.20(C—H)[1]。

【波谱】

^{1}H-NMR (400 MHz,Pyridine-d_5)δ:3.99(3H,s,OCH$_3$),4.17~4.33(3H,m),4.5 (1H,dd,J=8.6,9.0 Hz),4.65(1H,t,J=9.78 Hz),4.72(1H,d,J=10.56 Hz),5.27(1H,d, J=10.57 Hz),7.6(1H,s,Ar-H)[1]。

^{13}C-NMR (100 MHz,Pyridine-d_5)δ:119.5(C-1),116.6(C-2),149.4(C-3),141.9 (C-4),152.8(C-5),111.1(C-6),165.5(C-7),73.9(C-1′),75.5(C-2′),81.3(C-3′),

72. 1(C-4′) ,83. 5(C-5′) ,62. 6(C-6′) ,60. 3(OCH$_3$)$^{[1]}$。

【质谱】

EI-MS m／z:327. 08［M-H］$^-$,312. 07［M-H-CH$_3$］$^-$,234. 06［M-H-CH$_3$-C$_2$H$_6$O$_3$］,192. 04［M-H-CH$_3$-CH$_8$O$_4$］$^{-[1]}$。

【色谱】

TLC$^{[2-6]}$

薄层板:硅胶 G。

展开剂:三氯甲烷—乙酸乙酯—甲醇(2. 5∶2∶1)。

检识:喷以 2% 三氯化铁—2% 铁氰化钾混合溶液(1∶1),热风吹至斑点显色清晰,日光下检视。

HPLC$^{[2-6]}$

色谱柱：C18,10 μm(4. 6 mm×250 mm)。

流动相:甲醇—水(22∶78)。

流速:1. 0 mL／min。

检测波长:286 nm。

【药理活性】 抗炎$^{[7]}$、抗氧化$^{[8]}$、抗肿瘤$^{[9]}$等。

【贮藏】 干燥、密闭。

【应用】

(1)《广西壮族自治区壮药质量标准:第一卷(2008 年版)》$^{[2]}$

薄层鉴别(TLC):朱砂根/美色根。

含量测定(HPLC):朱砂根/美色根。

(2)《广西壮族自治区壮药质量标准:第二卷(2011 年版)》$^{[3]}$

薄层鉴别(TLC):四方藤/勾绥林;矮地茶/茶堆。

含量测定(HPLC):四方藤/勾绥林;矮地茶/茶堆。

(3)《广西壮族自治区壮药质量标准:第三卷(2018 年版)》$^{[4]}$

薄层鉴别(TLC):大罗伞树/棵刚亮;白饭树/棵拉拔。

含量测定(HPLC):白饭树/棵拉拔。

(4)《广西壮族自治区瑶药材质量标准:第一卷(2014 年版)》$^{[5]}$

薄层鉴别(TLC):四方藤/四方钻(肥帮准);百两金/竹叶风(老农崩);朱砂根/小解药(烈改端);红云草/走马风(养马崩);矮地茶/不出林(哈台剪)。

含量测定(HPLC):四方藤/四方钻(肥帮准);朱砂根/小解药(烈改端);红云草/走马风(养马崩);矮地茶/不出林(哈台剪)。

(5)《贵州省中药材、民族药材质量标准》$^{[6]}$

薄层鉴别(TLC):朱砂根/八爪金龙。

含量测定(HPLC):红升麻/落新妇;虎耳草;岩陀/毛青冈;矮地茶。

参考文献

[1]谢一辉,邓鹏,张叶青,等.安痛藤化学成分研究[J].中药材,2009(2):210-213.

[2]广西壮族自治区食品药品监督管理局.广西壮族自治区壮药质量标准:第一卷(2008年版)[M].南宁:广西科学技术出版社,2008.

[3]广西壮族自治区食品药品监督管理局.广西壮族自治区壮药质量标准:第二卷(2011年版)[M].南宁:广西科学技术出版社,2011.

[4]广西壮族自治区食品药品监督管理局.广西壮族自治区壮药质量标准:第三卷(2018年版)[M].南宁:广西科学技术出版社,2018.

[5]广西壮族自治区食品药品监督管理局.广西壮族自治区瑶药材质量标准:第一卷(2014年版)[M].南宁:广西科学技术出版社,2014.

[6]贵州省药品监督管理局.贵州省中药材、民族药材质量标准[M].贵阳:贵州科技出版社,2003.

[7]郑胜眉,周兴,黄文涛,等.岩白菜素对LPS诱导RAW264.7细胞炎性因子产生及细胞形态变化的影响[J].中药材,2020(1):206-210.

[8]张韫,高苏亚,唐一梅,等.岩白菜素抗氧化活性的分子光谱法测定[J].化工科技,2019(3):28-32.

[9]陈业文,张灏,甘亚平,等.岩白菜素对肝癌的抑制作用[J].重庆医学,2018(26):3365-3367.

岩黄连碱
Dehydrocavidine

【化学名】 benzo［a］-1,3-benzodioxdo［4,5-g］qninolizin-13-ium,8,9-dimethoxy-6-methyl。

【别名】脱氧卡维丁、去氢紫堇碱。

【CAS 号】83218-34-2。

【结构式】

【分子式】$C_{21}H_{21}NO_4$。

【相对分子质量】351.40。

【主要来源】罂粟科植物石生黄堇（*Corydalis Saxicola* Bunting）。

【性状】黄色针状结晶。溶于甲醇、乙醇、乙酸乙酯,微溶于石油醚、水。

【熔点】273~275℃。

【光谱】

UV λ_{max}^{EtOH}（nm）:269,350[1]。

IR ν_{max}^{KBr}（cm^{-1}）:2900,1610,1520,1475,1340,1300,1260,1220,1200,1190,1170,1160,1100,1080,1049,980,840,748[2]。

【波谱】

^{1}H-NMR （300 MHz,DMSO-d_6）δ:2.96(1H,s,13-CH$_3$),3.13(2H,t,J=9.0 Hz,H-5),3.84(3H,s,OCH$_3$),3.88(3H,s,OCH$_3$),4.78(2H,t,J=9.0 Hz,H-6),6.54(2H,s,OCH$_2$O),7.15(1H,s,H-1),7.36(1H,s,H-4),7.98(1H,d,J=9.0 Hz,H-12),8.04(1H,t,J=9.0 Hz,H-11),9.92(1H,s,H-8)[2]。

^{13}C-NMR （75 MHz,DMSO-d_6）δ:19.0(13-CH$_3$),27.6(C-5),56.6(OCH$_3$),57.0(OCH$_3$),57.5(C-6),105.4(OCH$_2$O),111.6(C-4),111.7(C-1),115.2(C-11),119.8(C-12),120.1(C-13),120.8(C-14a),131.1(C-14),132.4(C-12a),133.1(C-8a),136.3(C-4a),143.7(C-8),145.3(C-10),147.6(C-9),147.8(C-3),151.3(C-2)[2]。

【质谱】

EI-MS m/z:350[M]$^{+[2]}$。

【色谱】

TLC[3]

薄层板:硅胶 G。

展开剂:乙酸乙酯—三氯甲烷—甲醇—浓氨试液(10:2:2:2)的下层溶液。

检识:紫外光灯 365 nm 下检视。

HPLC[4]

色谱柱:Agilent XDB C18,5 μm(4.6 mm×150 mm)。

流动相:乙腈—0.01 mol/L 乙酸溶液(18.5:81.5)。

流速:1.0 mL/min。

检测波长:347 nm。

【药理活性】 抗氧化、镇静、镇痛、解痉、抗菌[2,5]等。

【贮藏】 干燥、密闭、低温、避光。

【应用】

《广西壮族自治区壮药质量标准:第一卷(2008 年版)》[3]

薄层鉴别(TLC):岩黄连/捂敛。

参考文献

[1]柯珉珉,张宪德,吴练中,等.岩黄连有效成分的研究[J].植物学报,1982(3):289-291.

[2]BHAKUNI D S,CHATURVEDI R.The alkaloids of *Corydalis meifolia*[J].Journal of Natural Products,1983(4):466-470.

[2]何志超,王冬梅,李国成,等.岩黄连生物碱类成分及其抗氧化活性研究[J].中草药,2014,45(11):1526-1531.

[3]广西壮族自治区食品药品监督管理局.广西壮族自治区壮药质量标准:第一卷(2008 年版)[M].南宁:广西科学技术出版社,2008.

[4]胡芳,陆兔林,毛春芹,等.HPLC 测定岩黄连生物总碱中脱氢卡维丁、盐酸巴马汀和盐酸小檗碱[J].中国实验方剂学杂志,2011(7):68-71.

[5]陈重阳,赵一.中药岩黄连主要成分脱氢卡维丁的药理研究[J].中药通报,1982(2):31-34.

和厚朴酚
Honokiol

【化学名】3′,5-二丙烯基-1,1′-联苯-2,4′-二酚(3′,5-dipropylene-1,1′-biphenyl-2,4′-diphenol)。

【别名】和朴酚。

【CAS 号】35354-74-6。

【结构式】

【分子式】$C_{18}H_{18}O_2$。

【相对分子质量】266.33。

【主要来源】木兰科植物厚朴(*Magnolia officinalis* Rehd. et Wils.)。

【性状】白色结晶。易溶于甲醇、乙醇。

【熔点】86~87 ℃。

【光谱】

UV λ_{max}^{MeOH}(nm):294[1]。

IR ν_{max}^{KBr}(cm^{-1}):3280(—OH),1610、1500、882、826(1,2,4-置换苯),1645、1410、987、907(—CH=CH$_2$)[1]。

【波谱】

^{1}H-NMR (400 MHz,DMSO-d_6)δ:7.19(1H,dd,J=8.4,2.4 Hz,H-4),7.16(1H,d,J=2.4 Hz,H-6),6.94(1H,dd,J=8.4,2.4 Hz,H-2′),6.86(1H,d,J=8.2 Hz,H-6′),6.80(1H,d,J=8.4 Hz,H-3),6.78(1H,d,J=8.4 Hz,H-3′),5.94(2H,m,H-8,8′),5.06(4H,m,H-9,9′),3.30(2H,d,J=6.6 Hz,H-7),3.25(2H,d,J=6.7 Hz,H-7′)[2]。

^{13}C-NMR (150 MHz,CD$_3$OD)δ:127.4(C-1),131.7(C-2),131.6(C-3),155.1(C-4),115.7(C-5),129.2(C-6),35.4(C-7),138.5(C-8),115.5(C-9),128.9(C-1′),153.2(C-2′),117.0(C-3′),130.0(C-4′),132.6(C-5′),132.1(C-6′),40.5(C-7′),139.6(C-8′),115.6(C-9′)[3]。

【质谱】

ESI-MS m/z:265[M-H]$^{-[4]}$。

【色谱】

TLC[5]

薄层板:硅胶 G。

展开剂:苯—甲醇(27:1)。

检识:喷以 1%香草醛硫酸溶液,100 ℃加热至斑点显色清晰,日光下检视。

HPLC[5]

色谱柱:C18,5 μm(4.6 mm×250 mm)。

流动相:甲醇—水(78:22)。

流速:1.0 mL/min。

检测波长:294 nm。

【药理活性】 抗炎、抗菌、抗焦虑、抗衰老、抗肿瘤[6-8]等。

【贮藏】 干燥、密闭。

【应用】

《广西壮族自治区壮药质量标准:第二卷(2011 年版)》[5]

薄层鉴别(TLC):厚朴/棵厚朴。

含量测定(HPLC):厚朴/棵厚朴。

参考文献

[1]阎文玫.厚朴代用品:大叶木兰的研究(第一报):大叶木兰化学成分的研究[J].中草药通讯,1978 (12):1-6.

[2]欧阳国庆,李创军,杨敬芝,等.小黄皮茎的化学成分研究[J].中草药,2016(9):1480-1485.

[3]卓越,王建农,邹本良,等.厚朴水溶性成分分离[J].中国实验方剂学杂志,2015(9):39-41.

[4]经雅昆,宋潇,柴欣,等.UPLC-UV-MS 法应用于胃肠安丸中 11 个活性成分的定性与定量分析[J].药物分析杂志,2012(7):1165-1170.

[5]广西壮族自治区食品药品监督管理局.广西壮族自治区壮药质量标准:第二卷(2011 年版)[M].南宁:广西科学技术出版社,2011.

[6]杨丽华,马春,李淑玲,等.和厚朴酚注射用冻干脂质体治疗血管性痴呆大鼠的神经保护作用机制[J].陕西中医药大学学报,2017(4):114-119.

[7]吴微微.和厚朴酚水溶性粉体的制备与体外抗肿瘤活性研究[D].哈尔滨:东北林业大学,2019.

[8]郭晶.基于抗氧化活性的厚朴有效组分的研究[D].上海:华东理工大学,2012.

金丝桃苷

Hyperoside

【化学名】 2-(3,4-二羟基苯基)-5,7-二羟基-4,1-苯并吡喃-4-酮-3-β-D-半乳糖苷[2-(3,4-dihydroxyphenyl)-5,7-dihydroxy-4,1-benzopyran-4-one-3-β-D-galactopyranosyloxy]。

【别名】 田基黄苷、海棠因、槲皮素-3-半乳糖苷等。

【CAS 号】 482-36-0。

【结构式】

【分子式】 $C_{21}H_{20}O_{12}$。

【相对分子质量】 464.38。

【主要来源】 藤黄科植物贯叶金丝桃(*Hypericumper foratum* L.),旋花科植物南方菟丝子(*Cuscuta australis* R. Br.),蔷薇科植物山楂(*Grataegus pinnatifida* Bge.),等等。

【性状】 淡黄色针状结晶。易溶于甲醇、乙醇、丙酮、吡啶。

【熔点】 225~226 ℃。

【光谱】

UV λ_{max}^{MeOH}(nm):359,255[1]。

IR ν_{max}^{KBr}(cm^{-1}):3294(—OH),1655 (C=O),1607,1505,1446(—Ar),1364,1292[2]。

【波谱】

^{1}H-NMR (300 MHz,DMSO-d_6)δ:12.64(1H,s,5-OH),10.89(1H,s,7-OH),9.76(1H,s,4'-OH),9.19(1H,s,3'-OH),7.67(1H,dd,J=8.5,1.7 Hz,H-6'),7.53(1H,d,J=1.7 Hz,H-2'),6.81(1H,d,J=8.5 Hz,H-5'),6.41(1H,d,J=1.3 Hz,H-8),6.20(1H,d,J=1.3 Hz,H-6),5.38(1H,d,J=7.7 Hz,H-1″)[3]。

^{13}C-NMR (75 MHz,DMSO-d_6)δ:177.5(C-4),164.2(C-7),161.2(C-5),156.3(C-2),156.2(C-9),148.5(C-4'),144.8(C-3'),133.5(C-3),122.1(C-6'),121.1(C-1'),116.0(C-5'),115.2(C-2'),103.9(C-10),101.8(C-1″),98.7(C-6),93.5(C-8),75.9(C-

5″),73.2(C-3″),71.2(C-2″),67.9(C-4″),60.2(C-6″)[3]。

【质谱】

EI-MS　m/z:465[M+H]+,303[M+H-162]+[1]。

【色谱】

TLC[4]

薄层板:聚酰胺薄膜。

展开剂:甲醇—冰乙酸—水(4:1:5)。

检识:喷以三氯化铝试液,紫外光灯365 nm下检视。

HPLC[4]

色谱柱:C18,5 μm(4.6 mm×250 mm)。

流动相:乙腈—0.1%磷酸溶液(17:83)。

流速:1.0 mL/min。

检测波长:360 nm。

【药理活性】 抗炎、保肝、保护心脑血管、保护神经系统、抗肿瘤[5-9]等。

【贮藏】 干燥、密闭。

【应用】

《广西壮族自治区壮药质量标准:第二卷(2011年版)》[4]

薄层鉴别(TLC):菟丝子/粉迁伐。

含量测定(HPLC):菟丝子/粉迁伐。

参考文献

[1]尹志峰,高大昕,王宏伟,等.金丝草化学成分[J].中国实验方剂学杂志,2014(20):104-107.

[2]王先荣,周正华,杜安全,等.黄蜀葵花黄酮成分的研究[J].中国天然药物,2004(2):91-93.

[3]林倩,贾凌云,孙启时.菟丝子的化学成分[J].沈阳药科大学学报,2009(2):968-971.

[4]广西壮族自治区食品药品监督管理局.广西壮族自治区壮药质量标准:第二卷(2011年版)[M].南宁:广西科学技术出版社,2011.

[5]KIM S J,UM J Y,LEE J Y.Anti-inflammatory activity of hyperoside through the suppression of nuclear factor-κBactivation in mouse peritoneal macrophages[J].The American Journal of Chinese Medicine,2011(1):171-181.

[6]唐敏,刘耀,夏培元.金丝桃苷对CCl₄诱导的大鼠肝损伤的保护作用研究[J].中国药房,2011(7):582-583.

[7]王启海,陈志武.金丝桃苷对离体大鼠腹主动脉的舒张作用及其机制研究[J].中草药,2010(5):766-770.

[8]郑梅竹,时东方,刘春明,等.金丝桃苷对皮质酮损伤的PC12细胞的保护作用[J].时珍国医国药,2011(2):279-281.

[9]王丽敏,江清林,毕士有,等.金丝桃苷对体外肿瘤细胞增殖的抑制作用研究[J].黑龙江医药科学,2010(1):73-74.

油酸

Oleic acid

【化学名】顺式十八碳-9-烯酸(*cis*-9-octadecenoic acid)。

【别名】无。

【CAS 号】112-80-1。

【结构式】

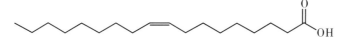

【分子式】$C_{18}H_{34}O_2$。

【相对分子质量】282.46。

【主要来源】合成。

【性状】无色液体。易溶于乙酸乙酯、三氯甲烷、石油醚,不溶于水。

【熔点】13~14℃。

【光谱】

IR ν_{max}^{KBr}(cm^{-1}):3007,2955,2926,2866,1711,1467,1456,1413,1378,1285,1247, 1109,938[1]。

【波谱】

^{1}H-NMR (400 MHz,CDCl$_3$)δ:0.88(3H,t,CH$_3$),1.20~1.53(22H,m,11×CH$_2$), 16.4(2H,m,CH),2.06(4H,m,2×CH$_2$CH),2.34(2H,t,CH$_2$CO$_2$H),5.33(2H,m,2× CH),11.19(1H,br.s,CO$_2$H)[2]。

^{13}C-NMR (100 MHz,CDCl$_3$)δ:179.7(C-1),29.4(C-2),29.4(C-3),34.0(C-4), 31.9(C-5),29.7(C-6),29.6(C-7),29.6(C-8),130.0(C-9),129.7(C-10),29.3(C-11), 29.2(C-12),29.1(C-13),29.0(C-14),27.3(C-15),24.7(C-16),22.7(C-17),14.1(C-18)[2]。

【质谱】

EI-MS m/z:281[M-H]$^-$[2]。

【色谱】

TLC[3]

薄层板:硅胶 G。

展开剂:石油醚(60~90℃)—乙酸乙酯—冰乙酸(8.5:1.5:0.1)。

检识:置碘蒸气中熏至斑点显色清晰,日光下检视。

GC[3]

色谱柱:聚乙二醇 20000(PEG-20M)毛细管柱,0.25 μm(0.25 mm×30 m)。

检测器温度:250 ℃。

进样口温度:250 ℃。

柱温:205 ℃。

分流比:20∶1。

【药理活性】 调节脂联素[4]、降低甲状腺激素[5]、诱导 HepG2 脂肪变性[6]等。

【贮藏】 干燥、密闭。

【应用】

《广西壮族自治区壮药质量标准:第二卷(2011 年版)》[3]

薄层鉴别(TLC):鸦胆子/楝楝依。

含量测定(GC):鸦胆子/楝楝依。

参考文献

[1]余振喜,王钢力,戴忠,等.萝卜秦艽化学成分的研究Ⅱ[J].中国药学杂志,2007(17):1295-1298.

[2]张楷承,姚芳,曹雨诞,等.京大戟的化学成分分离及其对斑马鱼胚胎的毒性[J].中国实验方剂学杂志,2018(16):21-27.

[3]广西壮族自治区食品药品监督管理局.广西壮族自治区壮药质量标准:第二卷(2011 年版)[M].南宁:广西科学技术出版社,2011.

[4]国林青,宋佳,吕玉珊,等.油酸对 3T3-L1 脂肪细胞脂联素及 CDK5、PPARγ 表达的调节作用[J].营养学报,2016(6):556-560.

[5]钟红平,陈彦香,刘世平.油酸致急性呼吸窘迫综合征大鼠血清甲状腺素的变化[J].陕西医学杂志,2016(10):1281-1282.

[6]林霖,盛夏,吉猛,等.油酸体外诱导细胞脂肪变性对脂质代谢及炎症的影响[J].现代生物医学进展,2016(25):4810-4814.

茴香醛
p-Anisaldehyde

【化学名】4-甲氧基苯甲醛(4-methoxybezaldehyde)。

【别名】对甲氧基苯甲醛、大茴香醛。

【CAS 号】123-11-5。

【结构式】

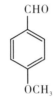

【分子式】$C_8H_8O_2$。

【相对分子质量】136.15。

【主要来源】伞形科植物茴香(*Foeniculum vulagare* Mill.),木兰科植物八角(*Illicium verum* Hook. f.)。

【性状】无色油状液体。易溶于乙醇、乙醚、丙酮、三氯甲烷。

【沸点】246~248 ℃。

【光谱】

UV λ_{max}^{MeOH}(nm):282,220,201[1]。

IR ν_{max}^{KBr}(cm^{-1}):2871,1665,1602,1579,1511,1461,1316[2]。

【波谱】

^{1}H-NMR (500 MHz,CDCl$_3$)δ:6.97(2H,dt,*J*=8.5,2.7,2.2 Hz,H-2,6),7.86(2H,dt,*J*=8.5,2.7,2.2 Hz,H-3,5),9.90(1H,s,CHO),3.84(3H,s,OCH$_3$)[3]。

^{13}C-NMR (125 MHz,CDCl$_3$)δ:30.1(C-4),131.8(C-3.5),164.6(C-1),114.5(C-2.6),190.7(Cl+0),55.4(C-7)[3]。

【质谱】

EI-GC-MS m/z:136[M]$^{+}$[3]。

【色谱】

TLC[4]

薄层板:硅胶 G。

展开剂:石油醚(30~60 ℃)—丙酮—乙酸乙酯(19∶1∶1)。

检识:喷以间苯三酚盐酸试液,日光下检视。

HPLC[5]

色谱柱:Hypersil ODS 2,5 μm(4.6 mm×250 mm)。

流动相:甲醇—水(45∶55)。

流速:1.0 mL/min。

检测波长:248 nm。

【药理活性】 抗炎镇痛、抗菌、保肝[6-8]等。

【贮藏】 干燥、密闭、避光。

【应用】

(1)《广西壮族自治区壮药质量标准:第一卷(2008年版)》[4]

薄层鉴别(TLC):八角茴香/芒抗。

(2)《广西壮族自治区壮药质量标准:第二卷(2011年版)》[9]

薄层鉴别(TLC):小茴香/碰函。

参考文献

[1]林瑞超,马双成.中药化学对照品应用手册[M].北京:化学工业出版社,2013:144-145.

[2]GUNASEKARAN S,SESHADRI S,MUTHU S,et al.Vibrational spectroscopy investigation using ab initio and density functional theory on p-anisaldehyde[J].Spectrochimica Acta Part A:Molecular and Biomolecular Spectroscopy,2008(3):550-556.

[3]SHIN S C,LEE D U.Ameliorating etfect of new constituents from the hooks of *Uncaria rhynchophylla* on scopolamine-induced memory impairment[J].Chinese Journal of Natural Medicines,2013(4):391-395.

[4]广西壮族自治区食品药品监督管理局.广西壮族自治区壮药质量标准:第一卷(2008年版)[M].南宁:广西科学技术出版社,2008.

[5]蒋正立,朱萍,叶敏娇,等.HPLC法测定小茴香中茴香醛的含量[J].中华中医药学刊,2010(10):2219-2220.

[6]腾光寿,刘曼玲,毛峰峰,等.溃茴香挥发油的抗炎镇痛作用[J].现代生物医学进展,2011(2):344-346.

[7]王建清,杨艳,金政伟,等.小茴香7种植物蒸馏提取物的抑霉菌效果[J].天津科技大学学报,2011(1):10-13.

[8]张泽高,肖琳,詹欣宇,等.维药小茴香抗肝纤维化作用及对TGF-β/smad信号转导通路的影响[J].中国肝脏病杂志(电子版),2014(6):32-37.

[9]广西壮族自治区食品药品监督管理局.广西壮族自治区壮药质量标准:第二卷(2011年版)[M].南宁:广西科学技术出版社,2011.

胡薄荷酮

Menthone

【化学名】2-异丙基-5-甲基环己酮(2-isopropyl-5-methylcyclohexanone)。

【别名】蒲勒酮、长叶薄荷酮。

【CAS 号】89-80-5。

【结构式】

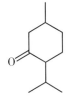

【分子式】$C_{10}H_{18}O$。

【相对分子质量】154.25。

【主要来源】唇形科植物荆芥(*Nepeta cataria* L.)、唇香草(*Ziziphora clinopodioides* Lam.)、薄荷(*Mentha canadensis* Linnaeus)等。

【性状】无色液体。易溶于正己烷、三氯甲烷、乙酸乙酯。

【沸点】210℃。

【光谱】

UV λ_{max}^{MeOH}(nm):253[1]。

IR ν_{max}^{KBr}(cm^{-1}):2952,2925,2871,1682,1614,1456,1371,1209,1130,1028,935,876,646[1]。

【波谱】

^{1}H-NMR (600 MHz,CDCl$_3$)δ:1.02(3H,CH$_3$),1.79,1.99(6H),C=C(CH$_3$)$_2$[1]。

^{13}C-NMR (125 MHz,CDCl$_3$)δ:18.9,22.4,26.3(3×q,3CH$_3$)21.1,28.1,50.8(3×t,3×CH$_2$),34.2,55.5(2×d,2×CH),209.3(s,C=O)[2]。

【质谱】

EI-MS m/z:154[M]$^{+}$[2]。

【色谱】

TLC[3]

薄层板:硅胶 G。

展开剂:石油醚(60~90℃)—乙酸乙酯(37:3)。

检识:喷以 1%香草醛硫酸溶液,加热至斑点显色清晰,日光下检视。

HPLC[4]

色谱柱:C18,5 μm(4.6 mm×250 mm)。

流动相:甲醇—水(80∶20)。

流速:1.0 mL/min。

检测波长:252 nm。

【药理活性】 抗炎、抗菌、抗心肌缺血、抗氧化[5-8]等。

【贮藏】 干燥、密闭。

【应用】

《广西壮族自治区壮药质量标准:第二卷(2011 年版)》[4]

含量测定(HPLC):荆芥/棵荆该。

参考文献

［1］林瑞超,马双成,鲁静,等.中药化学对照品应用手册[M].北京:化学工业出版社,2013:269.

［2］AGNIHOTRI V K,AGARWAL S G,DHAR P L,et al.Essential oil composition of *Mentha pulegium* L. growing wild in the north-western Himalayas India[J].Flavour and Fragrance Journal,2005(6):607－610.

［3］国家药典委员会.中华人民共和国药典:2015 年版 一部[M].北京:中国医药科技出版社,2015:233.

［4］广西壮族自治区食品药品监督管理局.广西壮族自治区壮药质量标准:第二卷(2011 年版)[M].南宁:广西科学技术出版社,2011.

［5］刘玥欣.荆芥不同煎煮时间对荆芥汤中胡薄荷酮含量及药效作用的影响[D].长春:长春中医药大学,2018.

［6］温桃群.荆芥挥发油与胡薄荷酮对 LPS 中毒模型小鼠的抗炎效应及 NLRP3 通路机制研究[D].成都:成都中医药大学,2017.

［7］姜君君,王莹,施洋,等.维药唇香草乙醇提取物抗氧化活性研究[J].新疆医科大学学报,2017(9):1138－1141.

［8］张洪平,罗婷婷,姜敏,等.维药唇香草醇提物对大鼠离体胸主动脉血管环的舒张作用[J].中国药房,2015(28):3926－3929.

荭草素

Orientin

【化学名】2-(3,4-二羟基苯基)-8-β-D-葡萄糖基-5,7-二羟基-4,1-苯并吡喃-4-酮[2-(3,4-dihydroxyphenyl)-8-β-D-glucopyranosyl-5,7-dihydroxy-4,1-benzopyran-4-one]。

【别名】荭草苷。

【CAS 号】28608-75-5。

【结构式】

【分子式】$C_{21}H_{20}O_{11}$。

【相对分子质量】448.38。

【主要来源】蓼科植物红蓼(*Polygonum orientale* L.),毛茛科植物金莲花(*Trollius chinensis* Bunge),鳞始蕨科植物乌蕨[*Odontosoria chinensis* (L.)Sm.],等等。

【性状】黄色粉末。易溶于甲醇、乙醇。

【熔点】267~268 ℃。

【光谱】

UV　λ_{max}^{MeOH}(nm):210.5,269.7,350.1[1]。

IR　ν_{max}^{KBr}(cm^{-1}):3386,2925,2854,1743,1651,1624,1579,1492,1452,1348,1175,1159,1083,1028,984,960,841,819,771,686,621,557[1]。

【波谱】

^{1}H-NMR　(400 MHz,DMSO-d_6)δ:13.18(1H,s,5-OH),10.83(1H,7-OH),10.05(1H,4'-OH),9.07(1H,3'-OH),7.54(1H,dd,J=8.4,2.0 Hz,H-6'),7.49(1H,d,J=2.0 Hz,H-2'),6.88(1H,d,J=8.4 Hz,H-5'),6.66(1H,s,H-3),6.28(1H,s,H-6),4.69(1H,d,J=10.0 Hz,H-1″)[2]。

^{13}C-NMR　(100 MHz,DMSO-d_6)δ:182.0(C-4),164.1(C-2),162.5(C-7),160.4(C-5),156.0(C-9),149.6(C-4'),145.8(C-3'),122.0(C-1'),119.4(C-6'),115.7(C-5'),

114. 1(C-2′),104. 5(C-8),104. 0(C-10),102. 4(C-3),98. 1(C-6),82. 0(C-5″),78. 8(C-3″),73. 4(C-1″),70. 8(C-2″),70. 7(C-4″),61. 6(C-6″)[2]。

【质谱】

ESI-MS m/z:447[M-H]⁻,429,411,369,357,327,300,297,285[3]。

【色谱】

TLC[4]

薄层板:聚酰胺薄膜。

展开剂:甲醇—水—冰乙酸(4∶1∶1)。

检识:喷以2%三氯化铝乙醇溶液,紫外光灯365 nm下检视。

HPLC[4]

色谱柱:C18,5 μm(4. 6 mm×250 mm)。

流动相:乙腈—0. 1%磷酸溶液(18∶82)。

流速:1. 0 mL/min。

检测波长:350 nm。

【药理活性】 抗衰老、抗肿瘤、抗炎、镇痛、抗病毒、抗菌[5-8]等。

【贮藏】 干燥、密闭。

【应用】

《贵州省中药材、民族药材质量标准》[4]

薄层鉴别(TLC):荭草。

含量测定(HPLC):荭草。

参考文献

[1]李洪玉,孙静芸,戴诗文.竹叶化学成分研究[J].中药材,2003(8):562-563.

[2]董永喜,张桂青,王爱民,等.金莲花水溶性化学成分的研究[J].中国药业,2012(19):17-18.

[3]邓思珊,刘洪旭,马丽红,等.三叶青叶黄酮类化学成分的 UPLC-MS/MS 定性分析及 HPLC 含量测定[J].中国医药导报,2018(33):80-84.

[4]贵州省药品监督管理局.贵州省中药材、民族药材质量标准[M].贵阳:贵州科技出版社,2003:267.

[5]杨国栋.金莲花中荭草苷和牡荆苷对 D-半乳糖致衰老小鼠抗氧化作用研究[D].张家口:河北北方学院,2011.

[6]AN F,WANG S,TIAN Q,et al.Effects of orientin and vitexin from *Trollius chinensis* on the growth and apoptosis of esophageal cancer EC-109 cells[J].Oncology Letters,2015(4):2627-2633.

[7]梁生林,梁琼,钟卫华,等.荭草提取物抗炎镇痛作用实验研究[J].中草药,2014(21):3131-3135.

[8]BOOMINATHAN S P,SARANGAN G,SRIKAKELAPU S,et al.Antiviral activityof bioassay guided fractionation of Plumbago zeylanica roots againstherpes simplex virus type 2[J].World Journal of Pharmacy and Pharmaceutical Sciences,2014(12):1003-1017.

相思子碱

L-Abrine

【化学名】1-甲基-*L*-色氨酸(1-methyl-*L*-tryptophan)。

【别名】相思豆碱、红豆碱、*N*-甲基色氨酸等。

【CAS 号】21339-55-9。

【结构式】

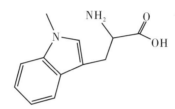

【分子式】$C_{12}H_{14}N_2O_2$。

【相对分子质量】218.25。

【主要来源】豆科植物相思子(*Abrus precatorius* L.)。

【性状】白色结晶。溶于甲醇,微溶于水,不溶于乙醚。

【熔点】242~244 ℃。

【光谱】

UV λ_{max}^{MeOH}(nm):225,275[1]。

IR ν_{max}^{KBr}(cm^{-1}):3404,3025,2918,2802,1588,1459,1400,843,740,700,504[2]。

【波谱】

^{1}H-NMR (400 MH$_z$,DMSO-d_6)δ:7.29(1H,s,H-2),7.58(1H,d,*J*=7.8 Hz,H-4),7.08(2H,m,H-5,6),7.36(1H,d,*J*=7.8 Hz,H-7),3.43(2H,m,H-10),4.22(1H,dd,*J*=4.8,7.8 Hz,H-11),2.55(3H,s,NHCH$_3$)[3]。

^{13}C-NMR (100 MH$_z$,DMSO-d_6)δ:125.2(C-2),106.3(C-3),118.5(C-4),118.7(C-5),121.2(C-6),111.6(C-7),127.1(C-8),136.3(C-9),25.2(C-10),60.5(C-11),170.1(C-12),31.9(NHCH$_3$)[3]。

【质谱】

ESI-MS m/z:218[M]$^+$,173[M-COOH]$^+$,130,103,77[3]。

【色谱】

TLC[4]

薄层板:硅胶 G。

展开剂:正丁醇—乙酸—水(4:1:5)。

检识:喷以改良碘化铋钾试液,日光下检视。

HPLC[5]

色谱柱:Shim-pack XR-ODS Ⅱ,2.2 μm(2.0 mm×75 mm)。

流动相:甲醇—乙腈—水—乙酸—三乙胺(6∶2∶92∶0.2∶0.3)。

流速:0.4 mL/min。

检测波长:280 nm。

【药理活性】 抗炎、增强免疫、抗肝损伤[6]等。

【贮藏】 避光、干燥、密闭。

【应用】

《广西壮族自治区壮药质量标准:第二卷(2011年版)》[7]

薄层鉴别(TLC):鸡骨草/棵共给。

参考文献

[1]李春阳,张平,袁旭江.相思子叶化学成分研究[J].广东药学院学报,2014(1):24-27.

[2]林瑞超,马双成.中药化学对照品应用手册[M].北京:化学工业出版社,2013:317-318.

[3]韦建华,李常伟,向杨,等.复方依山红化学成分的研究[J].广西中医药,2016(2):75-78.

[4]李文军,朱成兰,唐自民.民族药相思子的生药学研究[J].云南民族学院学报(自然科学版),2000(3):179-180.

[5]陈冉,彭冰,李德慧,等.鸡骨草中生物碱的提取与测定[J].中国医药导报,2016(36):145-148.

[6]钟正贤,李燕婧,陈学芬,等.相思子碱的药理作用研究[J].中医药导报,2009(1):8-10.

[7]广西壮族自治区食品药品监督管理局.广西壮族自治区壮药质量标准:第二卷(2011年版)[M].南宁:广西科学技术出版社,2011.

柚皮苷
Naringin

【化学名】7-[2-O-(6-脱氧-α-L-吡喃甘露糖)-β-D-吡喃葡糖氧基]-2,3-二氢-4′,5,7-三羟基黄酮{7-[2-O-(6-deoxy-α-L-mannopyranosyl)-β-D-glucopyranosyloxy]-2,3-dihydro-4′,5,7-trihydroxyflavone}。

【别名】柚苷、柑橘甙、异橙皮甙等。

【CAS 号】10236-47-2。

【结构式】

【分子式】$C_{27}H_{32}O_{14}$。

【相对分子质量】580.53。

【主要来源】芸香科植物柚[*Citrus maxima*(Burm.)Merr.]、葡萄柚(*Citrus paradisi* Macf.)。

【性状】白色絮状粉末。微溶于水,易溶于热水、乙醇、丙酮和温热的冰乙酸。

【熔点】255.3~255.6℃。

【光谱】

UV　λ_{max}^{MeOH}(nm):283,227,215[1]。

IR　ν_{max}^{KBr}(cm^{-1}):3364,2922,1645,1579,1519,1296,1074,821[2]。

【波谱】

[1]**H-NMR**　(500 MHz,CD$_3$OD)δ:7.33(2H,d,J=8.5 Hz,H-2′,6′),6.83(2H,d,J=8.5 Hz,H-3′,5′),6.19(1H,d,J=2.2 Hz,H-8),6.17(1H,d,J=2.2 Hz,H-6),5.40(1H,dd,J=2.7,12.9 Hz,H-2),5.25(1H,d,J=5.3 Hz,glu-H-1″),5.12(1H,d,J=5.8 Hz,rha-H-1‴),3.37~3.94(10H,m,糖基氢),3.18(1H,m,H-3b),2.76(1H,m,H-3a),1.29(3H,d,J=7.2 Hz,rha-CH$_3$)[3]。

[13]**C-NMR**　(125 MHz,CD$_3$OD)δ:198.0(C-4),166.0(C-7),164.5(C-5),164.2(C-9),158.6(C-4′),130.3(C-1′),128.7(C-2′),128.6(C-6′),115.8(C-3′,C-5′),104.4(C-10),102.1(C-1″),98.8(C-1‴),97.3(C-6),96.2(C-8),80.2(C-2),78.7(C-2″),78.4(C-3″),

77.6(C-5″),73.4(C-4‴),71.7(C-2‴),70.7(C-4″),69.5(C-6″),43.5(C-3),17.7(C-6‴)[3]。

【质谱】

EI-MS m/z:579[M-H]⁻[4]。

【色谱】

TLC[5]

薄层板:硅胶 G。

展开剂:乙酸乙酯—丙酮—冰乙酸—水(8∶4∶0.3∶1)。

检识:喷以三氯化铝试液,紫外光灯 365 nm 下检视。

HPLC[5]

色谱柱:C18。

流动相:甲醇—乙酸—水(35∶4∶61)。

检测波长:283 nm。

【药理活性】 抗炎、调节糖脂代谢、抗氧化应激、保护心肌[6,7]等。

【贮藏】 干燥、密闭。

【应用】

(1)《广西壮族自治区壮药质量标准:第二卷(2011 年版)》[5]

薄层鉴别(TLC):化橘红/卜能盆;骨碎补/兴盆。

含量测定(HPLC):化橘红/卜能盆;骨碎补/兴盆。

(2)《广西壮族自治区壮药质量标准:第三卷(2018 年版)》[8]

薄层鉴别(TLC):柚叶/芒博。

含量测定(HPLC):柚叶/芒博。

参考文献

[1]林瑞超,马双成.中药化学对照品应用手册[M].北京:化学工业出版社,2013:36-37.

[2]轧霁,张晓琦,叶文才,等.广东桑种子的化学成分[J].中国药科大学学报,2006(4):301-303.

[3]古丽米热·阿力木,沈海涛,郭寒,等.黑果悬钩子化学成分及其 PTPP1B 抑制活性研究[J].中草药,2017(3):448-452.

[4]KIM C Y,LEE H J,LEE M K,et al. One step purification of flavanone glycosides from *Poncirus trifoliate* by centrifugal partition chromatography[J].Journal of Separation Science,2007(16):2693-2697.

[5]广西壮族自治区食品药品监督管理局.广西壮族自治区壮药质量标准:第二卷(2011 年版)[M].南宁:广西科学技术出版社,2011.

[6]谢仁峰,文双娥,李洋,等.柚皮苷抗炎镇痛作用的实验研究[J].湖南师范大学学报(医学版),2011(4):5-8.

[7]游琼,吴铿.柚皮苷的心血管药理作用[J].广东医学,2010(22):3006-3008.

[8]广西壮族自治区食品药品监督管理局.广西壮族自治区壮药质量标准:第三卷(2018 年版)[M].南宁:广西科学技术出版社,2018.

栀子苷

Geniposide

【化学名】甲基(1R,2S,6S)-9-(羟甲基)-2-[(2S,3R,4S,5S,6R)-3,4,5-三羟基-6-(羟甲基)氧代-2-基]氧-3-氧杂双环[4.3.0]壬-4,8-二烯-5-羧酸盐{methyl (1R,2S,6S)-9-(hydroxymethyl)-2-[(2S,3R,4S,5S,6R)-3,4,5-trihydroxy-6-(hydroxymethyl)oxan-2-yl]oxy-3-oxabicyclo[4.3.0]nona-4,8-diene-5-carboxylate}。

【别名】京尼平苷、栀子甙、京尼平甙等。

【CAS 号】24512-63-8。

【结构式】

【分子式】$C_{17}H_{24}O_{10}$。

【相对分子质量】388.37。

【主要来源】茜草科植物栀子(*Gardenia jasminoides* Ellis)、白花蛇草(*Hedyotis diffusa* Willd)。

【性状】白色粉末。易溶于水、乙醇,不溶于石油醚。

【熔点】163~164 ℃。

【光谱】

UV $\lambda_{max}^{MeOH}(nm):238^{[1]}$。

IR $\nu_{max}^{KBr}(cm^{-1}):3434(—OH),2924、2844(C—H),1713、1640(C=O),1515(芳环),1465、1229(—CH_3),1100(C—O)^{[2]}$。

【波谱】

^{1}H-NMR (400 MHz,DMSO-d_6)δ:7.47(1H,s,H-3),5.69(1H,s,H-7),5.12(1H,d,J=6.8 Hz,H-1′),4.54(1H,d,J=5.7 Hz,H-1),4.13(1H,d,J=15.2 Hz H-10α),3.98(1H,d,J=14.8 Hz,H-10β),3.65(3H,s,COOCH₃),3.43(1H,m,H-2′),2.97~3.19(6H,m,H-5,3′-6′),2.68(1H,m,H-6),2.09(1H,m,H-9)$^{[3]}$。

^{13}C-NMR (100 MHz,DMSO-d_6)δ:96.2(C-1),152.0(C-3),111.4(C-4),34.9(C-5),38.4(C-6),125.9(C-7),144.6(C-8),46.3(C-9),59.8(C-10),167.4(C-11),99.1

$(C-1')$,73.8$(C-2')$,77.1$(C-3')$,70.4$(C-4')$,77.7$(C-5')$,61.4$(C-6')$,51.5(OCH_3)[3]。

【质谱】

ESI-MS m/z:411.1[M+Na]$^{+}$[3]。

【色谱】

TLC[4]

薄层板:硅胶 G。

展开剂:乙酸乙酯—丙酮—甲酸—水(5:5:1:1)。

检识:喷以 10%硫酸乙醇溶液,110 ℃加热至斑点显色清晰,日光下检视。

HPLC[4]

色谱柱:C18。

流动相:乙腈—水(15:85)。

流速:1.0 mL/min。

检测波长:238 nm。

【药理活性】 降血糖、抗炎、镇痛[5-7]等。

【贮藏】 干燥、密闭。

【应用】

《广西壮族自治区壮药质量标准:第二卷(2011 年版)》[8]

薄层鉴别(TLC):栀子/粉给现。

含量测定(HPLC):栀子/粉给现。

参考文献

[1]陈德昌.中药化学对照品工作手册[M].北京:中国医药科技出版社,2000.

[2]李普玲,陈建红,刘慧,等.栀子不同炒制饮片的红外光谱分析[J].中国实验方剂学杂志,2015(22):82-85.

[3]马河,李方丽,王芳,等.白花蛇舌草化学成分研究[J].中药材,2016(1):98-102.

[4]国家药典委员会.中华人民共和国药典:2015 年版 一部[M].北京:中国医药科技出版社,2015:248.

[5]蒲梦如,申甚莉,张永兰,等.京尼平苷对链脲佐菌素诱导的糖尿病大鼠糖脂代谢的影响[J].中国药学杂志,2019(9):699-702.

[6]毛高慧,张刘强,钱菲,等.中药中 3 类环烯醚萜苷抗炎活性研究进展[J].中草药,2019(1):225-233.

[7]金桂娟,叶齐,徐之良.京尼平苷对关节炎大鼠的镇痛作用及机制[J].中国新药杂志,2018(3):356-360.

[8]广西壮族自治区食品药品监督管理局.广西壮族自治区壮药质量标准:第二卷(2011 年版)[M].南宁:广西科学技术出版社,2011.

柠檬苦素

Limonin

【化学名】11H,13H-环氧乙烷基并[d]吡喃并[4′,3′:3,3a]苯并异苯并呋喃并[5,4-f][2]吡喃-4,6,13(2H,5aH)-三酮,8-(3-呋喃基)十氢-2,2,4a,8a-四甲基-(2aR,4aR,4bR,5aS,8S,8aS,10aR,10bR,14aS){11H,13H-oxireno[d]pyrano[4′,3′:3,3a]isobenzofuro[5,4-f][2]benzopyran-4,6,13(2H,5aH)-trione,8-(3-furanyl)de-cahydro-2,2,4a,8a-tetramethyl-(2aR,4aR,4bR,5aS,8S,8aS,10aR,10bR,14aS)}。

【别名】吴茱萸内酯、黄柏内酯。

【CAS 号】1180-71-8。

【结构式】

【分子式】$C_{26}H_{30}O_8$。

【相对分子质量】470.52。

【主要来源】芸香科植物吴茱萸[*Tetradium ruticarpum*(A.Jussieu)T.G.Hartley]。

【性状】白色粉末。易溶于甲醇、三氯甲烷。

【熔点】279.1~281.7℃。

【光谱】

IR $\nu_{max}^{KBr}(cm^{-1})$:2966,1757,1710,1285,1210,1187,1025,800[1]。

【波谱】

1H-NMR (400 MHz,CDCl$_3$)δ:4.03(1H,s,H-l),2.98(1H,dd,*J*=3.8,16.8 Hz,H-2a),2.65(1H,dd,*J*=1.7,16.8 Hz,H-2b),2.22(1H,dd,*J*=3.2,15.8 Hz,H-5),2.85(1H,dd,*J*=14.9,15.5 Hz,H-6a),2.44(1H,dd,*J*=3.3,14.5 Hz,H-6b),2.56(1H,dd,*J*=1.7,12.1 Hz,H-9),1.90(1H,m,H-11a),1.75(1H,m,H-11b),1.80(1H,m,H-12a),1.50(1H,m,H-12b),4.03(1H,s,H-15),5.46(1H,s,H-17),1.08(3H,s,H-18),4.76(1H,d,*J*=13.1 Hz,H-19a),4.48(1H,d,*J*=13.1 Hz,H-19b),7.39(1H,t,*J*=1.7 Hz,H-21),6.33

(1H,d,J=0.9 Hz,H-22),7.40(1H,s,H-23),1.18(3H,s,H-24),1.62(3H,s,H-25),1.18 (3H,s,H-26)[2]。

^{13}C-NMR (100 MHz,CDCl$_3$)δ:79.1(C-1),35.6(C-2),169.1(C-3),80.3(C-4), 60.5(C-5),36.4(C-6),206.1(C-7),45.9(C-8),48.1(C-9),51.3(C-10),18.9(C-11), 30.8(C-12),37.9(C-13),65.7(C-14),53.8(C-15),166.6(C-16),77.8(C-17),17.6(C-18),65.3(C-19),120.0(C-20),143.2(C-21),109.6(C-22),141.1(C-23),21.4(C-24), 30.1(C-25),20.7(C-26)[2]。

【质谱】

EI-MS m/z:470[M]$^{+}$[2]。

【色谱】

TLC[3]

薄层板:高效硅胶 G。

展开剂:石油醚(60~90 ℃)—三氯甲烷—丙酮—甲醇—二乙胺(5∶2∶2∶1∶0.2)。

检识:喷以 2%香草醛硫酸溶液,105 ℃加热至斑点清晰,日光下检视。

HPLC[4]

色谱柱:AichromHypersil C18,5 μm(4.6 mm×250 mm)。

流动相:乙腈—水—四氢呋喃—冰乙酸(41∶59∶1∶0.2)。

流速:1.0 mL/min。

检测波长:225 nm。

【药理活性】 抗肿瘤、抗炎镇痛、抗菌、抗氧化[5-9]等。

【贮藏】 干燥、密闭。

【应用】

《广西壮族自治区壮药质量标准:第三卷(2018 年版)》[4]

含量测定(HPLC):吴茱萸/茶栏。

参考文献

[1]田庆国,丁霄霖.甜橙种子中三萜类活性成分的提取[J].食品科学,1999,(8):45-46.

[2]赵雪梅.胡柚皮化学成分及其活性研究[D].杭州:浙江大学,2003.

[3]国家药典委员会.中华人民共和国药典:2015 年版 一部[M].北京:中国医药科技出版社,2015,304-305.

[4]广西壮族自治区食品药品监督管理局.广西壮族自治区壮药质量标准:第三卷(2018 年版)[M].南宁:广西科学技术出版社,2018.

[5]QIAN P,JIN H W,YANG X W.New Limonoids from Coptidis Rhizoma-Euodiae Fructus Couple[J].Journal of Asian Natural Products Research,2014(4):333-344.

[6]张娟娟,罗刚,何蕊玲,等.柠檬苦素对人肝癌细胞 SMMC-7721 的体外抑制作用[J].四川生理科学杂

志,2007(4):157-160.

[7]温靖,施英,徐玉娟,等.柑桔果实中柠檬苦素抗炎镇痛作用的研究[J].食品科学,2007(11):515-518.

[8]张贝,白卫东,冯卫华,等.柠檬皮中柠檬苦素的提取及其抑菌稳定性研究[J].安徽农业科学,2018(10):150-152.

[9]YU J,WANG L,WALZEM R L,et al.Antioxidant activity of citrus limonoids,flavonoids,and coumarins[J].Journal of Agricultural and Food Chemistry,2005(6):2009-2014.

柠檬酸

Citric acid

【化学名】2-羟基-1,2,3-丙烷三羧酸(2-hydroxy-1,2,3-propanetricarboxylic acid)。

【别名】枸橼酸。

【CAS 号】77-92-9。

【结构式】

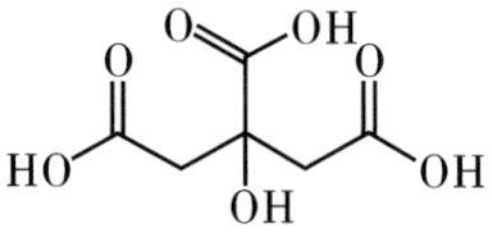

【分子式】$C_6H_8O_7$。

【相对分子质量】192.12。

【主要来源】蔷薇科植物梅(*Armeniaca mume* Sieb.)。

【性状】白色结晶。易溶于甲醇及水。

【熔点】154~155℃。

【光谱】

IR $\nu_{max}^{KBr}(cm^{-1})$:3493(—OH),1742,1694,1388,1338,1294,934[1]。

【波谱】

¹H-NMR (500 MHz,CD_3OD)δ:2.73(2H,d,J=15.5 Hz,H-1a,3a),2.85(2H,d,J=15.5 Hz,H-1b,3b)[2]。

¹³C-NMR (125 MHz,CD_3OD)δ:176.8(C-1,5),43.9(C-2,4),74.2(C-3),173.5(C-1′)[2]。

【质谱】

EI-MS m/z:192[M]+[2]。

【色谱】

TLC[3]

薄层板:硅胶 G。

展开剂:异丙醚—甲醇—甲酸—水(30:4:4:1)。

检识:喷以 0.1%溴酚蓝乙醇溶液显色后,日光下检视。

HPLC[4]

色谱柱:C18。

流动相:乙腈—0.2%磷酸溶液(4:96)。

检测波长:210 nm。

【药理活性】 改善脑损伤、抑菌[5,6]。

【贮藏】 干燥、密闭。

【应用】

《广西壮族自治区壮药质量标准:第三卷(2018 年版)》[4]

含量测定(HPLC):沙梨/芒垒。

参考文献

[1]陶亚萍,吴义芳,韩礼刚,等.柠檬酸分子振动光谱研究[J].光散射学报,2015(3):256-262.

[2]唐丽,李国玉,杨柄友,等.广枣化学成分的研究[J].中草药,2009(4):541-543.

[3]何兵,冯文宇,田吉,等.黄金咽喉片中柠檬酸的薄层鉴别及含量测定[J].时珍国医国药,2008(8): 1941-1942.

[4]广西壮族自治区食品药品监督管理局.广西壮族自治区壮药质量标准:第三卷(2018 年版)[M].南宁:广西科学技术出版社,2018:135.

[5]朱佳敏,刘玉梅,邓雯,等.柠檬酸对铝致小鼠脑组织毒性的影响[J].中国临床药理学杂志,2019 (21):2706-2708.

[6]楚丽娟,周兴燕,申燕.不同浓度柠檬酸钠对肺炎克雷伯菌生物被膜形成的抑制作用[J].中国抗生素杂志,2020(5):482-486.

柠檬醛
Citral

【化学名】3,7-二甲基-2,6-辛二烯醛(3,7-dimethyl-2,6-octadienal)。

【别名】橙花醛、牻牛儿醛、香叶醛。

【CAS 号】5392-40-5。

【结构式】

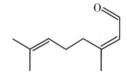

【分子式】$C_{10}H_{16}O$。

【相对分子质量】152.23。

【主要来源】樟科植物山鸡椒[*Litsea cubeba* (Lour.) Pers.],禾本科植物枫茅(*Cymbopogon winterianus* Jowitt)。

【性状】无色或微黄色液体。溶于油类、丙二醇和乙醇,不溶于甘油和水。

【沸点】229 ℃。

【光谱】

IR $\nu_{max}^{KBr}(cm^{-1})$:2971,2924,1675,1636,1122[1]。

【波谱】

^{1}H-NMR (400 MHz,CDCl$_3$)δ:9.98(1H,d,*J*=8 Hz,CHO),5.86(1H,d,*J*=8 Hz,H-2),5.08(1H,m,H-6),2.59(2H,d,*J*=8 Hz,H-4),2.23(2H,m,H-5),2.17(3H,s,10-CH$_3$),1.67(3H,s,8-CH$_3$),1.58(3H,s,9-CH$_3$)[1]。

^{13}C-NMR (100 MHz,CDCl$_3$)δ:17.65(C-9),25.71(C-10),27.01(C-5),32.55(C-8),40.58(C-4),127.38(C-6),128.62(C-2),132.87(C-7),133.65(C-3),163.88(C-3)[1]。

【质谱】

EI-MS m/z:152[M]$^{+}$[1]。

【色谱】

TLC[2]

薄层板:硅胶 G。

展开剂:苯—乙酸乙酯—乙酸(90∶5∶5)。

检识:喷以 0.3%邻联二茴香胺冰醋酸溶液,日光下检视。

HPLC[3]

色谱柱:Agilent Zorbax C18,5 μm(4.6 mm×150 mm)。

流动相:甲醇—水(2.5∶1)。

流速:1.0 mL/min。

检测波长:237 nm。

【药理活性】 抗菌、抗炎、镇痛、抗氧化[4-6]等。

【贮藏】 干燥、密闭。

【应用】

《贵州省中药材、民族药材质量标准》[2]

薄层鉴别(TLC):木姜子。

参考文献

[1]ELGENDYA E M,KHAYYAT S A.Oxidation Studies on Some Natural Monoterpenes:Citral,Pulegone,and Camphene[J].Russian Journal of Organic Chemistry,2008(6):814–822.

[2]贵州省药品监督管理局.贵州省中药材、民族药材质量标准[M].贵阳:贵州科技出版社,2003.

[3]吴意囡,王苏玲.山苍子油注射剂中柠檬醛的 HPLC 测定[J].浙江化工,2004(10):31–32.

[4]BONFERONI M C,SANDRI G,ROSSI S,et al.A novel ionic amphiphilic chitosan derivative as a stabilizer of nanoemulsions:improvement of antimicrobial activity of *Cymbopogon citratus* essential oil[J]. Colloids and Surfaces B:Biointerfaces,2017:385–392.

[5]QUINTANS-JÚNIOR L J,GUIMARÃES A G,DE SANTANA M T,et al.Citral reduces nociceptive and inflammatory response in rodents[J].Revista Brasileira de Farmacognosia,2011(3):497–502.

[6]SOMPARN N,SAENTHAWEESUK S,NAOWABOOT J,et al.Effects of *Cymbopogon citratus* Stapf water extract on rat antioxidant defense system[J].Journal of the Medical Association of Thailand.2014(8):57–63.

厚朴酚
Magnolol

【化学名】5′,5-二烯丙基-2,2′-联苯二酚(5′,5-dipropenyl-2,2′-diphenyl dihydroxy-benzene)。

【别名】厚朴多酚、木兰醇。

【CAS 号】528-43-8。

【结构式】

【分子式】$C_{18}H_{18}O_2$。

【相对分子质量】266.34。

【主要来源】木兰科植物厚朴(*Magnolia officinalis* Rehd. et Wils.)。

【性状】白色结晶。易溶于甲醇。

【熔点】100~101 ℃。

【光谱】

UV λ_{max}^{MeOH}(nm):294[1]。

IR ν_{max}^{KBr}(cm^{-1}):3160,1220(—OH),1610、1494、884、825(1,2,4-置换苯),1645、1410、987、907(—CH=CH$_2$)[1]。

【波谱】

^{1}H-NMR (600 MHz,CD$_3$OD)δ:7.09(2H,d,J=2.4 Hz,H-2,2′),7.01(2H,dd,J=2.4,8.4 Hz,H-6,6′),6.90(2H,dd,J=8.4 Hz,H-5,5′),5.93(2H,ddt,H-8,8′),4.98~5.05(4H,m,H-9,9′),3.28(4H,d,J=6.6 Hz,H-7,7′)[2]。

^{13}C-NMR (150 MHz,CD$_3$OD)δ:133.3(C-1,1′),132.7(C-2,2′),127.6(C-3,3′),152.9(C-4,4′),117.5(C-5,5′),129.9(C-6,6′),40.3(C-7,7′),139.2(C-8,8′),115.8(C-9,9′)[2]。

【质谱】

ESI-MS m/z:265[M-H]$^-$[3]。

【色谱】

TLC[4]

薄层板:硅胶 G。

展开剂:苯—甲醇(27:1)。

检识:喷以 1%香草醛硫酸溶液,100 ℃加热至斑点显色清晰,日光下检视。

HPLC[4]

色谱柱:C18,5 μm(4.6 mm×250 mm)。

流动相:甲醇—水(78:22)。

流速:1.0 mL/min。

检测波长:294 nm。

【药理活性】 抗炎、抗菌、抗抑郁、抗肿瘤[5-8]等。

【贮藏】 干燥、密闭。

【应用】

《广西壮族自治区壮药质量标准:第二卷(2011 年版)》[4]

薄层鉴别(TLC):厚朴/棵厚朴。

含量测定(HPLC):厚朴/棵厚朴。

参考文献

[1]阎文玫.厚朴代用品:大叶木兰的研究(第一报):大叶木兰化学成分的研究[J].中草药通讯,1978 (12):1-6.

[2]卓越,王建农,邹本良,等.厚朴水溶性成分分离[J].中国实验方剂学杂志,2015(9):39-41.

[3]经雅昆,宋潇,柴欣,等.UPLC-UV-MS 法应用于胃肠安丸中 11 个活性成分的定性与定量分析[J].药物分析杂志,2012(7):1165-1170.

[4]广西壮族自治区食品药品监督管理局.广西壮族自治区壮药质量标准:第二卷(2011 年版)[M].南宁:广西科学技术出版社,2011.

[5]HSU M F,LU M C,TSAO L T,et al.Mechanisms of the influence of magnolol on eicosanoid metabolism in neutrophils[J].Biochemical Pharmacology,2004(5):831-840.

[6]PARK J,LEE J,JUNG E,et al.Invitro antibacterial and antiinflammatory effects of honokiol and magnolol against *Propioni bacterium* sp.[J].European Journal of Pharmacology,2004(1-3):189-195.

[7]NAKAZAWA T,YASUDA T,OHSAWA K.Metabolites of orally administered *Magnolia officinalis* extract in rats and man and its antidepressant-like effects in mice.[J].Journal of Pharmacy and Pharmacology,2003 (11):1583-1591.

[8]YANG S E,HSIEH M T,TSAI T H,et al.Effector mechanism of magnolol-induced apoptosis in human lung squamous carcinoma CH27 cells[J].British Journal of Pharmacology,2003(1):193-201.

耐斯糖
Nistose

【化学名】 1-*O*-(1-*O*-*β*-D-呋喃果糖-*β*-D-呋喃果糖基)-*β*-D-呋喃果糖-*α*-D-吡喃葡萄糖苷[1-*O*-(1-*O*-*β*-D-fructofuranosyl-*β*-D-fructofuranosyl)-*β*-D-fructofuranosyl-*α*-D-glucopyranoside]。

【别名】 蔗果四糖。

【CAS 号】 13133-07-8。

【结构式】

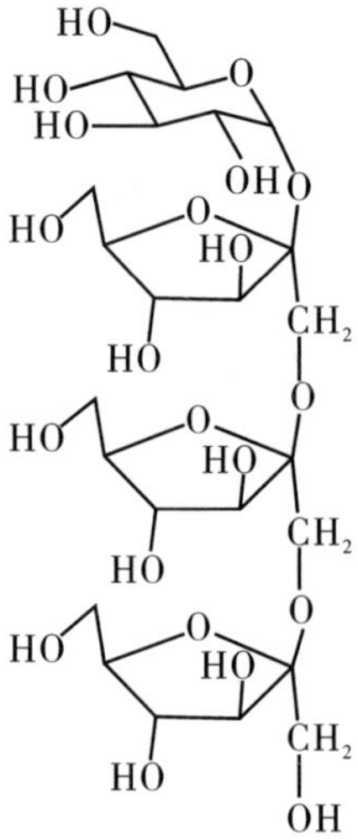

【分子式】 $C_{24}H_{42}O_{21}$。

【相对分子质量】 666.6。

【主要来源】 茜草科植物巴戟天(*Morinda officinalis* How)。

【性状】 白色粉末。易溶于甲醇、水。

【熔点】 120.1~124.3 ℃。

【光谱】

IR $\nu_{max}^{KBr}(cm^{-1})$:3384,2933,1456,1419,1132,1028,929[1]。

【波谱】

^{1}H-NMR (400 MHz,D_2O)δ:5.41(1H,d,*J*=3.7,H-1),4.24,4.18,4.15(each 1H,d,*J*=8.6 Hz,H-3′,3″,3‴),4.07,4.04,4.01(each 1H,t,*J*=8.6 Hz,H-4′,4″,4‴),3.49(1H,dd,*J*=10.0,3.7 Hz,H-2),3.43(1H,t,*J*=9.5 Hz,H-4)[2]。

^{13}C-NMR (100 MHz,D_2O)δ:95.4(C-1),74.1(C-2),75.5(C-3),72.1(C-4),75.3

（C-5），63.0（C-6），63.7（C-1′），106.1（C-2′），79.6（C-3′），77.2（C-4′），84.1（C-5′），65.1（C-6′），63.5（C-1″），105.9（C-2″），80.4（C-3″），77.4（C-4″），84.0（C-5″），65.1（C-6″），63.3（C-1‴），106.5（C-2‴），79.6（C-3‴），76.8（C-4‴），84.0（C-5‴），63.9（C-6‴）[2]。

【质谱】

ESI-MS m/z：689[M+Na]$^+$，1355.3[2M+Na]$^+$，665.6[M-H]$^-$，1331.4[2M-H]$^-$，1367.3[2M+K]$^+$[3]。

【色谱】

TLC[4]

薄层板：Merck 板。

展开剂：正丁醇—异丙醇—水—乙酸（7∶5∶2∶1）。

检识：α-萘酚-硫酸显色，110℃加热至斑点清晰，可见光 577 nm 波长下扫描。

HPLC[5]

色谱柱：Agilent XDB C18，10 μm（4.6 mm×250 mm）。

流动相：甲醇—水（3∶97）。

流速：1.0 mL/min。

检测器：蒸发光散射检测器。

【药理活性】 抗抑郁[1]。

【贮藏】 干燥、密闭。

【应用】

《广西壮族自治区壮药质量标准：第二卷（2011 年版）》[5]

含量测定（HPLC）：巴戟天/勾遂给。

参考文献

[1]崔承彬,杨明,姚志伟,等.中药巴戟天中抗抑郁活性成分的研究[J].中国中药杂志,1995(1):36-39.

[2]崔承彬,杨明,姚志伟,等.菊淀粉型低聚糖类的^{1}HNMR 及^{13}CNMR 研究[J].中国药物化学杂志,1995(1):32-39.

[3]黄珍珍.巴戟天的化学成分及其生物活性研究[D].广州:广州中医药大学,2013.

[4]周斌,崔小弟,李洁,等.高效薄层色谱法同时测定巴戟天中 3 种寡糖[J].中成药,2013(8):1717-1719.

[5]广西壮族自治区食品药品监督管理局.广西壮族自治区壮药质量标准:第二卷(2011 年版)[M].南宁:广西科学技术出版社,2011.

氢溴酸东莨菪碱
Scopolamine hydromide trihydrate

【化学名】6β,7β-环氧-1αH,5αH-托烷-3α-醇(−)托品酸酯氢溴酸盐三水合物[6β,7β-epoxy-1αH,5αH-tropidine-3α-alcohol(−)tropic acid ester hydrobromidetrihydrate]。

【别名】氢溴酸莨胺。

【CAS 号】6533-68-2。

【结构式】

【分子式】$C_{17}H_{21}NO_4 \cdot BrH \cdot 3H_2O$。

【相对分子质量】438.31。

【主要来源】茄科植物洋金花(*Datura metel* L.)、天仙子(*Hyoscyamus niger* L.)。

【性状】无色结晶,或白色结晶性粉末。易溶于水,略溶于乙醇。

【熔点】194~196 ℃。

【光谱】无。

【波谱】

^{1}H-NMR (400 MHz,CDCl$_3$)δ:3.10(1H,m,H-1),2.09(1H,m,H-2α),1.60(1H,d,J=14.8 Hz,H-2β),5.01(1H,t,H-3),2.15(1H,m,H-4α),1.70(1H,d,J=17.2 Hz,H-4β),3.38(1H,d,J=2.4 Hz,H-5),3.82(1H,m,H-6),3.11(1H,m,H-7),2.28(3H,s,NCH$_3$),3.81(1H,m,H-10),4.15(1H,m,H-11α),3.75(1H,m,H-11β),7.31~7.40(5H,m,ArH)[1]。

^{13}C-NMR (50 MHz,CDCl$_3$)δ:57.9(C-1),30.8(C-2),66.9(C-3),29.7(C-4),58.0(C-5),55.9(C-6),56.4(C-7),42.3(C-8),171.9(C-9),54.3(C-10),64.0(C-11),135.7(C-12),129.0(C-13,C-17),128.0(C-14,C-16),127.9(C-15)[1]。

【质谱】

EI-MS m/z:438[M]$^+$,304,156,138,121,110,103[2]。

【色谱】

TLC[3]

薄层板:硅胶 G。

展开剂:乙酸乙酯—甲醇—浓氨试液(17:2:1)。

检识:喷以稀碘化铋钾试液,日光下检视。

HPLC[4]

色谱柱:Agilent SB C18,10 μm(4.6 mm×250 mm)。

流动相:甲醇—乙腈—30 mmol/L 乙酸钠缓冲液(10:5:85)。

流速:1.0 mL/min。

检测波长:210 nm。

【**药理活性**】 散瞳、解痉、抗胆碱、麻醉、镇痛和镇静、兴奋呼吸中枢、扩张毛细血管、治疗晕动症、抑制中枢神经系统[5-11]等。

【**贮藏**】 遮光、密封。

【**应用**】

《贵州省中药材、民族药材质量标准》[3]

薄层鉴别(TLC):曼陀罗子。

参考文献

[1]朱华勇,吴娟,黄帅,等.马尿泡化学成分的研究[J].华西药学杂志,2011(4):305-307.

[2]夏天,石力夫,胡晋红.LC-MS/MS 法测定氢溴酸东莨菪碱在大鼠体内的组织分布[J].药物分析杂志,2012(1):26-29.

[3]贵州省药品监督管理局.贵州省中药材、民族药材质量标准[M].贵阳:贵州科技出版社,2003.

[4]国家药典委员会.中华人民共和国药典:2015 年版 一部[M].北京:中国医药科技出版社,2015:54.

[5]王晋安,王小燕.用东莨菪碱治疗 3 例因服用西咪替丁导致痉挛性斜颈患者的疗效研究[J].当代医药论丛,2014(14):212.

[6]赵一,胡晋红.氢溴酸东莨菪碱口崩片对小鼠神经行为学的影响[J].第二军医大学学报,2012(6):676-678.

[7]阙永康.酮咯酸丁三醇联合东莨菪碱治疗急性结石性肾绞痛的效果评估[J].中国社区医师,2015(33):29-30.

[8]张霞.东莨菪碱对小儿重症肺炎呼吸衰竭的治疗价值[J].首都食品与医药,2017(14):90-91.

[9]张月钗,余金凤.氢溴酸东莨菪碱抢救新生儿缺血缺氧性脑病 54 例体会[J].河北医药,1994(3):173.

[10]张宝民.氢溴酸东莨菪碱治疗晕动症 20 例[J].中国民间疗法,2002(8):20.

[11]马敬,叶玮,郭建华,等.氢溴酸东莨菪碱治疗小儿心脏术后严重低氧血症 5 例[J].江苏大学学报(医学版),2014(3):270-271.

α-香附酮
α-Cyperone

【化学名】（4αS,7R）-1,4α-二甲基-7-烯丙基-3,4,5,6,7,8-六氢萘烯-2-酮［（4αS,7R）-1,4α-dimethyl-7-propen-3,4,5,6,7,8-hexahydronaphthalen-2-one］。

【别名】（4αS-cis）-4,4α,5,6,7,8-六氢-1,4α-二甲基-7-(1-甲基乙基)-2(3H)-萘酮。

【CAS 号】473-08-5。

【结构式】

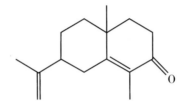

【分子式】$C_{15}H_{22}O$。

【相对分子质量】218.33。

【主要来源】莎草科植物莎草（*Cyperus rotundus* Linn.）。

【性状】黄色液体。易溶于甲醇、乙醇、乙酸乙酯、三氯甲烷。

【熔点】232~233 ℃。

【光谱】

UV λ_{max}^{MeOH}（nm）:249[1]。

IR ν_{max}^{KBr}（cm^{-1}）:2929,2862,1668,1612,1453,1376,1351,1200,1084,1019,888[1]。

【波谱】

^{1}H-NMR （600 MHz,CDCl$_3$）δ:4.78（2H,d,*J*=1.1 Hz,12-CH$_2$），1.78（3H,t,*J*=1.1 Hz,13-CH$_3$），1.78(3H,s,14-CH$_3$)，1.22(3H,s,15-CH$_3$)[1]。

^{13}C-NMR （150 MHz,CDCl$_3$）δ:37.5（C-1），33.8（C-2），199.1（C-3），128.8（C-4），162.2（C-5），32.9（C-6），46.0（C-7），26.9（C-8），41.9（C-9），35.8（C-10），149.2（C-11），109.2（C-12），20.6（C-13），10.9（14），22.5（C-15）[1]。

【质谱】

EI-MS m/z:219[M+H]$^{+}$[1]。

【色谱】

TLC[2]

薄层板:硅胶 GF$_{254}$。

展开剂:二氯甲烷—乙酸乙酯—冰乙酸(80∶1∶1)。

检识:紫外光灯 254 nm 下检视。

HPLC[3]

色谱柱:Agilent HC-C18,5 μm(4.6 mm×250 mm)。

流动相:甲醇—水(70∶30)。

流速:1.0 mL/min。

检测波长:240 nm。

【药理活性】 抗炎、抗菌、解热镇痛[4-6]等。

【贮藏】 干燥、密闭。

【应用】

《广西壮族自治区壮药质量标准:第二卷(2011 年版)》[2]

薄层鉴别(TLC):香附/棵寻谋。

参考文献

[1] 李丽,王英锋.甘松有效成分的研究[J].首都师范大学学报(自然科学版),2010(6):31-34.

[2] 广西壮族自治区食品药品监督管理局.广西壮族自治区壮药质量标准:第二卷(2011 年版)[M].南宁:广西科学技术出版社,2011.

[3] 杨佃志,王育虎,王凤玲,等.不同产地香附中 α-香附酮含量测定[J].亚太传统医药,2013(3):17-19.

[4] HUANG B,HE D,CHEN G,et al.α-Cyperone inhibits LPS-induced inflammation in BV-2 cells through activation of Akt/Nrf2/HO-1 and suppression of the NF-κB pathway[J].Food & Function,2018(5):2735-2743.

[5] 张立艳.香附酮等抑制大肠杆菌对鸡肺 II 型上皮细胞黏附/擦拭损伤的作用机制[D].长春:吉林大学,2014.

[6] 邓远辉,刘瑜彬,罗淑文,等.α-香附酮的分离及其解热镇痛作用研究[J].中药新药与临床药理,2012(6):620-623.

香荆芥酚
Carvacrol

【化学名】2-甲基-5-异丙基苯酚（2-methyl-5-isopropylphenol）。

【别名】香芹酚、异麝香草酚。

【CAS 号】499-75-2。

【结构式】

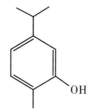

【分子式】$C_{10}H_{14}O$。

【相对分子质量】150.22。

【主要来源】唇形科植物牛至（*Origanum vulgare* L.）、石香薷（*Mosla chinensis* Maxim.）。

【性状】无色透明液体。易溶于甲醇、乙醇。

【沸点】236~237℃。

【光谱】

UV $\lambda_{max}^{MeOH}(nm):204,275$[1]。

IR $\nu_{max}^{KBr}(cm^{-1}):3400(—OH),2850~2980(—CH_3),1620,1580,1500(苯环)$[1]。

【波谱】

¹H-NMR （400 MHz,DMSO-d_6）δ:9.04(1H,s,1-OH),6.94(1H,d,*J*=7.5 Hz,H-5),6.64(1H,s,H-2),6.56(1H,dd,*J*=7.5,1.0 Hz,H-4),1.14(6H,d,*J*=7.0 Hz,2×CH$_3$),2.07(3H,s,6-CH$_3$)[2]。

¹³C-NMR （100 MHz,DMSO-d_6）δ:153.6(C-1),120.8(C-2),130.7(C-3),118.6(C-4),148.3(C-5),112.9(C-6),15.2(C-7),33.6(C-8),23.9(C-9,C-10)[2]。

【质谱】

ESI-MS m/z:149[M-H]⁻,301[2M+1]⁺[2]。

【色谱】

TLC[3]

薄层板:硅胶 GF$_{254}$加 0.5% CMC,110℃活化 30 min。

展开剂:甲苯。

检识:喷以5%香草醛硫酸溶液,加热至斑点显色清晰,日光下检视。

HPLC[4]

色谱柱:C18,5 μm(4.6 mm×250 mm)。

流动相:乙腈—水(43∶57)。

流速:1.0 mL/min。

检测波长:272 nm。

【**药理活性**】 抗菌[5]、消炎止痛[6]、抗氧化[7]等。

【**贮藏**】 干燥、密闭。

【**应用**】

《贵州省中药材、民族药材质量标准》[8]

薄层鉴别(TLC):牛至。

参考文献

[1]刘刚,刘俊峰,刘焱文.牛至化学成分研究[J].中药材,2003(9):642-643.

[2]刘华,张东明,罗永明.江西道地药材江香薷的化学成分研究[J].中国实验方剂学杂志,2010(3):56-59.

[3]邓燕,王西芳.百里香的质量标准研究[J].现代中医药,2011(3):58-60.

[4]邢琪昌,卢昊,付晓,等.高效液相色谱法测定牛至挥发油羟丙基-β-环糊精包合物中麝香草酚、香荆芥酚、对聚伞花素的含量[J].湖北中医药大学学报,2013(4):28-30.

[5]廖芳,杨振德,黄庆华,等.麝香草酚和香荆芥酚对痢疾杆菌和肠炎常见菌的体外抗菌效应[J].医药导报,2005(10):868-870.

[6]聂恒环,邱玉芳,邢国庆.百里香挥发油的抗炎作用[J].泰山医学院学报,1993(4):262-265.

[7]王娣,许晖.超临界 CO_2 萃取百里香精油及其萃取物抗氧化活性研究[J].食品科学,2008(1):162-164.

[8]贵州省药品监督管理局.贵州省中药材、民族药材质量标准[M].贵阳:贵州科技出版社,2003.

重楼皂苷Ⅵ

Chonglou saponinⅥ

【化学名】 偏诺皂苷元 3-O-α-L-吡喃鼠李糖基-($1R$,2)-β-D-吡喃葡萄糖苷［pennogenin 3-O-α-L-rhamnopyranosyl-($1R$,2)-β-D-glucopyranoside］。

【别名】 重楼皂贰Ⅵ。

【CAS 号】 55916-51-3。

【结构式】

【分子式】 $C_{39}H_{62}O_{13}$。

【相对分子质量】 738.91。

【主要来源】 百合科植物宽瓣重楼［*Paris polyphylla* var.*yunnanensis*（Franch.）Hand.-Mzt.］、七叶一枝花（*Paris polyphylla* Smith）。

【性状】 白色粉末。易溶于甲醇、水。

【熔点】 261~264 ℃。

【光谱】

IR ν_{max}^{KBr}(cm^{-1}):3425(—OH),2931,1635,1053,980,918,903,893[1]。

【波谱】

^{1}H-NMR （500 MHz,Pyridine-d_5）δ:0.67(3H,d,J=5.5 Hz,27-CH$_3$),0.93(3H,s,18-CH$_3$),1.06(3H,s,19-CH$_3$),1.22(3H,d,J=7.0 Hz,21-CH$_3$),1.75(3H,d,J=6.0 Hz,rha-CH$_3$),4.99(1H,d,J=7.5 Hz,glc-H-1),6.32(1H,s,rha-H-1)[2]。

^{13}C-NMR （125 MHz,Pyridine-d_5）δ:37.8(C-1),30.4(C-2),78.1(C-3),39.4(C-4),141.0(C-5),122.0(C-6),32.7(C-7),32.0(C-8),50.4(C-9),37.4(C-10),21.2(C-

11），32.3（C-12），45.4（C-13），53.3（C-14），32.6（C-15），90.2（C-16），90.4（C-17），17.4（C-18），19.7（C-19），45.0（C-20），10.1（C-21），110.1（C-22），32.3（C-23），29.0（C-24），30.6（C-25），66.9（C-26），17.6（C-27），100.5（C-1′），79.8（C-2′），78.4（C-3′），72.0（C-4′），78.1（C-5′），62.8（C-6′），102.3（C-1″），72.8（C-2″），73.0（C-3″），74.3（C-4″），69.7（C-5″），18.9（C-6″）[2]。

【质谱】

ESI-MS m/z:739[M+H]$^+$[3]。

【色谱】

TLC[4]

（1）薄层板：硅胶 G。

展开剂：二氯甲烷—四氢呋喃—甲醇—水（9∶6∶3∶1）。

检识：喷以 10％硫酸乙醇溶液显色，可见光及紫外光灯 365 nm 下检视。

（2）薄层板：硅胶 G。

展开剂：三氯甲烷—甲醇—水（7∶3∶0.5）。

检识：喷以 10％硫酸乙醇溶液显色，可见光及紫外光灯 365 nm 下检视。

HPLC[4]

色谱柱：HiQ Sil C18,5 μm（4.6 mm×250 mm）。

流动相：乙腈—水（40∶60）。

流速：1.0 mL/min。

检测波长：210 nm。

【药理活性】 抗肿瘤[3]。

【贮藏】 干燥、密闭。

【应用】

（1）《广西壮族自治区壮药质量标准：第二卷（2011 年版）》[5]

薄层鉴别（TLC）：重楼/棵重楼。

含量测定（HPLC）：重楼/棵重楼。

（2）《广西壮族自治区瑶药材质量标准：第一卷（2014 年版）》[6]

薄层鉴别（TLC）：重楼/七仔莲（舍这林）。

含量测定（HPLC）：重楼/七仔莲（舍这林）。

参考文献

[1]黄勤安,乔菲,鲁静,等.重楼皂苷提取分离及含量测定方法的研究[J].中国药事,2007(8):591－593.

[2]景松松,王颖,李雪娇,等.黑籽重楼化学成分及其抗肿瘤活性研究[J].中草药,2017(6):1093－1098.

[3]文彦诗,耿圆圆,王军民,等.滇重楼须根中的化学成分[J].西部林业科学,2015(6):51－54.

[4]国家药典委员会.中华人民共和国药典:2015年版　一部[M].北京:中国医药科技出版社,2015:260.

[5]广西壮族自治区食品药品监督管理局.广西壮族自治区壮药质量标准:第二卷(2011年版)[M].南宁:广西科学技术出版社,2011.

[6]广西壮族自治区食品药品监督管理局.广西壮族自治区瑶药材质量标准:第一卷(2014年版)[M].南宁:广西科学技术出版社,2014.

重楼皂苷Ⅶ
Chonglou saponinⅦ

【化学名】 偏诺皂苷元-3-O-α-L-吡喃鼠李糖基-（1→4）-O-α-L-吡喃鼠李糖基-（1→4）-[O-α-L-吡喃鼠李糖基-（1→2）]-O-β-D-吡喃葡萄糖苷｛pennogenin-3-O-α-L-rhamnopyranosy-（1→4）-α-L-rhamnopyranosy-（1→4）-[O-α-L-rhamnopyranosy-（1→2）]-O-β-D-glucopyranoside｝。

【别名】 重楼皂甙Ⅶ。

【CAS 号】 68124-04-9。

【结构式】

【分子式】 $C_{51}H_{82}O_{21}$。

【相对分子质量】 1031.18。

【主要来源】 百合科植物宽瓣重楼[*Paris polyphylla* var. *yunnanensis*（Franch.） Hand.-Mzt.]、七叶一枝花（*Paris polyphylla* Smith）。

【性状】 白色粉末。易溶于甲醇、水。

【熔点】 260~262 ℃。

【光谱】

IR ν_{max}^{KBr}（cm^{-1}）：3300~3500（—OH），980、919、901、890、901~919（25D-螺甾烷的边链）[1]。

【波谱】

^{1}H-NMR （400 MHz，Pyridine-d_5）δ：6.38（1H，s，H$_{rha}$-1″），6.26（1H，s，H$_{rha}$-1‴），5.81（1H，s，H$_{rha}$-1‴），4.94（1H，overlapped，H$_{glc}$-1′），1.76（3H，d，J=6.1 Hz，H$_{rha}$-6″），1.59（3H， m,H$_{rha}$-6‴),1.23(3H,d,J=7.0 Hz,H-21),1.09(3H,s,H-19),0.97(3H,s,H-18),0.70(3H,d,J=3.4 Hz,H-27)[2]。

^{13}C-NMR　(100 MHz,Pyridine-d_5)δ:141.2(C-5),122.2(C-6),110.2(C-22),103.6(C$_{rha}$-1⁗),102.6(C$_{rha}$-1‴),102.5(C$_{rha}$-1″),100.7(C$_{glc}$-1′),90.5(C-17),90.4(C-16),80.7(C$_{rha}$-4‴),78.5(C-3),78.4(C$_{glc}$-2′),78.3(C$_{glc}$-3′),78.0(C$_{glc}$-4′),77.3(C$_{glc}$-5′),74.5(C$_{rha}$-4″),74.3(C$_{rha}$-4⁗),73.6(C$_{rha}$-2‴),73.2(C$_{rha}$-3″),73.2(C$_{rha}$-3‴),73.2(C$_{rha}$-3⁗),72.9(C$_{rha}$-2⁗),72.8(C$_{rha}$-2″),70.7(C$_{rha}$-5⁗),69.9(C$_{rha}$-5″),68.7(C$_{rha}$-5‴),67.0(C-26),61.6(C$_{glc}$-6′),53.4(C-14),50.6(C-9),45.5(C-13),45.1(C-20),39.3(C-4),37.9(C-1),37.5(C-10),32.8(C-7),32.7(C-8),32.4(C-12),32.4(C-23),32.1(C-15),30.7(C-25),30.5(C-2),29.1(C-24),21.3(C-11),19.8(C-19),19.2(C$_{rha}$-6‴),19.0(C$_{rha}$-6″),18.7(C$_{rha}$-6⁗),17.6(C-27),17.5(C-18),10.0(C-21)[2]。

【质谱】

ESI-MS　m/z:1053.8[M+Na]$^+$[2]。

【色谱】

TLC[3]

薄层板:硅胶 G。

展开剂:三氯甲烷—甲醇—水(15:5:1)的下层溶液。

检识:喷以 10%硫酸乙醇溶液显色,可见光及紫外光灯 365 nm 下检视。

HPLC[3]

色谱柱:C18。

流动相:乙腈(A)—水(B),梯度洗脱(0~40 min,30%~60%A;40~50 min,60%~30%A)。

流速:1.0 mL/min。

检测波长:203 nm。

【药理活性】 抗肿瘤、抗炎、止血、镇痛[4-6]。

【贮藏】 干燥、密闭。

【应用】

(1)《广西壮族自治区壮药质量标准:第二卷(2011 年版)》[7]

薄层鉴别(TLC):重楼/棵重楼。

含量测定(HPLC):重楼/棵重楼。

(2)《广西壮族自治区瑶药材质量标准:第一卷(2014 年版)》[8]

薄层鉴别(TLC):重楼/七仔莲(舍这林)。

含量测定(HPLC):重楼/七仔莲(舍这林)。

参考文献

[1]陈昌祥,张玉童,周俊.滇产植物皂素成分的研究:Ⅵ.滇重楼皂甙(2)[J].云南植物研究,1983(1):91-97.

[2]张玉波,吴霞,李药兰,等.云南重楼的化学成分[J].暨南大学学报(自然科学与医学版),2014(1):66-72.

[3]国家药典委员会.中华人民共和国药典:2015年版 一部[M].北京:中国医药科技出版社,2015:260.

[4]赵方允,王紫微,张春芳,等.重楼皂苷Ⅶ抑制内皮素1诱导的大鼠肺动脉平滑肌细胞增殖和迁移[J].中国药理学通报,2018(10):1477-1478.

[5]张嘉玲,郑长军,杨瑞琦,等.重楼皂苷Ⅶ联合顺铂通过内质网应激诱导卵巢癌细胞凋亡[J].中国实验诊断学,2015(1):6-9.

[6]张嘉玲,郑长军,杨瑞琦,等.重楼皂苷通过内质网应激抑制荷瘤小鼠移植瘤生长[J].中国实验诊断学,2015(9):1450-1453.

[7]广西壮族自治区食品药品监督管理局.广西壮族自治区壮药质量标准:第二卷(2011年版)[M].南宁:广西科学技术出版社,2011.

[8]广西壮族自治区食品药品监督管理局.广西壮族自治区瑶药材质量标准:第一卷(2014年版)[M].南宁:广西科学技术出版社,2014.

重楼皂苷 I
Chonglou saponin Ⅰ

【化学名】偏诺皂苷元-3-*O*-α-*L*-呋喃阿拉伯糖基-(1→4)-[α-*L*-吡喃鼠李糖基-(1→2)]-β-*D*-吡喃葡萄糖苷{pennogenin-3-*O*-α-*L*-arabinofuranosyl-(1→4)-[α-*L*-rhamnopy-rano-syl-(1→2)]-β-*D*-glycopyranoside}。

【别名】重楼皂甙 I。

【CAS 号】50773-41-6。

【结构式】

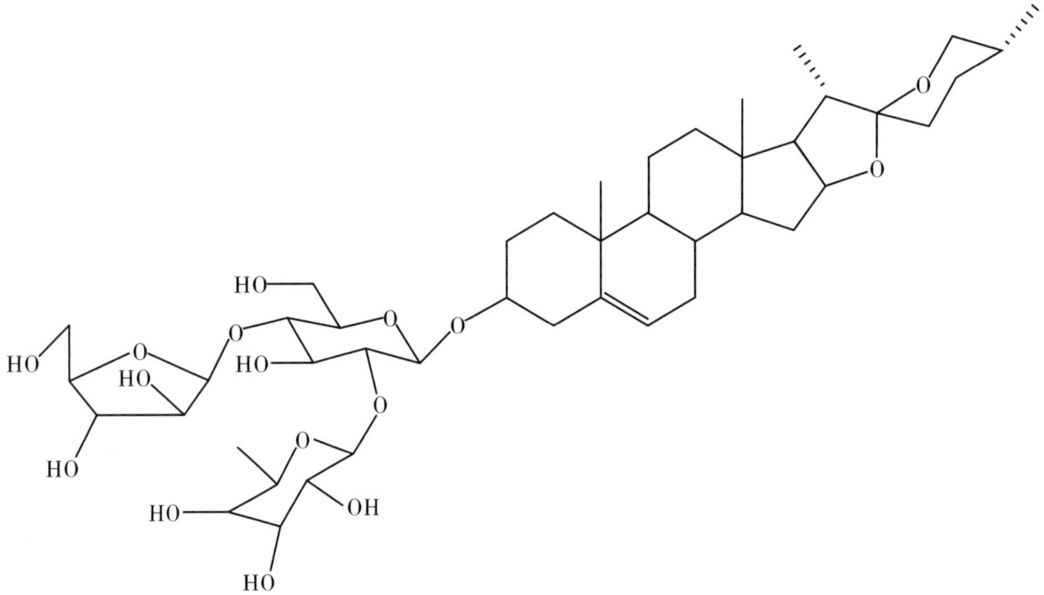

【分子式】$C_{44}H_{70}O_{16}$。

【相对分子质量】855.02。

【主要来源】百合科植物宽瓣重楼[*Paris polyphylla* var.*yunnanensis*（Franch.）Hand.-Mzt.]、七叶一枝花(*Paris polyphylla* Smith)。

【性状】白色粉末。易溶于甲醇、水。

【熔点】230.6~233.1 ℃。

【光谱】

IR $\nu_{max}^{KBr}(cm^{-1})$:3500~3300(—OH),2931,1638(C=C),1054,983,918,899[1]。

【波谱】

¹H-NMR （500 MHz,Pyridine-d_5)δ:0.69(3H,d,*J*=5.0 Hz,27-CH₃),0.83(3H,s,18-

CH$_3$),1.05(3H,s,19-CH$_3$),1.14(3H,d,J=6.5 Hz,21-CH$_3$),1.78(3H,d,J=6.5 Hz,rha-CH$_3$),4.97(1H,d,J=7.5 Hz,glc-H-1),5.94(1H,s,ara-H-1),6.30(1H,s,rha-H-1),5.31(1H,br.s,H-6)[2]。

^{13}C-NMR （125 MHz,Pyridine-d_5）δ:37.8(C-1),30.4(C-2),78.4(C-3),39.2(C-4),141.0(C-5),122.1(C-6),32.6(C-7),32.0(C-8),50.6(C-9),37.4(C-10),21.4(C-11),40.2(C-12),40.8(C-13),56.9(C-14),32.5(C-15),81.4(C-16),63.2(C-17),16.7(C-18),19.7(C-19),42.3(C-20),15.4(C-21),109.6(C-22),32.1(C-23),29.6(C-24),30.9(C-25),67.2(C-26),17.8(C-27),100.4(C-1′),78.0(C-2′),77.7(C-3′),77.0(C-4′),77.2(C-5′),61.7(C-6′),102.2(C-1″),72.8(C-2″),73.1(C-3″),74.4(C-4″),69.8(C-5″),19.0(C-6″),109.9(C-1‴),83.0(C-2‴),78.2(C-3‴),87.0(C-4‴),62.8(C-5‴)[2]。

【质谱】
FAB-MS m/z:855[M]$^+$[1]。

【色谱】
TLC[3]

薄层板:硅胶 G。

展开剂:三氯甲烷—甲醇—水(15∶5∶1)。

检识:喷以 10%硫酸乙醇溶液显色,105 ℃加热至斑点显色清晰,可见光及紫外光灯365 nm下检视。

HPLC[4]

色谱柱:Agilent ZORBAX SB-C18,5 μm(4.6 mm×250 mm)。

流动相:乙腈(A)—水(B),梯度洗脱(0~40 min,30%~60% A;40~50 min,60%~30% A)。

流速:1.0 mL/min。

检测波长:203 nm。

柱温:30 ℃。

【药理活性】 抗肿瘤[5]。

【贮藏】 冷冻、干燥、密闭。

【应用】

(1)《广西壮族自治区壮药质量标准:第二卷(2011 年版)》[6]

薄层鉴别(TLC):重楼/棵重楼。

含量测定(HPLC):重楼/棵重楼。

(2)《广西壮族自治区瑶药材质量标准:第一卷(2014 年版)》[7]

薄层鉴别(TLC):重楼/七仔莲(舍这林)。

含量测定(HPLC):重楼/七仔莲(舍这林)。

参考文献

[1]黄勤安,乔菲,鲁静,等.重楼皂苷提取分离及含量测定方法的研究[J].中国药事,2007(8):591-593.

[2]景松松,王颖,李雪娇,等.黑籽重楼化学成分及其抗肿瘤活性研究[J].中草药,2017(6):1093-1098.

[3]国家药典委员会.中华人民共和国药典:2015年版 一部[M].北京:中国医药科技出版社,2015:260.

[4]彭世陆,刘丽芳,朱华旭,等.RP-HPLC测定中药复方癌痛平中重楼皂苷Ⅰ、Ⅱ、Ⅵ、Ⅶ的含量[J].中华中医药杂志,2016(10):4281-4283.

[5]罗吉,罗燕,李勇敏,等.重楼皂苷Ⅰ对结肠癌HCT116细胞凋亡及Bax,Bcl-2,Caspase-3蛋白表达的影响[J].中国实验方剂学杂志,2018(6):172-176.

[6]广西壮族自治区食品药品监督管理局.广西壮族自治区壮药质量标准:第二卷(2011年版)[M].南宁:广西科学技术出版社,2011.

[7]广西壮族自治区食品药品监督管理局.广西壮族自治区瑶药材质量标准:第一卷(2014年版)[M].南宁:广西科学技术出版社,2014.

重楼皂苷 Ⅱ
Chonglou saponin Ⅱ

【化学名】薯蓣皂苷元-3-*O*-[*α-L*-吡喃鼠李糖基-(1→3)-*O-α-L*-吡喃鼠李糖基-(1→4)-*α-L*-吡喃鼠李糖基-(1→4)]-*O-β-D*-吡喃葡萄糖苷{diosgenin-3-*O*-[*α-L*-rhamnopyranosyl-(1→3)-*O-α-L*-rhamnopyranosyl-(1→4)-*α-L*-rhamnopyranosyl-(1→4)]-*O-β-D*-glucopyranoside}。

【别名】重楼皂甙 Ⅱ,重楼皂苷 B。

【CAS 号】50773-42-7。

【结构式】

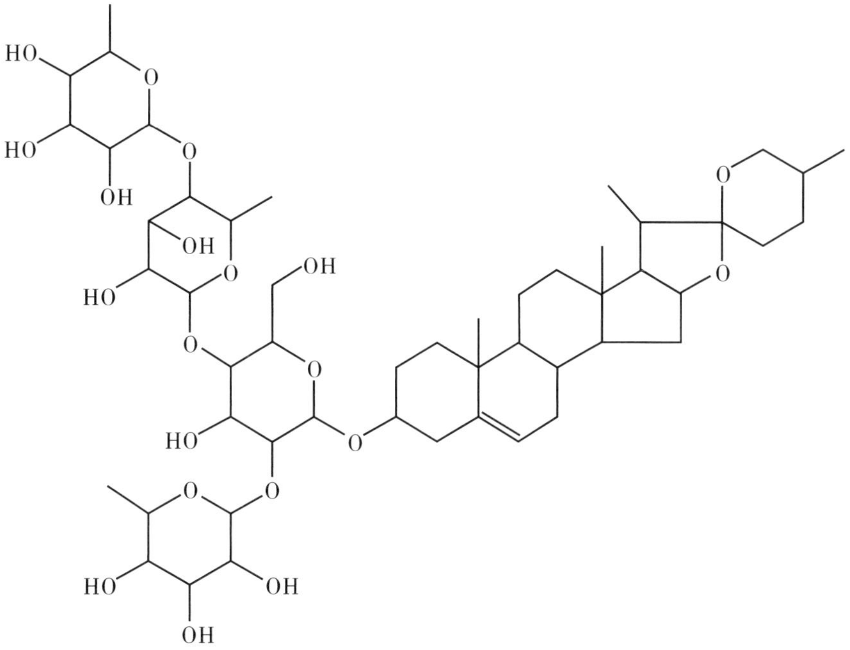

【分子式】$C_{51}H_{82}O_{20}$。

【相对分子质量】1015.18。

【主要来源】百合科植物宽瓣重楼[*Paris polyphylla* var.*yunnanensis*(Franch.)Hand.-Mzt.]、七叶一枝花(*Paris polyphylla*Smith)。

【性状】白色粉末。易溶于甲醇、水。

【熔点】230.6~233.1 ℃。

【光谱】

IR $\nu_{max}^{KBr}(cm^{-1})$:3500~3300(br.,—OH),2938,1638(C=C),1047,984,918,899[1]。

【波谱】

^{1}H-NMR （600 MHz, Pyridine-d_5）δ:0.70(3H,d,J=5.4 Hz,27-CH$_3$),0.82(3H,s,18-CH$_3$),1.06(3H,s,19-CH$_3$),1.13(3H,d,J=6.6 Hz,21-CH$_3$),1.59(3H,d,J=5.4 Hz,rha Ⅱ-CH$_3$),1.60(3H,d,J=6.0 Hz,rha Ⅲ-CH$_3$),1.78(3H,d,J=6.0 Hz,rha-CH$_3$),5.30(1H,d,J=4.8 Hz,glc-H-1),5.83(1H,s,rha Ⅱ-H-1),6.28(1H,s,rha Ⅲ-H-1),6.40(1H,s,rha Ⅰ-H-1),5.32(1H,br.s,H-6)[2]。

^{13}C-NMR （150 MHz, Pyridine-d_5）δ:38.0(C-1),30.6(C-2),78.6(C-3),39.5(C-4),141.3(C-5),122.3(C-6),32.8(C-7),32.2(C-8),50.8(C-9),37.6(C-10),21.4(C-11),40.3(C-12),40.9(C-13),57.1(C-14),32.7(C-15),81.6(C-16),63.4(C-17),16.8(C-18),19.9(C-19),42.5(C-20),15.5(C-21),109.7(C-22),32.3(C-23),29.7(C-24),31.1(C-25),67.3(C-26),17.8(C-27),100.8(C-1'),78.5(C-2'),78.2(C-3'),78.3(C-4'),77.5(C-5'),61.7(C-6'),102.6(C-1″),73.0(C-2″),73.3(C-3″),74.6(C-4″),70.0(C-5″),19.1(C-6″),102.7(C-1‴),73.4(C-2‴),73.7(C-3‴),80.9(C-4‴),68.8(C-5‴),19.3(C-6‴),103.7(C-1⁗),73.1(C-2⁗),73.3(C-3⁗),74.5(C-4⁗),70.9(C-5⁗),18.9(C-6⁗)[2]。

【质谱】

ESI-MS m/z:1015[M+H]$^+$,1013[M-H]$^{-}$[3]。

【色谱】

TLC[4]

薄层板:硅胶 G。

展开剂:三氯甲烷—甲醇—水(15:5:1)。

检识:喷以10%硫酸乙醇溶液显色,105℃加热至斑点显色清晰,可见光及紫外光灯365 nm 下检视。

HPLC[5]

色谱柱:Phenomenex Luna C18,5 μm(4.6 mm×250 mm)。

流动相:乙腈(A)—水(B),梯度洗脱(0~40 min,30%~60%A;40~50 min,60%~30%A)。

流速:1.0 mL/min。

检测波长:203 nm。

柱温:25℃。

【药理活性】抗癌、抗氧化[6,7]。

【贮藏】干燥、密闭。

【应用】

(1)《广西壮族自治区壮药质量标准:第二卷(2011年版)》[8]

薄层鉴别(TLC):重楼/棵重楼。

含量测定(HPLC):重楼/棵重楼。

(2)《广西壮族自治区瑶药材质量标准:第一卷(2014年版)》[9]

薄层鉴别(TLC):重楼/七仔莲(舍这林)。

含量测定(HPLC):重楼/七仔莲(舍这林)。

参考文献

[1]黄勤安,乔菲,鲁静,等.重楼皂苷提取分离及含量测定方法的研究[J].中国药事,2007(8):591-593.

[2]景松松,王颖,李雪娇,等.黑籽重楼化学成分及其抗肿瘤活性研究[J].中草药,2017(6):1093-1098.

[3]MUNDAY S C,WILKINS A L,MILES C O,et al.Isolation and Structure Elucidation of Dichotomin,a Furostanol Saponin Implicated in Hepatogenous Photosensitization of Sheep Grazing *Panicum dichotomiflorum* [J].Journal of Agricultural and Food Chemistry,1993(2):267-271.

[4]国家药典委员会.中华人民共和国药典:2015年版 一部[M].北京:中国医药科技出版社,2015:260.

[5]陈锡琨.HPLC测定宫血宁胶囊中重楼皂苷Ⅰ、Ⅱ、Ⅵ及Ⅶ的含量[J].中国现代应用药学,2013(12):1346-1349.

[6]侯梅,陈贺骏涛,苏婧婧,等.重楼皂苷Ⅱ诱导人胃癌MGC-803细胞凋亡的体外研究[J].中南药学,2019(5):647-651.

[7]毕慧欣,杨琼,李清初,等.重楼皂苷Ⅱ对高糖干预下肾小球系膜细胞增殖及氧化应激的影响[J].广西医学,2019(13):1670-1672.

[8]广西壮族自治区食品药品监督管理局.广西壮族自治区壮药质量标准:第二卷(2011年版)[M].南宁:广西科学技术出版社,2011.

[9]广西壮族自治区食品药品监督管理局.广西壮族自治区瑶药材质量标准:第一卷(2014年版)[M].南宁:广西科学技术出版社,2014.

剑叶龙血素 C
Cochinchinenin C

【化学名】 2,3,5,6-四氯-1,4-二甲氧基苯(2,3,5,6-tetrachloro-1,4-dimethoxy-benzene)。

【别名】无。

【CAS 号】无。

【结构式】

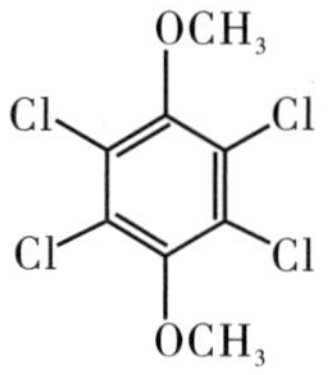

【分子式】 $C_8H_6O_2Cl_4$。

【相对分子质量】 275.93。

【主要来源】百合科植物剑叶龙血树[*Dracaena cochinchinensis*(Lour)S.C.Chen]。

【性状】白色针状结晶。易溶于甲醇、三氯甲烷。

【熔点】 164~166℃。

【光谱】

UV λ_{max}^{MeOH}(nm):213[1]。

IR ν_{max}^{KBr}(cm^{-1}):2965,2870(C—H),2920,1466,1393,1373(C—O),1008,832,722[1]。

【波谱】

^{1}H-NMR (90 MHz,CDCl$_3$)δ:3.89(6H,s,2×OCH$_3$)[1]。

^{13}C-NMR (22.5 MHz,CDCl$_3$)δ:150.6(C-3,C-6),127.6(C-1,C-2,C-4,C-5),60.8(2×OCH$_3$)[1]。

【质谱】

HR-ESI-MS m/z:275.9308[M]$^+$[1]。

【色谱】

TLC[2]

薄层板:硅胶 GF$_{254}$。

展开剂:石油醚(60~90℃)—三氯甲烷(5:1)。

检识:紫外光灯 254 nm 下检视。

HPLC[3]

色谱柱:Phenomenex C18,5 μm(4.6 mm×250 mm)。

流动相:乙腈—水(67∶33)。

流速:1.0 mL/min。

检测波长:211 nm。

【药理活性】 抗菌、抑制凝血酶活性[4]。

【贮藏】 干燥、密闭。

【应用】

(1)《广西壮族自治区壮药质量标准:第一卷(2008 年版)》[2]

薄层鉴别(TLC):剑叶龙血树/榧勒垄;龙血竭/美芴垄。

(2)《贵州省中药材、民族药材质量标准》[5]

薄层鉴别(TLC):龙血竭。

参考文献

[1]王雪芬,唐人九,卢文杰,等.剑叶龙血树化学成分的研究Ⅱ.剑叶龙血素 C 的结构测定[J].广西中医药,1993(1):39.

[2]广西壮族自治区食品药品监督管理局.广西壮族自治区壮药质量标准:第一卷(2008 年版)[M].南宁:广西科学技术出版社,2008.

[3]文东旭,刘伟林,陈骞,等.反相高效液相色谱法测定龙血竭中剑叶龙血素 C 的含量[J].广西科学,2003(4):279-281.

[4]ZHU Y D,ZHANG P,YU H P,et al.Anti-Helicobacter pylori and Thrombin Inhibitory Components from Chinese Dragon's Blood, *Dracaena cochinchinensis* [J].Journal of Natural Products,2007(10):1570-1577.

[5]贵州省药品监督管理局.贵州省中药材、民族药材质量标准[M].贵阳:贵州科技出版社,2003.

胆固醇
Cholesterol

【化学名】胆甾-5-烯-3β-醇（cholest-5-ene-3β-ol）。

【别名】胆甾醇、胆脂醇、胆甾烷醇等。

【CAS 号】57-88-5。

【结构式】

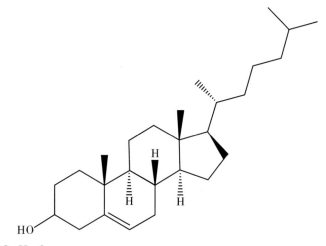

【分子式】$C_{27}H_{46}O$。

【相对分子质量】386.65。

【主要来源】广泛存在于动物体内,尤以脑及神经组织中最为丰富,在肾、脾、皮肤、肝和胆汁中含量也高。

【性状】白色或淡黄色结晶。不溶于水,易溶于乙醚、三氯甲烷等。

【熔点】148~150 ℃。

【光谱】

IR $\nu_{max}^{KBr}(cm^{-1})$:1458,1376,1064[1]。

【波谱】

^{1}H-NMR （500 MHz,CDCl$_3$）δ:0.68（3H,s,H-18）,0.80~0.90（6H,s,H-26,27）,0.92（3H,d,J=5.2 Hz,H-21）,1.01（3H,s,H-19）,3.53（1H,m,H-3）,5.34（1H,d,J=3.5 Hz,H-6）[2]。

^{13}C-NMR （150 MHz,Pyridine-d_5）δ:37.6（C-1）,31.9（C-2）,71.3（C-3）,42.6（C-4）,141.0（C-5）,121.9（C-6）,32.3（C-7）,32.3（C-8）,50.5（C-9）,36.8（C-10）,21.5（C-11）,40.1（C-12）,43.5（C-13）,57.0（C-14）,24.6（C-15）,28.2（C-16）,56.5（C-17）,12.1

（C-18），19.7（C-19），36.1（C-20），19.0（C-21），30.6（C-22），24.2（C-23），39.8（C-24），28.3（C-25），23.0（C-26），22.8（C-27）[3]。

【质谱】

ESI-MS　m/z:387[M+H]$^+$[3]。

【色谱】

TLC[4,5]

薄层板:硅胶 G。

展开剂:甲苯—乙酸乙酯—甲醇—甲酸(15:2:1:0.6)。

检识:喷以 10%硫酸乙醇溶液,105 ℃加热至斑点显色清晰,日光下检视。

HPLC[6]

色谱柱:Agilent-C18,5 μm(4.6 mm×150 mm)。

流动相:甲醇。

流速:1.0 mL/min。

检测波长:208 nm。

【药理活性】 构成细胞膜、形成胆酸、合成激素[7]。

【贮藏】 干燥、密闭。

【应用】

(1)《广西壮族自治区壮药质量标准:第二卷(2011 年版)》[4]

薄层鉴别(TLC):龟甲/不奎。

(2)《广西壮族自治区壮药质量标准:第三卷(2018 年版)》[5]

薄层鉴别(TLC):羊角;沙牛。

参考文献

[1]孟艳辉,苏镜娱,曾陇梅.海绵 *Hircinia variabilis* 化学成分研究[J].中山大学学报,1993(2):90-92.

[2]陈显强,高程海,邢楠楠,等.侧扁软柳珊瑚中倍半萜和甾烷类化学成分研究[J].中草药,2019(23):5683-5689.

[3]刘晓月,陶鑫,潘多,等.胆南星化学成分的研究[J].中成药,2018(9):1991-1995.

[4]广西壮族自治区食品药品监督管理局.广西壮族自治区壮药质量标准:第二卷(2011 年版)[M].南宁:广西科学技术出版社,2011.

[5]广西壮族自治区食品药品监督管理局.广西壮族自治区壮药质量标准:第三卷(2018 年版)[M].南宁:广西科学技术出版社,2018.

[6]刘威,龚伟,张嵩,等.不同品种及规格鹿茸商品药材中的胆固醇含量测定及统计分析[J].中药材,2018(3):640-643.

[7]陈远飞.胆固醇[J].生物学通报,1992(4):11-12.

胆酸

Cholic acid

【化学名】$3\alpha,7\alpha,12\alpha$-三羟基-5β-胆烷酸($3\alpha,7\alpha,12\alpha$-trihydroxy-5β-cholanic acid)。

【别名】胆烷酸。

【CAS 号】81-25-4。

【结构式】

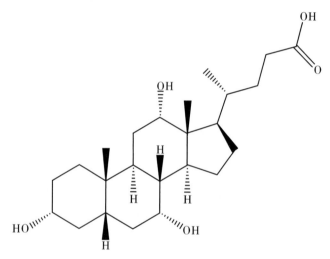

【分子式】$C_{24}H_{40}O_5$。

【相对分子质量】408.57。

【主要来源】存在于牛、羊和猪的胆汁中。

【性状】无色片状物或白色结晶粉末。极难溶于水,溶于乙醇,溶于碱金属氢氧化物或碳酸盐的溶液中。

【熔点】197~199 ℃。

【光谱】

UV　λ_{max}^{MeOH}(nm):192。

IR　ν_{max}^{KBr}(cm^{-1}):3350(—OH),2950,1710(C=O)。

【波谱】

^{1}H-NMR　(600 MHz,DMSO-d_6)δ:0.61(3H,s,H-18),0.80(3H,s,H-19),0.99(3H,d,J=6.6 Hz,H-21),0.99~2.24(29H,m),3.21(1H,m,H-3),3.60(1H,m,H-7),3.81(1H,m,H-12)[1]。

^{13}C-NMR　(150 MHz,DMSO-d_6)δ:35.5(C-1),30.5(C-2),70.6(C-3),39.7(C-4),

41.7(C-5),35.6(C-6),66.4(C-7),39.6(C-8),26.3(C-9),34.5(C-10),28.6(C-11),71.2(C-12),45.9(C-13),41.7(C-14),23.0(C-15),27.5(C-16),46.2(C-17),12.4(C-18),22.7(C-19),35.2(C-20),17.0(C-21),30.8(C-22),30.9(C-23),175.1(C-24)[1]。

【质谱】

ESI-MS m/z:409[M+H]$^+$[1]。

【色谱】

TLC[2]

薄层板:硅胶 G。

展开剂:异辛烷—乙酸乙酯—冰乙酸(15∶7∶5)。

检识:喷以 10%硫酸乙醇溶液,105 ℃加热至斑点显色清晰,日光下检视。

HPLC[3]

色谱柱:Diamonsil-C18,5 μm(4.6 mm×250 mm)。

流动相:乙腈—水—磷酸(35∶65∶0.1)。

流速:1.0 mL/min。

检测波长:192 nm。

【药理活性】 解热、抗炎、抗病毒、抗过敏[3]等。

【贮藏】 干燥、密闭。

【应用】

(1)《贵州省中药材、民族药材质量标准》[2]

薄层鉴别(TLC):牛胆汁。

(2)《广西壮族自治区壮药质量标准:第三卷(2018 年版)》[4]

含量测定(紫外分光光度法):胆酸。

参考文献

[1]刘晓月,陶鑫,潘多,等.胆南星化学成分的研究[J].中成药,2018(9):1991-1995.

[2]贵州省药品监督管理局.贵州省中药材、民族药材质量标准[M].贵阳:贵州科技出版社,2003.

[3]周海燕,李丹,黄莹.HPLC 法测定胆酸和猪去氧胆酸的含量[J].中国药品标准,2011(2):91-94.

[4]广西壮族自治区食品药品监督管理局.广西壮族自治区壮药质量标准:第三卷(2018 年版)[M].南宁:广西科学技术出版社,2018.

亮氨酸

Leucine

【化学名】*L*-2-氨-4-甲基戊酸(*L*-2-amino-4-methylpentanoic acid)。

【别名】α-氨基-γ-甲基戊酸、α-氨基异己酸。

【CAS 号】61-90-5。

【结构式】

【分子式】$C_6H_{13}NO_2$。

【相对分子质量】131.18。

【主要来源】医蛭科动物菲牛蛭(*Poecilobdella manillensis*),足襞蛞蝓科动物覆套足襞蛞蝓[*Vaginulus alte*(Ferussac)],钜蚓科动物参环毛蚓[*Pheretima aspergillum*(E.Perrier)],等等。

【性状】白色结晶或结晶性粉末,无臭,味微苦。易溶于甲酸,略溶于水,极微溶解于乙醇或乙醚。

【熔点】332℃(消旋体),293~295℃(左旋体)。

【光谱】

IR $\nu_{max}^{KBr}(cm^{-1})$:3064,2957,2871,2738,2622,2130,1608,1582,1514,1438,1407,1386,1361,1314[1]。

【波谱】

^{1}H-NMR (400 MHz,D_2O)δ:3.73(1H,dd,*J*=5.2,9.4 Hz,H-2),1.72(3H,m,H-3,4),0.96(3H,d,*J*=5.9 Hz,H-5),0.95(3H,d,*J*=4.8 Hz,H-6)[2]。

^{13}C-NMR (100 MHz,D_2O)δ:175.5(C-1),53.5(C-2),39.8(C-3),24.2(C-4),22.1(C-5),20.9(C-6)[2]。

【质谱】

HR-EI-MS m/z:132.1032[M+H]$^{+}$[2]。

【色谱】

TLC[3]

薄层板:硅胶 G。

展开剂:正丁醇—冰乙酸—水(4∶1∶1)。

检识:喷以茚三酮试液,105℃加热至斑点显色清晰,日光及紫外光灯365 nm下检视。

HPLC[4]

色谱柱:Hypersil BDS C18,5 μm(4.6 mm×150 mm)。

流动相:甲醇—0.1 mol/L乙酸钠+0.1 mmol/L乙二胺四乙酸二钠溶液,pH=5.0(12∶88)。

流速:1.0 mL/min。

检测波长:280 nm。

【药理活性】 促进蛋白质合成和减少蛋白质分解、改善肌肉功能、抗癌[5-7]等。

【贮藏】 干燥、密闭。

【应用】

(1)《广西壮族自治区壮药质量标准:第二卷(2011年版)》[3]

薄层鉴别(TLC):地龙/督粘;金边蚂蟥/堵平怀;蛞蝓/碾沐。

(2)《广西壮族自治区壮药质量标准:第三卷(2018年版)》[8]

薄层鉴别(TLC):沙牛。

参考文献

[1]ADHIKARI S,KAR T.Bulk single crystal growth and characterization of l-leucine-A nonlinear optical material[J].Materials Chemistry and Physics,2012(2-3):1055-1059.

[2]艾双艳,李卫国,冯亚东,等.全蝎化学成分的研究[J].中成药,2017(8):1639-1641.

[3]广西壮族自治区食品药品监督管理局.广西壮族自治区壮药质量标准:第二卷(2011年版)[M].南宁:广西科学技术出版社,2011.

[4]吴天添,朱江,毛翔宇,等.亮氨酸对肠道术后大鼠中枢神经递质和外周炎性因子的影响[J].肠外与肠内营养,201(3):167-171.

[5]YU K,MATZAPETAKIS M,HORVATIC A,et al.Metabolome and proteome changes in skeletal muscle and blood of pre-weaning calves fed leucine and threonine supplemented diets[J].Journal of Proteomics,2020:103677.

[6]HOPPSTADTER J,VALBUENA PEREZ J V,LINNENBERGER R,et al.The glucocorticoid-induced leucine zipper mediates statin-induced muscle damage[J].FASEB Journal:Official Publication of the Federation of American Societies for Experimental Biology,2020(3):4684-4701.

[7]JORDA R,MAGAR P,HENDRYCHOVÁ D,et al.Novel modified leucine and phenylalanine dipeptides modulate viability and attachment of cancer cells[J].European Journal of Medicinal Chemistry,2020:112036.

[8]广西壮族自治区食品药品监督管理局.广西壮族自治区壮药质量标准:第三卷(2018年版)[M].南宁:广西科学技术出版社,2018.

姜黄素
Curcumin

【化学名】1,7-双(4-羟基-3-甲氧基苯基)-1,6-庚二烯-3,5-二酮[1,7-bis(4-hydroxy-3-methoxyphenyl)-1,6-heptadien-3,5-dione]。

【别名】克扣明,Diferuloylmethane。

【CAS 号】458-37-7。

【结构式】

【分子式】$C_{21}H_{20}O_6$。

【相对分子质量】368.38。

【主要来源】姜科植物姜黄(*Curcuma longa* L.)、郁金(*Curcuma aromatica* Salisb.),天南星科植物菖蒲(*Acorus calamus* L.),等等。

【性状】橙黄色粉末。易溶于甲醇、三氯甲烷。

【熔点】180~182 ℃。

【光谱】

UV $\lambda_{max}^{MeOH}(nm)$:420,261[1]。

IR $\nu_{max}^{KBr}(cm^{-1})$:3507,2846,1625,1600,1587,1506,1427,1247,1232,1203[1]。

【波谱】

^{1}H-NMR (300 MHz, DMSO-d_6) δ:7.56(2H, d, J=15.9 Hz, H-1,6),7.33(2H, d, J=1.5 Hz, H-2′,2″),7.16(2H, dd, J=8.1,1.5 Hz, H-6′,6″),6.84(2H, d, J=8.1 Hz, H-5′,5″),6.76(2H, d, J=15.9 Hz, H-2,7),6.06(1H, s, H-4),3.83(6H, s, 3′,3″-OCH$_3$)[2]。

^{13}C-NMR (100 MHz, CD$_3$OD) δ:121.8(C-1,1′),116.6(C-2,2′),150.5(C-3,3′),149.5(C-4,4′),111.6(C-5,5′),128.6(C-6,6′),142.1(C-7,7′),124.1(C-8,8′),185.7(C-9,9′),101.9(C-10),56.5(C-OCH$_3$)[3]。

【质谱】

EI-MS m/z:368[M]$^+$,350,177,137[3]。

【色谱】

TLC[4]

薄层板:硅胶 G。

展开剂:三氯甲烷—甲醇—甲酸(96∶4∶0.7)。

检识:日光下检视。

HPLC[4]

色谱柱:C18,5 μm(4.6 mm×250 mm)。

流动相:乙腈—4%冰乙酸溶液(48∶52)。

流速:1.0 mL/min。

检测波长:430 nm。

【药理活性】 抗氧化、抗肿瘤、抗炎[5-7]等。

【贮藏】 干燥、密闭。

【应用】

(1)《广西壮族自治区壮药质量标准:第二卷(2011年版)》[4]

薄层鉴别(TLC):毛郁金/棵郁金;姜黄/兴现。

含量测定(HPLC):毛郁金/棵郁金;姜黄/兴现。

(2)《贵州省中药材、民族药材质量标准》[8]

含量测定(HPLC):姜黄。

参考文献

[1]BENASSI R,FERRARI E,LAZZARI S,et al.Theoretical study on curcumin:a comparison of calculated spectroscopic properties with NMR,UV-vis and IR experimental data[J].Journal of Molecular Structure,2008(1-3):168-176.

[2]催语涵,安潇,王海峰,等.姜黄化学成分研究[J].中草药,2016(7):1074-1078.

[3]聂小安,马自超,吴伟志,等.姜黄色素的分离及其结构鉴定[J].中国野生植物资源,1993(3):1-7.

[4]广西壮族自治区食品药品监督管理局.广西壮族自治区壮药质量标准:第二卷(2011年版)[M].南宁:广西科学技术出版社,2011.

[5]HEMEIDA R A,MOHAFEZ O M.Curcumin attenuates methotraxate-in-duced hepatic oxidative damage in rats[J].Journal of the Egyptian National Cancer Institute,2008(2):141-148.

[6]PONGRAKHANANON V,NIMMANNIT U,LUANPITPONG S,et al. Curcumin sensitizes non-small cell lung cancer cell anoikis through reactive oxygenspecies-mediated Bcl-2 downregulation[J].Apoptosis,2010(5):574-585.

[7]SIDDIQUI A M,CUI X X,WU R Q,et al.The anti-inflammatory effect of curcumin in an experimentalmode-lofsepsis ismediated by up-regu-lationof peroxisome proliferator-activated receptor-gamma[J].Critical Care Medicine,2006(7):1874-1882.

[8]贵州省药品监督管理局.贵州省中药材、民族药材质量标准[M].贵阳:贵州科技出版社,2003.

6-姜辣素
6-Gingerol

【化学名】5S-5-羟基-1-(4-羟基-3-甲氧基苯基)癸-3-酮[5S-5-hydroxy-1-(4-hydroxy3-methoxyphenyl)-decan-3-one]。

【别名】6-姜酚、6-姜辣醇、没食子酚儿茶素等。

【CAS 号】23513-14-6。

【结构式】

【分子式】$C_{17}H_{26}O_4$。

【相对分子质量】294.39。

【主要来源】姜科植物姜(*Zingiber officinale* Rosc.)。

【性状】白色针状结晶。易溶于甲醇、乙醇、丙酮、三氯甲烷等有机溶剂。

【熔点】34.5~35.7℃。

【光谱】

UV $\lambda_{max}^{MeOH}(nm):284^{[1]}$。

IR $\nu_{max}^{KBr}(cm^{-1})$：3447(—OH),2927(—CH$_3$),2854,1707,1604,1517,1466,1431,1372,1266,1236,1152,1127,1033,807[1]。

【波谱】

^{1}H-NMR (400 MHz,CDCl$_3$)δ:2.85(2H,t,J=7.6 Hz,H-1),2.74(2H,t,J=7.6 Hz,H-2),2.60(2H,m,H-4),4.04(1H,m,H-5),1.29~1.51(8H,m,H-6,7,8,9),0.90(3H,t,J=7.2 Hz,CH$_3$),6.69(1H,d,J=1.8 Hz,H-2′),6.83(1H,dd,J=8.0 Hz,H-5′),6.66(1H,dd,J=8.0 Hz,1.8 Hz,H-6′),3.88(3H,s,3′-OCH$_3$),5.55(1H,s,4′-OH)[2]。

^{13}C-NMR (150 MHz,CDCl$_3$)δ:49.3(C-1),45.5(C-2),211.4(C-3),36.3(C-4),67.6(C-5),31.7(C-6),29.2(C-7),25.0(C-8),22.5(C-9),14.0(C-10),132.6(C-1′),110.9(C-2′),143.9(C-3′),146.4(C-4′),114.3(C-5′),120.7(C-6′),55.8(3′-OCH$_3$)[3]。

【质谱】

ESI-MS m/z:317[M+Na]$^+$,293[M-H]$^-$[2]。

【色谱】

TLC[4]

薄层板:硅胶 G。

展开剂:石油醚—三氯甲烷—乙酸乙酯(2:1:1)。

检识:喷以香草醛硫酸试液,105 ℃加热至斑点显色清晰,日光下检视。

HPLC[4]

色谱柱:C18,5 μm(4.6 mm×250 mm)。

流动相:乙腈—甲醇—水(40:5:55)。

流速:1.0 mL/min。

检测波长:280 nm。

【药理活性】 抗氧化、抗氧化应激、促进成骨细胞增殖及分化、治疗多发性硬化[5-9]
等。

【贮藏】 干燥、密闭。

【应用】

《广西壮族自治区壮药质量标准:第二卷(2011 年版)》[4]

薄层鉴别(TLC):生姜/兴。

含量测定(HPLC):生姜/兴。

参考文献

[1]SHOJI N,IWASA A,TAKEMOTO T,et al.Cardiotonic principles of ginger (*Zingiber officinale* Roscoe)[J].
Journal of Pharmaceutical Sciences,1982(10):1174－1175.

[2]张杰,常义生,曾铖,等.生姜提取物中化学成分研究[J].安徽农业科学,2015(25):287－288.

[3]孙权.干姜化学成分及其药理作用的实验研究[D].沈阳:中国医科大学,2018.

[4]广西壮族自治区食品药品监督管理局.广西壮族自治区壮药质量标准:第二卷(2011 年版)[M].南
宁:广西科学技术出版社,2011.

[5]马龙利,李岗,叶菲菲,等.6-姜酚的分离纯化及抗氧化能力研究[J].食品科技,2016(8):206－209.

[6]刘斌,张琼.6-姜酚对 MC3T3-E1 成骨细胞增殖及分化的影响[J].中国生化药物杂志,2016(7):25－
27.

[7]吕祥威,徐彤彤.6-姜酚抑制氧化应激减轻大鼠心肌缺血/再灌注损伤[J].临床心血管病杂志,2017
(6):575－579.

[8]张南炀,潘钰,吴虢东,等.6-姜酚治疗实验性自身免疫性脑脊髓炎的免疫学机制[J].昆明医科大学学
报,2018(12):23－27.

[9]陈燕玲,罗婷,凡栋,等.6-姜酚对抗丙酮醛引起的 HK-2 肾小管上皮细胞损伤的机制[J].临床医药文
献杂志(电子版),2017(4):10111－10113.

迷迭香酸
Rosmarinic acid

【化学名】［$R(E)$］α-［3-(3,4-二羟基苯基)-1-氧代-2E-丙烯基］氧基-3,4-二羟基苯丙酸｛［$R(E)$］-α-［3-(3,4-dihydroxyphenyl)-1-oxo-2E-propenyl］oxy-3,4-dihydroxybenzenepropanoic acid｝。

【别名】酪萨维、肉桂醇苷、罗丹酚酸。

【CAS 号】20283-92-5。

【结构式】

【分子式】$C_{18}H_{16}O_8$。

【相对分子质量】360.31。

【主要来源】金粟兰科植物草珊瑚［$Sarcandra\ glabra$(Thunb.)Nakai］,唇形科植物夏枯草($Prunella\ vulgaris$ L.)。

【性状】白色粉末。易溶于甲醇、水。

【熔点】177~178 ℃。

【光谱】

UV λ_{max}^{MeOH}(nm):203,220,289,328[1]。

IR ν_{max}^{KBr}(cm^{-1}):3500,3310,1750,1720,1630,1615[1]。

【波谱】

^{1}H-NMR (500 MHz,CD$_3$OD)δ:6.77(1H,d,J=2.0 Hz,H-2),6.68(1H,d,J=8.0 Hz,H-5),6.63(1H,dd,J=8.0,2.0 Hz,H-6),3.10(1H,dd,J=14.5,3.5 Hz,H-7a),2.94(1H,dd,J=14.5,10.0 Hz,H-7b),6.23(1H,dd,J=10.0,3.5 Hz,H-8),7.03(1H,d,J=2.0 Hz,H-2'),6.77(1H,dd,J=8.0,2.0 Hz,H-5'),6.91(1H,dd,J=8.0,2.0 Hz,H-6'),7.51(1H,d,J=15.5 Hz,H-7'),6.27(1H,d,J=15.5 Hz,H-8')[2]。

^{13}C-NMR (125 MHz,CD$_3$OD)δ:131.29(C-1),117.63(C-2),146.08(C-3),144.93(C-4),116.34(C-5),121.89(C-6),38.93(C-7),77.79(C-8),177.64(C-9),128.12(C-1'),115.27(C-2'),146.85(C-3'),144.77(C-4'),116.34(C-5'),121.71(C-6'),146.79

（C-7′），115.77（C-8′），169.24（C-9′）[2]。

【质谱】

FAB-MS m/z:361[M+H]+[2]。

【色谱】

TLC[3]

薄层板:硅胶 G。

展开剂:环己烷—乙酸乙酯—异丙醇—甲酸(15:3:3.5:0.5)。

检识:紫外光灯 365 nm 下检视。

HPLC[3]

色谱柱:Agilent Zorbax SB C18,5 μm(4.6 mm×250 mm)。

流动相:甲醇—0.1%三氟乙酸溶液(42:58)。

流速:1.0 mL/min。

检测波长:330 nm。

【药理活性】 抗炎[4]、抗菌[5]、护肝[6]等。

【贮藏】 干燥、密闭。

【应用】

(1)《广西壮族自治区壮药质量标准:第二卷(2011 年版)》[3]

薄层鉴别(TLC):夏枯草/牙呀结。

含量测定(HPLC):夏枯草/牙呀结。

(2)《广西壮族自治区瑶药材质量标准:第一卷(2014 年版)》[7]

薄层鉴别(TLC):肿节风/九节风(坐及崩)。

含量测定(HPLC):肿节风/九节风(坐及崩)。

参考文献

[1]李静,黎莲娘,宋万志.南丹参化学成分研究[J].中草药,1994(7):347-349.

[2]WOO E R,PIAO M S.Antioxidative Constituents from *Lycopus lucidus*[J].Archives of Pharmacal Research,2004(2):173-176.

[3]广西壮族自治区食品药品监督管理局.广西壮族自治区壮药质量标准:第二卷(2011 年版)[M].南宁:广西科学技术出版社,2011.

[4]李丽,梁绪国,田京伟,等.迷迭香酸抗炎作用研究[J].中药药理与临床,2008(4):21-22.

[5]孙峋,汪靖超,李洪涛,等.迷迭香酸的抗菌机理研究[J].青岛大学学报(自然科学版),2005(4):41-45.

[6]刘广建,黄荣桂,李月婷,等.迷迭香酸对糖尿病大鼠肾脏的保护作用及其机制研究[J].现代中西医结合杂志,2010(2):151-155.

[7]广西壮族自治区食品药品监督管理局.广西壮族自治区瑶药材质量标准:第一卷(2014 年版)[M].南宁:广西科学技术出版社,2014.

穿心莲内酯
Andrographolide

【化学名】3-〔2-〔十氢-6-羟基-5-(羟基-甲基)-5,8α-二甲基-2-亚甲基-1-萘乙烯基〕亚乙基〕二氢-4-羟基-2(3H)-呋喃酮 ｛3-〔2-〔decahydro-6-hydroxy-5-(hydroxy-methyl)-5,8α-dimethyl-2-methylene-1-naphthalenyl〕ethylidene〕dihydro-4-hydroxy-2(3H)-furanone｝。

【别名】穿心莲乙素、雄茸内酯。

【CAS号】5508-58-7。

【结构式】

【分子式】$C_{20}H_{30}O_5$。

【相对分子质量】350.44。

【主要来源】爵床科植物穿心莲〔*Andrographis paniculata*(Burm.F.) Ness〕。

【性状】白色方棱形或片状结晶(乙醇或甲醇)。溶于沸乙醇,略溶于甲醇或乙醇,极微溶于三氯甲烷,几乎不溶于水或乙醚。

【熔点】230~231℃。

【光谱】

UV $\lambda_{max}^{MeOH}(nm):223^{[1]}$。

IR $\nu_{max}^{KBr}(cm^{-1}):3414,1727,1726,905^{[1]}$。

【波谱】

^{1}H-NMR (400 MHz,Pyridine-d_5)δ:7.15(1H,td,*J*=6.1,1.9 Hz,H-12),5.39(1H,br.s,H-14),4.50(1H,dd,*J*=10.0,2.5 Hz,H-15a),4.61(1H,dd,*J*=10.0,6.1 Hz,H-15b),4.85(1H,br.s,H-17a),4.86(1H,br.s,H-17b),1.49(3H,s,Me-18),3.60(1H,overlapped,H-19a),4.44(1H,d,*J*=10.0 Hz,H-19b),0.65(3H,s,Me-20)$^{[1]}$。

^{13}C-NMR (100 MHz,Pyridine-d_5)δ:37.2(C-1),29.4(C-2),80.0(C-3),43.2(C-4),55.7(C-5),24.2(C-6),38.1(C-7),148.1(C-8),56.4(C-9),39.0(C-10),24.9(C-11),147.1(C-12),130.1(C-13),66.1(C-14),75.3(C-15),170.9(C-16),109.1(C-17),

23. 8(C-18),64. 2(C-19),15. 3(C-20)[1]。

【质谱】

ESI-MS m/z:351[M+H]$^+$,349[M-H]$^{-[1]}$。

【色谱】

TLC[2]

薄层板:硅胶 G。

展开剂:三氯甲烷—乙酸乙酯—甲醇(4∶3∶0.4)。

检识:紫外光灯 254 nm 下检视。

HPLC[2]

色谱柱:C18,5 μm(4. 6 mm×250 mm)。

流动相:甲醇—水(52∶48)。

流速:1. 0 mL/min。

检测波长:225 nm。

【药理活性】 抗炎[3]、抗病毒[4]、保肝利胆[5]、调节免疫[6]等。

【贮藏】 干燥、密闭。

【应用】

(1)《广西壮族自治区壮药质量标准:第一卷(2008 年版)》[2]

薄层鉴别(TLC):穿心莲/牙粉敛。

含量测定(HPLC):穿心莲/牙粉敛。

参考文献

[1]陈咏梅,张韵慧,张莉华,等.穿心莲抗肿瘤转移化学成分研究[J].湖北中医药大学学报,2016(6):46-48.

[2]广西壮族自治区食品药品监督管理局.广西壮族自治区壮药质量标准:第一卷(2008 年版)[M].南宁:广西科学技术出版社,2008.

[3]曹好好,刘环芹,杨鹏,等.穿心莲有效成分对巨噬细胞 MMP-2、MMP-9 表达和活性的影响[J].华中科技大学学报(医学版),2011(6):670-673.

[4]WANG D,GUO H,CHANG J,et al.Andrographolide prevents EV-D68 replication by inhibiting the acidification of virus-containing endocytic vesicles[J].Front in Microbiology,2018:1-10.

[5]万君,叶菊风,叶俊,等.穿心莲内酯对小鼠急性四氯化碳肝损伤的保护作用[J].实用医学杂志,2014(14):2204-2207.

[6]赵珍珍,刘珊珊,邹云.穿心莲内酯对脓毒症小鼠淋巴细胞免疫功能的调节作用[J].国际麻醉学与复苏杂志,2014(2):116-119.

络石苷
Tracheloside

【化学名】（3S,4S）-4-[（3,4-二甲氧基苯基）甲基]-3-[[4-（β-D-吡喃葡萄糖含氧基）-3-甲氧基苯基]甲基]二氢-3-羟基-2（3H）-呋喃酮{（3S,4S）-4-[（3,4-dimethoxyphenyl）methyl]-3-[[4-（β-D-glucopyranosyloxy）-3-methoxyphenyl]methyl]dihydro-3-hydroxy-2（3H）-furanone}。

【别名】络石藤苷。

【CAS 号】33464-71-0。

【结构式】

【分子式】$C_{27}H_{34}O_{12}$。

【相对分子质量】550.55。

【主要来源】夹竹桃科植物络石[*Trachelospermum jasminoides*（Lindl.）Lem.]。

【性状】白色粉末。易溶于甲醇。

【熔点】165～168℃。

【光谱】

UV　λ_{max}^{MeOH}（nm）:280,229.5[1]。

IR　ν_{max}^{KBr}（cm^{-1}）:3450（—OH）,1760（—C=O）,1605（C=C）,1590,1510[1]。

【波谱】

¹H-NMR　（400 MHz, DMSO-d_6）δ:6.63（1H,d,J=1.6 Hz,H-2）,6.65（1H,d,J=8.0 Hz,H-5）,6.50（1H,dd,J=8.0,1.6 Hz,H-6）,6.77（1H,d,J=1.6 Hz,H-2'）,6.97（1H,d,J=8.0 Hz,H-5'）,6.68（1H,dd,J=8.0,1.6 Hz,H-6'）,3.98（1H,m,H-9β）,3.93（1H,m,H-9α）,3.01（1H,d,J=13.6 Hz,H-7'β）,2.84（1H,d,J=13.6 Hz,H-7'α）,2.63（1H,dd,J=12.8,3.2 Hz,H-7β）,2.39（1H,m,H-7α）,2.34（1H,m,H-8）,4.83（1H,d,J=7.2 Hz,glc-H-

1),3.71(3H,s,OCH$_3$),3.68(6H,s,2×OCH$_3$)$^{[2]}$。

^{13}C-NMR （100 MHz,DMSO-d_6）δ:131.7(C-1),112.4(C-2),147.2(C-3),148.5(C-4),114.7(C-5),120.5(C-6),30.8(C-7),42.8(C-8),70.0(C-9),129.3(C-1′),114.8(C-2′),145.6(C-3′),148.7(C-4′),111.9(C-5′),122.5(C-6′),40.1(C-7′),75.4(C-8′),178.0(C-9′),55.6(3′-OCH$_3$),55.5(3-OCH$_3$),55.4(2-OCH$_3$),100.0(glc-C-1),73.2(glc-C-2),77.0(glc-C-3),69.7(glc-C-4),76.9(glc-C-5),60.6(glc-C-6)$^{[2]}$。

【质谱】

EI-MS m/z:573[M+Na]$^{+[2]}$。

【色谱】

TLC$^{[3]}$

薄层板:硅胶 G。

展开剂:三氯甲烷—甲醇—乙酸(8∶1∶0.2)。

检识:于碘蒸气中熏至斑点显色,日光下检视。

HPLC$^{[3]}$

色谱柱:Phenomenex Luna C18,5 μm(4.6 mm×250 mm)。

流动相:乙腈—水(30∶70)。

流速:1.0 mL/min。

检测波长:280 nm。

【药理活性】 促凝血、抗疲劳、镇静催眠$^{[4-6]}$等。

【贮藏】 干燥、密闭。

【应用】

《广西壮族自治区瑶药材质量标准:第一卷(2014 年版)》$^{[3]}$

薄层鉴别(TLC):络石藤/爬墙风(把警崩)。

含量测定(HPLC):络石藤/爬墙风(把警崩)。

参考文献

[1]NISHIBE S,HISADA S,INAGAKI I.Lignans of *Trachelospermum liukiuense* and *T.foetidum*[J].Chemical & Pharmaceutical Bulletin,1973(3):674-675.

[2]高慧敏,付雪涛,王智民.络石藤化学成分研究[J].中国实验方剂学杂志,2011(11):41-44.

[3]广西壮族自治区食品药品监督管理局.广西壮族自治区瑶药材质量标准:第一卷(2014 年版)[M].南宁:广西科学技术出版社,2014.

[4]陆颖,段书涛,潘家祐,等.中药大蓟化学成分的研究[J].天然产物研究与开发,2009(4):563-565.

[5]谭兴起,郭良君,孔飞飞,等.络石藤三萜总皂苷抗疲劳作用的实验研究[J].解放军药学学报,2011(2):128-131.

[6]谭兴起,金婷,瞿发林.络石藤三萜总皂苷对小鼠镇静催眠作用的实验研究[J].解放军药学学报,2014(1):34-36.

盐酸小檗碱

Berberine hydrochloride

【化学名】5,6-二氢-9,10-二甲氧苯并[g]-1,3-苯二氧杂环己烷[5,6-α]喹嗪盐酸盐
{5,6-dihydro-9,10-dimethoxybenzo[g]-1,3-benzene dioxane[5,6-α]quinolizine hydrochloride}。

【别名】盐酸黄连素、小檗碱盐酸盐。

【CAS 号】633-65-8。

【结构式】

【分子式】$C_{20}H_{18}ClNO_4$。

【相对分子质量】371.81。

【主要来源】毛茛科植物黄连(*Coptis chinensis* Franch.)。

【性状】黄色细针状结晶。易溶于甲醛。

【熔点】204~206 ℃。

【光谱】

UV λ_{max}^{MeOH}(nm):230,266,350,429[1]。

IR ν_{max}^{KBr}(cm^{-1}):2947(—OCH$_3$),1633(C=N),1276、1331(Ar—OCH$_3$),1387、1359、1232(—O—CH$_2$—O—)[2]。

【波谱】

^{1}H-NMR (600 MHz,CD$_3$OD)δ:3.25(2H,t,*J*=6.0 Hz,H-2),4.10(3H,s,-CH$_3$),4.21(3H,s,CH$_3$),4.92(2H,t,*J*=6.0 Hz,H-1),6.10(2H,s,H-15),7.64(1H,s,H-4),7.99(1H,d,*J*=9.0 Hz,H-12),8.10(1H,d,*J*=9.0 Hz,H-13),9.76(1H,s,H-7)[3]。

^{13}C-NMR (150 MHz,CD$_3$OD)δ:150.8(C-4),150.6(C-11),148.5(C-5),145.0(C-10),144.4(C-12),138.3(C-16),133.8(C-17),130.5(C-13),126.7(C-7),123.1(C-8),121.9(C-14),120.4(C-9),120.1(C-18),108.0(C-3),105.1(C-6),102.3(C-15),61.2(11-OCH$_3$),56.3(C-1),55.8(10-OCH$_3$),26.8(C-2)[3]。

【质谱】

EI-MS m/z:336[M-Cl]$^{+[3]}$。

【色谱】

TLC[4]

薄层板:硅胶 G。

展开剂:甲苯—乙酸乙酯—甲醇—异丙醇—浓氨试液(6:3:1.5:1.5:0.5)。

检识:紫外光灯 365 nm 下检视。

HPLC[4]

色谱柱:C18。

流动相:乙腈—0.05 mol/L 磷酸二氢钾溶液(用磷酸调 pH 至 3.0)(30:70)。

流速:1.0 mL/min。

检测波长:265 nm。

【药理活性】 抗肿瘤[5]、降血压[6]、降血脂[7]、抗炎[8]、抗菌[9]等。

【贮藏】 干燥、密闭。

【应用】

(1)《广西壮族自治区壮药质量标准:第二卷(2011 年版)》[4]

薄层鉴别(TLC):功劳木/美黄连。

含量测定(HPLC):功劳木/美黄连。

(2)《广西壮族自治区壮药质量标准:第三卷(2018 年版)》[10]

薄层鉴别(TLC):马尾连。

含量测定(HPLC):马尾连。

(3)《贵州省中药材、民族药材质量标准》[11]

薄层鉴别(TLC):三颗针。

含量测定(HPLC):功劳木;黄柏;黄连。

参考文献

[1]林瑞超,马双成.中药化学对照品应用手册[M].北京:化学工业出版社,2013:27-28.

[2]耿红梅.欧亚旋覆花化学成分的研究[J].时珍国医国药,2008(10):2432-2433.

[3]赵斌,董小萍,余娅芳,等.藏药螃蟹甲化学成分研究(Ⅰ)[J].中药材,2008(8):1170-1172.

[4]广西壮族自治区食品药品监督管理局.广西壮族自治区壮药质量标准:第二卷(2011 年版)[M].南宁:广西科学技术出版社,2011.

[5]徐西强.盐酸小檗碱治疗骨肉瘤的作用及其机制[D].武汉:华中科技大学,2012.

[6]李俰,迟晓玲.黄连素治疗高血压临床及机理研究概述[J].中医药信息,2003(4):12-13.

[7]KONG W,WEI J,ABIDI P,et al. Berberine is a novel cholesterollowering drug working through a unique mechanism distinct from statins[J].Nature Medicine,2004(12):1344-1351.

［8］杨玉,王艳,姜晶晶,等.盐酸小檗碱对白念珠菌刺激下巨噬细胞 NLRP3 炎症小体的影响［J］.中国免疫学杂志,2019(24):2980-2984.

［9］刘萍,向灿辉,邓镇涛,等.黄连盐酸小檗碱的提取鉴定及抑菌活性研究［J］.中国免疫学杂志,2011(1):3-4.

［10］广西壮族自治区食品药品监督管理局.广西壮族自治区壮药质量标准:第三卷(2018 年版)［M］.南宁:广西科学技术出版社,2018.

［11］贵州省药品监督管理局.贵州省中药材、民族药材质量标准［M］.贵阳:贵州科技出版社,2003.

盐酸水苏碱
Stachydrine hydrochloride

【化学名】(S)-2-羧基-1,1-二甲基吡咯烷鎓(盐)氯化物[(S)-2-carboxy-1,1-dimethylpyrrolidinium (salt) chloride]。

【别名】水苏碱盐酸盐。

【CAS 号】4136-37-2。

【结构式】

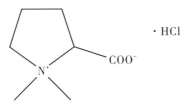

【分子式】$C_7H_{13}NO_2 \cdot HCl$。

【相对分子质量】179.64。

【主要来源】唇形科植物益母草(*Leonurus japonicus* Houttuyn),清风藤科植物四川清风藤(*Sabia Schaumanniana* Diels),豆科植物紫苜蓿(*Medicago Sativa* L.),等等。

【性状】白色粉末。易溶于水。

【熔点】225℃。

【光谱】

IR $\nu_{max}^{KBr}(cm^{-1})$:3450,1620,1480,1400,1370,1340,1320,1020,1000,960[1]。

【波谱】

^{1}H-NMR (600 MHz,CDCl$_3$)δ:3.72(1H,t,*J*=9.6 Hz),2.71(1H,m),2.10(1H,m),2.09(2H,m),3.35(1H,m),3.55(1H,m),3.15(3H,s),3.33(3H,s)[2]。

^{13}C-NMR (150 MHz,CDCl$_3$)δ:170.7(C=O),77.7(C-2),68.0(C-5),52.7,46.4[N(CH$_3$)$_2$],26.6(C-3),19.8(C-4)[2]。

【质谱】

EI-MS m/z:143[M 游离碱]$^+$,141,129,126,98,84,82,58,56,44,42[1]。

【色谱】

TLC[3]

薄层板:硅胶 G。

展开剂:丙酮—无水乙醇—盐酸(10:6:1)。

检识:喷以稀碘化铋钾试液和三氯化铁试液(10:1)混合溶液,日光下检视。

HPLC[3]

色谱柱:丙基酰胺键合硅胶。

流动相:乙腈—0.2%冰乙酸溶液(80:20)。

检测器:蒸发光散射检测器。

【药理活性】 抗氧化[4]、保护脑组织[5]、抑制心肌细胞肥大[6]等。

【贮藏】 干燥、密闭。

【应用】

《广西壮族自治区壮药质量标准:第二卷(2011年版)》[3]

薄层鉴别(TLC):益母草/埃闷。

含量测定(HPLC):益母草/埃闷。

参考文献

[1] 张月华,任婉薇,万树文,等.柘木的化学成分研究[J].中国医药工业杂志,1980(3):15-20.

[2] 赵军,杨伟俊,任远,等.苦刺山柑化学成分研究[J].天然产物研究与开发,2012(1):52-54.

[3] 广西壮族自治区食品药品监督管理局.广西壮族自治区壮药质量标准:第二卷(2011年版)[M].南宁:广西科学技术出版社,2011.

[4] 刘红燕,王瑞,石明,等.小剂量盐酸水苏碱对过氧化氢所致肾小管上皮细胞凋亡的保护作用[J].中国中西医结合肾病杂志,2008(9):760-763.

[5] 梁华峰,王娟,谢靖,等.盐酸水苏碱对实验性急性脑梗死大鼠的治疗作用[J].中国病理生理杂志,2017(10):1768-1772.

[6] 吕嵘,赵培,韩志芬,等.盐酸水苏碱抑制去甲肾上腺素诱导的心肌细胞肥大效应的作用研究[J].微循环学杂志,2010(2):80.

盐酸巴马汀

Palmatine hydrochloride

【化学名】 2,3,9,10-tetramethoxy-5,6-dihydroisoquinolino［2,1-b］isoquinolin-7-ium chloride。

【别名】 氯化巴马亭。

【CAS 号】 10605-02-4。

【结构式】

【分子式】 $C_{21}H_{22}ClNO_4$。

【相对分子质量】 387.86。

【主要来源】 毛茛科植物黄连(*Coptis chinensis* Franch.)。

【性状】 黄色结晶。易溶于甲醇。

【熔点】 198～200 ℃。

【光谱】

UV λ_{max}^{MeOH}(nm):227,266,347,430[1]。

IR ν_{max}^{KBr}(cm^{-1}):2840(—OCH$_3$),1510、1525、1610(芳香核),1570、1640(C=N)[1]。

【波谱】

^{1}H-NMR (400 Hz,CD$_3$OD)δ:9.76(1H,s,H-8),8.81(1H,s,H-13),8.11(1H,d,J=9.1 Hz,H-11),8.01(1H,d,J=9.1 Hz,H-12),7.65(1H,s,H-1),7.05(1H,s,H-4),4.94(2H,t,J=6.4 Hz,H-6),4.20、4.10、3.99、3.94(each 3H,s,4×OCH$_3$),3.28(2H,t,J=6.4 Hz,H-5)[2]。

^{13}C-NMR (100 Hz,CD$_3$OD)δ:110.0(C-1),150.9(C-2),151.9(C-3),112.3(C-4),27.8(C-5),57.4(C-6),146.4(C-8),153.8(C-9),145.8(C-10),124.5(C-11),128.1(C-12),121.3(C-13),130.1(C-4a),123.3(C-8a),135.3(C-12a),139.8(C-13a),120.5(C-

4b),57. 0(2-OCH$_3$),57. 7(3-OCH$_3$),62. 6(9-OCH$_3$),56. 7(10-OCH$_3$)[2]。

【质谱】

EI-MS　　m/z:352[M-Cl]$^{+}$[2]。

【色谱】

TLC[3]

薄层板:硅胶 G。

展开剂:苯—乙酸乙酯—甲醇—异丙醇—浓氨试液(12:6:3:3:1)。

检识:紫外光灯 365 nm 下检视。

HPLC[4]

色谱柱:C18。

流动相:0. 025 mol/L 磷酸二氢钾溶液—甲醇(50:50)。

流速:1. 0 mL/min。

检测波长:340 nm。

【药理活性】 抗实验性心律失常[5]、减少心肌梗死[6]、治疗慢性前列腺炎[7]。

【贮藏】 干燥、密闭。

【应用】

(1)《广西壮族自治区壮药质量标准:第一卷(2008 年版)》[3]

薄层鉴别(TLC):金果榄/尽榄。

含量测定(TLC):金果榄/尽榄。

(2)《广西壮族自治区壮药质量标准:第二卷(2011 年版)》[4]

薄层鉴别(TLC):功劳木/美黄连、黄藤/勾现。

含量测定(HPLC):功劳木/美黄连、黄藤/勾现。

(3)《广西壮族自治区瑶药材质量标准:第一卷(2014 年版)》[8]

薄层鉴别(TLC):金果榄/青九牛(青坐翁)。

含量测定(TLCS):金果榄/青九牛(青坐翁)。

(4)《贵州省中药材、民族药材质量标准》[9]

含量测定(HPLC):延胡索(元胡)、金果榄。

参考文献

[1]方圣鼎,王怀女,陈嬿,等.千金藤属生物碱的研究:Ⅱ.黄叶地不容中的生物碱[J].中草药,1981(2):1-3.

[2]何嘉泳,窦孝天,方媛,等.小叶地不容块根的化学成分研究[J].中药材,2017(6):1335-1338.

[3]广西壮族自治区食品药品监督管理局.广西壮族自治区壮药质量标准:第一卷(2008 年版)[M].南宁:广西科学技术出版社,2008.

[4]广西壮族自治区食品药品监督管理局.广西壮族自治区壮药质量标准:第二卷(2011 年版)[M].南宁:广西科学技术出版社,2011.

[5]陈超,方达超.盐酸巴马汀抗实验性心律失常作用[J].中国药理学通报,1992(5):408.

[6]陈超,方达超.盐酸巴马汀对心肌梗死的影响[J].中草药,1989(7):25－26.

[7]吴浩彬,韦安阳.盐酸巴马汀治疗慢性前列腺炎临床观察[J].中国误诊学杂志,2008(33):8165－8166.

[8]广西壮族自治区食品药品监督管理局.广西壮族自治区瑶药材质量标准:第一卷(2014年版)[M].南宁:广西科学技术出版社,2014.

[9]贵州省药品监督管理局.贵州省中药材、民族药材质量标准[M].贵阳:贵州科技出版社,2003.

盐酸药根碱
Jatrorrhizine hydrochloride

【化学名】5,6-二氢-3-羟基-2,9,10-三甲氧基-二苯并[a,g]喹嗪氯化物{5,6-di-hydro-3-hydroxy-2,9,10-trimethoxy-dibenzo[a,g]quinolizinium chloride}。

【别名】药根碱盐酸盐。

【CAS 号】6681-15-8。

【结构式】

【分子式】$C_{20}H_{20}ClNO_4$。

【相对分子质量】373.83。

【主要来源】小檗科植物阔叶十大功劳[*Mahonia bealei* (Fort.) Carr.]、十大功劳[*Mahonia fortunei* (Lindl.) Fedde],防己科植物青牛胆[*Tinospora sagittata* (Oliv.) Gagnep.]。

【性状】橙红色细针状结晶。溶于热水、甲醇,微溶于丙酮,几乎不溶于乙酸乙酯。

【熔点】228~230℃。

【光谱】

UV λ_{max}^{MeOH}(nm):227,264,350,430[1]。

IR ν_{max}^{KBr}(cm^{-1}):3437(—OH),2840(—OCH$_3$),1602、1535、1515(芳核),1634、1562(C═N),1444、1362、1274、1241(Ar—OCH$_3$),962、881、822、810(取代苯)[1]。

【波谱】

^{1}H-NMR (200 MHz,D$_2$O)δ:9.30(1H,s,H-8),7.84(1H,s,H-13),7.66、7.46(each 1H,d,*J*=8.5 Hz,H-11,H-12,AB 型),6.74(1H,s,H-4),6.44(1H,s,H-1),4.55(2H,br.,H-6),2.86(2H,br.,H-5),4.02,3.89,3.74(each s,3H,3×OCH$_3$)[1]。

^{13}C-NMR (75 MHz,DMSO-d_6)δ:150.2(C-2,3),148.0(C-9),145.3(C-8),143.7(C-10),138.3(C-4a),133.3(C-8a),128.9(C-12),126.9(C-11),123.4(C-12a),121.0(C-14),119.5(C-13),117.8(C-14a),115.0(C-4),109.6(C-1),62.0(9-OCH$_3$),57.1(10-OCH$_3$),56.3(2-OCH$_3$),55.5(C-6),25.9(C-5)[2]。

【质谱】

EI-MS m/z:338[M-Cl]$^+$,337,323,308,294(64.83),278[1]。

【色谱】

TLC[3,4]

薄层板:硅胶 G。

展开剂:甲苯—乙酸乙酯—甲醇—异丙醇—浓氨试液(6:3:1.5:1.5:0.5)。

检识:紫外光灯 365 nm 下检视。

HPLC[5]

色谱柱:C18,5 μm(4.6 mm×250 mm)。

流动相:乙腈(A)—0.05 mol/L 磷酸二氢钾缓冲液(用磷酸调 pH 至 3.0)(B)(30:70),梯度洗脱(0~10 min,25~28%A;10~18 min,28~50%A;18~22 min,50%A)。

流速:1.0 mL/min。

检测波长:265 nm。

【药理活性】 抗心律失常[6]、调节脂肪细胞糖脂代谢[7]、抗心肌细胞肥大[8]等。

【贮藏】 2~8℃,干燥、避光、密封。

【应用】

(1)《广西壮族自治区壮药质量标准:第二卷(2011 年版)》[3]

薄层鉴别(TLC):金果榄/尽榄。

(2)《广西壮族自治区瑶药材质量标准:第一卷(2014 年版)》[4]

薄层鉴别(TLC):功劳木/美黄连。

参考文献

[1]何明三,徐海星,陈科力.芒齿小檗生物碱类化学成分研究[J].中药材,2010(9):1420-1421.

[2]孙雅婷,王傲莉,李达翃,等.青牛胆含氮类成分研究[J].中草药,2015(9):1287-1291.

[3]广西壮族自治区食品药品监督管理局.广西壮族自治区壮药质量标准:第二卷(2011 年版)[M].南宁:广西科学技术出版社,2011.

[4]广西壮族自治区食品药品监督管理局.广西壮族自治区瑶药材质量标准:第一卷(2014 年版)[M].南宁:广西科学技术出版社,2014.

[5]国家药典委员会.中华人民共和国药典:2015 年版 一部[M].北京:中国医药科技出版社,2015:85.

[6]陈超,韩虹,方达超.药根碱对实验动物心肌缺血和复灌性损伤的保护作用[J].中国药理学通报,1989(6):373-376.

[7]王慧,陈刘,姜友昭,等.药根碱对脂肪细胞糖脂代谢的影响及其机制研究[J].解放军医学杂志,2012(6):585-588.

[8]牛子长,高云航,王兴业,等.盐酸药根碱抗异丙肾上腺素诱导的心肌 H9c2 细胞肥大作用研究[J].天津中医药,2017(6):411-414.

盐酸益母草碱
Leonurine hydrochloride

【化学名】3,5-二甲氧基-4-羟基-苯甲酸(4-胍基)-1-丁酯[3,5-dimethoxy-4-hydroxy-benzoic acid-(4-guanidyl)-1-butyl ester]。

【别名】无。

【CAS 号】24697-74-3。

【结构式】

【分子式】$C_{14}H_{21}N_3O_5 \cdot HCl$。

【相对分子质量】347.79。

【主要来源】唇形科植物益母草(*Leonurus japonicus* Houttuyn)。

【性状】白色粉末。易溶于甲醇、水。

【熔点】195～197 ℃。

【光谱】

IR $\nu_{max}^{KBr}(cm^{-1})$:3600～2800,1701,1665,1615,1340,1200,1100[1]。

【波谱】

^{1}H-NMR (300 MHz,DMSO-d_6)δ:4.26(2H,t,J=6.3 Hz,H-3),1.73(2H,m,H-4),1.59(2H,m,H-5),3.16(2H,dd,J=12.6,6.3 Hz,H-6),7.21(1H,s,H-2′,6′),3.81(3H,s,2×OCH$_3$)[2]。

^{13}C-NMR (75 MHz,DMSO-d_6)δ:156.7(C-1),40.2(C-3),25.3(C-4),25.6(C-5),63.9(C-6),119.4(C-1′),106.9(C-2′,6′),147.6(C-3′,5′),140.8(C-4′),165.7(C-7′),56.2(2×OCH$_3$)[2]。

【质谱】

EI-MS m/z:312[M+H-HCl]$^+$[1]。

【色谱】

TLC[3]

薄层板:硅胶 GF$_{254}$。

展开剂:乙酸乙酯—冰乙酸—水(12∶3∶5)。

检识:紫外光灯 254 nm 下检视。

HPLC[4]

色谱柱:C18。

流动相:乙腈—0.4%辛烷磺酸钠的 0.1%磷酸溶液(24∶76)。

流速:1.0 mL/min。

检测波长:277 nm。

【药理活性】增强子宫收缩力[5]、抑制破骨细胞生成[6]、保护缺糖/缺氧损伤肾上腺嗜铬瘤细胞[7]、保护心脏[8]等。

【贮藏】干燥、密闭。

【应用】

《广西壮族自治区壮药质量标准:第二卷(2011 年版)》[4]

含量测定(HPLC):益母草/埃闷。

参考文献

[1] YEUNG H,KONG Y,LAY W,et al.The structure and biological effect of leonurine[J].Planta Medica,1977(1):51-56.

[2] 丛悦,王金辉,郭洪仁,等.益母草化学成分的分离与鉴定Ⅱ[J].中国药物化学杂志,2003(6):45-48.

[3] 唐盈.益母草及益母草成药中益母草碱的含量测定[J].中草药,1987,18(2):12-14.

[4] 广西壮族自治区食品药品监督管理局.广西壮族自治区壮药质量标准:第二卷(2011 年版)[M].南宁:广西科学技术出版社,2011.

[5] 赵懿清,李霞.基于下丘脑—垂体—卵巢轴研究盐酸益母草碱对药物流产后子宫异常出血作用机制的实验研究[J].苏州大学学报(医学版),2011(4):564-568.

[6] 张怡,田坤明.盐酸益母草碱对破骨细胞生成的作用及机制研究[J].现代医药卫生,2018(20):3215-3217.

[7] 袁楠,王训翠,李晓祥,等.益母草碱对缺糖/缺氧损伤 PC12 细胞的保护作用[J].安徽医药,2012(6):741-743.

[8] 方少华,李道俊,王正军,等.益母草碱对阿霉素致斑马鱼心脏毒性保护作用的初步研究[J].中国现代医生,2013(4):10-11.

盐酸麻黄碱
Ephedrine hydrochloride

【化学名】（1R,2S）-2-甲氨基-苯丙烷-1-醇盐酸盐［（1R,2S）-2-methylamino-phenyl-propane-1-ol hydrochloride］。

【别名】无。

【CAS 号】50-98-6。

【结构式】

【分子式】$C_{10}H_{15}NO \cdot HCl$。

【相对分子质量】201.70。

【主要来源】麻黄科植物草麻黄（*Ephedra sinica* Stapf）。

【性状】无色粒状结晶。易溶于甲醇、水。

【熔点】220~222 ℃。

【光谱】

UV λ_{max}^{MeOH}（nm）:263,257,252,214[1]。

IR ν_{max}^{KBr}（cm^{-1}）:3310,2830,2740,2450,1582[2]。

【波谱】

^{1}H-NMR （400 Hz,DMSO-d_6）δ:7.26~7.38（5H,m,arom-H-2′,3′,4′,5′,6′）,6.11（1H,d,J=4.4 Hz,H-1）,5.12（1H,m,H-2）,2.61（3H,s,NCH$_3$）,0.92（3H,d,J=6.8 Hz,H-3）[3]。

^{13}C-NMR （100 Hz,DMSO-d_6）δ:141.1（C-1′）,128.1（C-3′,5′）,127.3（C-4′）,125.8（C-2′,6′）,69.4（C-1）,59.0（C-2）,30.4（N-CH$_3$）,9.1（C-3）[3]。

【质谱】

EI-MS m/z:166［M+H-HCl］$^{+}$[3]。

【色谱】

TLC[4]

薄层板:硅胶 G（含 0.4%氢氧化钠）。

展开剂:三氯甲烷—乙醇—环乙烷（3∶1∶1）。

检识:喷以茚三酮试液,105℃烘至斑点显色清晰,日光下检视。

HPLC[4]

色谱柱:C18。

流动相:0.01 mol/L 磷酸二氢钾溶液(用磷酸调 pH 为 2.5)—甲醇(94∶6)。

流速:1.0 mL/min。

检测波长:210 nm。

【药理活性】 抗炎[3]、抗菌[5]、兴奋中枢神经系统[6]、松弛支气管平滑肌[7]等。

【贮藏】 干燥、密闭。

【应用】

《贵州省中药材、民族药材质量标准》[4]

薄层鉴别(TLC):山麻黄。

含量测定(HPLC):麻黄。

参考文献

[1]林瑞超,马双成.中药化学对照品应用手册[M].北京:化学工业出版社,2013:457-458.

[2]OSHIO H,TSUKUI M,MATSUOKA T,et al.Isolation of *l*-Ephedrine from"*Pinelliae Tuber*"[J].Chemical & Pharmaceutical Bulletin,1978(7):2096-2097.

[3]赵巍.草麻黄化学成分研究[D].北京:中国协和医科大学,2009.

[4]贵州省药品监督管理局.贵州省中药材、民族药材质量标准[M].贵阳:贵州科技出版社,2003.

[5]HE W G,MA J Z,CHEN Y J,et al.Ephedrine hydrochloride protects mice from staphylococcus aureus-induced peritonitis[J].American Journal of Translational Research,2018(3):670-683.

[6]李琴,李宝华.比较麻黄碱和阿朴吗啡的中枢兴奋作用[J].中国药理学报,1991(5):468-174.

[7]许继德,谢强敏,陈季强,等.麻黄碱与总皂苷对豚鼠气管平滑肌松弛的协同作用[J].中国药理学通报,2002(4):394-397.

桂皮醛

Cinnamaldehyde

【化学名】3-苯基-2-丙烯醛（3-phenyl-2-propenal）。

【别名】反式肉桂醛、苯丙烯醛、桂醛等。

【CAS 号】14371-10-9。

【结构式】

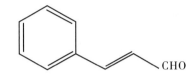

【分子式】C_9H_8O。

【相对分子质量】132.16。

【主要来源】樟科植物肉桂（*Cinnamomum Cassia* Presl），唇形科植物广藿香［*Pogostemon* cablin（Blanco）Benth.］，橄榄科植物没药树（*Commiphora* myrrha），等等。

【性状】淡黄色油状液体。易溶于醇、醚。

【熔点】-9～-4 ℃。

【光谱】

UV λ_{max}^{MeOH}（nm）:283,219,206[1]。

IR ν_{max}^{KBr}（cm^{-1}）:3061,2816,2743,1676,1626,972,748,689[1]。

【波谱】

^{1}H-NMR （400 MHz,CDCl$_3$）δ:9.72（1H,d,*J*=7.6 Hz,H-1），7.50（1H,d,*J*=16 Hz,H-3），6.73（1H,dd,*J*=16.0,8.0 Hz,H-2），7.59（2H,m,H-5,9），7.45（3H,m,H-6,7,8）[1]。

^{13}C-NMR （100 MHz,CDCl$_3$）δ:193.8（C-1），131.3（C-2），152.9（C-3），134.0（C-4），128.6（C-5,9），129.1（C-6,8），128.3（C-7）[1]。

【质谱】

EI-MS m/z:132[M]$^+$,131,103,77,51,45[1]。

【色谱】

TLC[2]

薄层板:硅胶 G。

展开剂:石油醚（60～90 ℃）—乙酸乙酯（17∶3）。

检识:喷以二硝基苯肼乙醇溶液,日光下检视。

HPLC[2]

色谱柱:Agilent C18,5 μm(4.6 mm×250 mm)。

流动相:乙腈—水(35:75)。

流速:1.0 mL/min。

检测波长:290 nm。

【药理活性】 抗炎、解热镇痛[3,4]、抗肿瘤[5]等。

【贮藏】 干燥、密闭、冷藏。

【应用】

《广西壮族自治区壮药质量标准:第一卷(2008年版)》[2]

薄层鉴别(TLC):桂枝/能葵;肉桂/能桂。

含量测定(HPLC):肉桂/能桂。

参考文献

[1]马玉翠,吴翠,王尉,等.肉桂醛标准样品的研制[J].中国实验方剂学杂志,2017(8):68−71.

[2]广西壮族自治区食品药品监督管理局.广西壮族自治区壮药质量标准:第一卷(2008年版)[M].南宁:广西科学技术出版社,2008.

[3]张畅斌,李沧海,隋峰,等.桂皮醛通过下调mPGES-1和COX-2抑制IL-1β诱导的RAW264.7细胞PGE$_2$分泌[J].中国中药杂志,2012(9):1274−1278.

[4]丁媛媛,赵钢涛,杨凡,等.肉桂油对病毒性心肌炎小鼠心肌中TLR4-NF-κB信号转导的影响[J].中国药学杂志,2010(5):348−352.

[5]冯程程,邹玺,吴坚,等.桂皮醛诱导人胃癌BGC-823细胞凋亡及相关分子机制的探讨[J].世界科学技术(中医药现代化),2013(5):920−925.

桤木酮

Alnustone

【化学名】(4E,6E)-1,7-二苯基-庚烷-4,6-二烯-3-酮[(4E,6E)-1,7-diphenyl-hepta-4,6-dien-3-one]。

【别名】无。

【CAS 号】33457-62-4。

【结构式】

【分子式】$C_{19}H_{18}O$。

【相对分子质量】262.35。

【主要来源】姜科植物草豆蔻(*Alpinia katsumadai* Hayata)。

【性状】淡黄色结晶。可溶于甲醇、乙醇。

【熔点】66~67℃。

【光谱】

UV λ_{max}^{MeOH}(nm):320[1]。

IR ν_{max}^{KBr}(cm^{-1}):1652(C=O),1620(C=C),1591,1496(芳环),1447,1413,1367,1286,1182,1172,987[1]。

【波谱】

^{1}H-NMR (200 MHz,CDCl$_3$)δ:7.50~7.18(11H,m,H-5),6.99~6.79(2H,m,H-6,H-7),6.30(1H,d,*J*=15.5 Hz,H-4),3.07~2.89(4H,at C$_1$ and C$_2$;A$_2$B$_2$ system)[2]。

^{13}C-NMR (50 MHz,CDCl$_3$)δ:200.9(C-3),144.4,143.3,143.2,138.2,131.6,131.1,130.8,130.5,130.3,129.2,128.8,128.1,44.3(C-1),32.3(C-2)[2]。

【质谱】

EI-MS m/z:262[M]$^+$[2]。

【色谱】

TLC[3]

薄层板:硅胶 GF$_{254}$。

展开剂:甲苯—乙酸乙酯—甲醇—丙酮(18∶1∶0.7∶0.3)。

检识:喷以 1%香草醛硫酸溶液,105 ℃加热至斑点显色清晰,日光及紫外光灯 365 nm 下检视。

HPLC[4]

色谱柱:C18。

流动相:甲醇(A)—水(B),梯度洗脱(0~20 min,60%A;20~21 min,60%~74%A;21~31 min,74%A;31~32 min,74%~80%A;32~42 min,80%A;42~45 min,80%~95%A)。

流速:1.0 mL/min。

检测波长:300 nm。

【药理活性】 抗肿瘤[5]。

【贮藏】 干燥、密闭。

【应用】

《广西壮族自治区壮药质量标准:第二卷(2011 年版)》[4]

含量测定(HPLC):草豆蔻/芒卡。

参考文献

[1]林瑞超,马双成.中药化学对照品应用手册[M].北京:化学工业出版社,2013:342-343.

[2]SÜLEYMAN G,HÜLYA Ç,HASAN S.An efficient synthesis of alnustone,a naturally occurring compound [J].Turkish Journal of Chemistry,2003(1):31-34.

[3]李元圆,俞桂新,杨莉,等.草豆蔻药材质量控制方法研究[J].中国中药杂志,2010(16):2091-2094.

[4]广西壮族自治区食品药品监督管理局.广西壮族自治区壮药质量标准:第二卷(2011 年版)[M].南宁:广西科学技术出版社,2011.

[5]李元圆,杨莉,王长虹,等.草豆蔻化学成分及体外抗肿瘤作用研究[J].上海中医药大学学报,2010(1):72-75.

桉油精
Eucalyptol

【化学名】1,3,3-三甲基-2-氧杂双环[2.2.2]辛烷{1,3,3-trimethyl-2-oxabicyclo[2.2.2]octane}。

【别名】桉叶油醇、桉树脑、1,8-环氧对孟烷等。

【CAS 号】470-82-6。

【结构式】

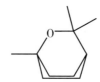

【分子式】$C_{10}H_{18}O$。

【相对分子质量】154.25。

【主要来源】 桃金娘科植物岗松(*Baeckea frutescens* L.)、桉(*Eucalyptus robusta* Smith)、樟科植物樟[*Cinnamomum camphora*(L.)Presl]或同属其他植物,等等。

【性状】无色油状液体。易溶于乙酸乙酯、甲醇、乙醇等。

【熔点】1~2℃。

【光谱】

IR ν_{max}^{KBr}(cm^{-1}):2969,2957,2947,2926,2882,1644,1515,1468,1446,1375,1306,1273,1235,1216,1169,1064,1016,907,930,921,844,814,788,765,651[1]。

【波谱】

^{1}**H-NMR** (500 MHz,CDCl$_3$)δ:2.03(2H,t,H-2),1.68(2H,t,H-6),1.52(4H,m,H-3,5),1.42(1H,m,H-4),1.65(6H,s,H-9,10),1.07(3H,s,H-7)[2]。

^{13}**C-NMR** (125 MHz,CDCl$_3$)δ:73.6(C-8),69.8(C-1),32.9(C-4),31.5(C-3,5),28.9(C-2,6),27.6(C-7),22.8(C-9,10)[2]。

【质谱】

EI-MS m/z:154[M]$^{+}$,111,108,96,93,84,81,71,69,68,67,55,43,41,39[3]。

【色谱】

TLC[4-6]

薄层板:硅胶 G。

展开剂:环己烷—乙酸乙酯(9∶1)。

检识:喷以 10%磷铜酸无水乙醇溶液(临用新制),105 ℃加热至斑点显色清晰,日光下检视。

GC[4]

色谱柱:聚乙二醇毛细管,0.25 μm(0.25 mm×30 m)。

柱温:100 ℃。

流速:1.0 mL/min。

检测器:FID。

【药理活性】 杀虫[2]、抗炎镇痛[5]、降糖[6]等。

【贮藏】 2~8 ℃,干燥、密闭。

【应用】

(1)《广西壮族自治区壮药质量标准:第一卷(2008 年版)》[4]

含量测定(GC):大叶桉油/有安卒;岗松油/有皂笨。

(2)《广西壮族自治区壮药质量标准:第二卷(2011 年版)》[7]

薄层鉴别(TLC):大叶桉/盟安盛;草果/芒侯。

含量测定(GC):大叶桉油/有安卒。

(3)《贵州省中药材、民族药材质量标准》[8]

薄层鉴别(TLC):大果木姜子;大果木姜子油;樟油。

参考文献

[1] AIST.https://sdbs.db.aist.go.jp/sdbs/cgi-bin/direct_frame_top.cgi.SDBS,1999 - 03 - 31.

[2] ZHANG W J,YOU C X,YANG K,et al.Bioactivity and chemical constituents of the essential oil from *Dendranthema indicum* (L.) Des Moul. against two stored insects[J].Journal of Oleo Science,2015(5):553 - 560.

[3] QUAN M,LIU Q Z,LIU Z L.Identification of insecticidal constituents from the essential oil from the aerial parts stachys riederi var. japonica[J].Molecules,2018(5):1200.

[4] 广西壮族自治区食品药品监督管理局.广西壮族自治区壮药质量标准:第一卷(2008 年版)[M].南宁:广西科学技术出版社,2008.

[5] YIN C Y,LIU B Y,WANG P,et al.Eucalyptol alleviates inflammation and pain responses in a mouse model of gout arthritis[J].British Journal of Pharmacology,2019(9):521.

[6] KIM D,KANG Y H.Inhibitory effects of eucalyptol on diabetes-associated dysfunction of actin cytoskeleton and focal adhesion formation in kidney podocytes(P06 - 011 - 19)[J].Current Developments in Nutrition,2019(Supplement 1):521.

[7] 广西壮族自治区食品药品监督管理局.广西壮族自治区壮药质量标准:第二卷(2011 年版)[M].南宁:广西科学技术出版社,2011.

[8] 贵州省药品监督管理局.贵州省中药材、民族药材质量标准[M].贵阳:贵州科技出版社,2003.

根皮苷
Phlorizin

【化学名】1-[2-(β-D-吡喃葡萄糖氧)-4,6-二羟基苯基]-3-(4-羟基苯基)-丙酮｛1-[2-(β-D-glucopyranosyloxy)-4,6-dihydroxyphenyl]-3-(4-hydroxyphenyl)-propanone｝。

【别名】根皮甙。

【CAS 号】60-81-1。

【结构式】

【分子式】$C_{21}H_{24}O_{10}$。

【相对分子质量】436.41。

【主要来源】蔷薇科植物苹果(*Malus domestica*),壳斗科植物多穗柯[*Lithocarpus polystachyus* (Wall.) Rehd.],无患子科植物荔枝(*Litchi chinensis* Sonn.),等等。

【性状】白色针晶。易溶于甲醇、乙醇、乙酸乙酯。

【熔点】168~169 ℃。

【光谱】

UV $\lambda_{max}^{MeOH}(nm)$:281,224[1]。

IR $\nu_{max}^{KBr}(cm^{-1})$: 3378,3317(—OH),1622,1610,1518,1514(苯环),1197,1192(C—O);1079(C—O—C)[1]。

【波谱】

^{1}H-NMR (400 MHz,DMSO-d_6)δ:2.81(2H,t,*J*=7.2,7.2 Hz,H-β),3.17~3.73 (5H,m,H-2″-6″),3.71(1H,d,*J*=11.1 Hz,H-5″),4.57(2H,t,*J*=7.2,7.2 Hz,H-α),4.93(1H,d,*J*=7.2 Hz,H-1″),5.93 (1H,d,*J*=2.1 Hz,H-3′),6.13(1H,d,*J*=2.1 Hz,H-5′),6.64(2H,dd,*J*=2.7,8.4 Hz,H-3,5),7.03(2H,d,*J*=8.4 Hz,H-2,6)[2]。

^{13}C-NMR (100 MHz,DMSO-d_6)δ:29.0(C-β),44.9(C-α),60.5(C-6″),69.4(C-4″),73.2(C-2″),76.7(C-3″),77.3(C-5″),94.4(C-3′),96.8(C-5′),100.8(C-1″),105.1

$(C-1')$,115. 0$(C-3,5)$,129. 2$(C-2,6)$,131. 6$(C-1)$,155. 3$(C-4)$,160. 9$(C-2')$,164. 6$(C-6')$,165. 4$(C-4')$,204. 7$(C=O)$[2]。

【质谱】

HR-ESI-MS　m/z:435. 12964$[M-H]^-$。

【色谱】

HPLC[3]

色谱柱:Thermo ODS-2 Hypersil,5 μm(4. 6 mm×250 mm)。

流动相:乙腈—0. 1%磷酸溶液(25∶75)。

流速:1. 0 mL/min。

检测波长:280 nm。

【药理活性】 降血糖、降脂、抗氧化、抗癌[4-7]等。

【贮藏】 干燥、密闭。

【应用】

含量测定(HPLC):多穗柯。HPLC 法测定多穗柯叶中的根皮苷含量[8]。

含量测定(HPLC):苹果。HPLC 法测定苹果提取物中有效成分的含量[9]。

含量测定(HPLC):荔枝。HPLC-MS 检测荔枝果皮中的根皮苷[10]。

含量测定(紫外-可见分光光度法):藏药俄色叶。紫外-可见分光光度法:藏药俄色叶中根皮苷、根皮素含量分析[11]。

参考文献

[1]NIE R L,TAKASHI T,ZHOU J,et al. Phlorizin and trilobatin,sweet dihydrochalcone-glucosides from leaves of *Lithocarpus litseifolius* (Hance) Rehd.(Fagaceae)[J].Agricultural and Biological Chemistry,1982(7): 1933－1934.

[2]金弘昕,赵亚,赖小平,等.野金柴化学成分的分离和研究[J].中成药,2012(12):2362－2364.

[3]饶伟源,冉国粮,邱宏聪,等.多穗柯质量标准研究[J].中南药学,2017(6):814－817.

[4]冉军舰,雷爽,阮晓莉,等.基于化合物与蛋白互作分析根皮苷的降糖机制[J].食品工业科技,2019(13):34－39.

[5]王冰心,朱冬梅,刘华桢,等.根皮苷对肥胖小鼠的降脂保肝作用及机制研究[J].中药材,2019(3):647－651.

[6]周北斗,曾丽兰,胡栋宝.天然酚类化合物根皮素与根皮苷的抗氧化活性的 DFT 研究[J].分子科学学报,2018(6):517－520.

[7]王德华,刘云燕,李敏然,等.根皮苷可增强索拉非尼抑制肝癌细胞能量代谢及活力[J].中国临床医学,2018(3):423－426.

[8]李胜华,伍贤进,牛友芽,等.HPLC 法测定多穗柯叶中的根皮苷含量[J].食品工业科技,2009(8):327－328.

［9］邢新锋,叶强.HPLC 法测定苹果提取物中有效成分的含量[J].现代食品,2018(22):116-123.

［10］侯雪瑞,谢阳,赖维,等.HPLC-MS 检测荔枝果皮中的根皮苷[J].安徽医药,2014(12):2255-2257.

［11］夏冬梅,李敏,王道清,等.藏药俄色叶中根皮苷、根皮素含量分析[J].中国现代中药,2014(8):618-622.

原儿茶酸

Protocatechuic acid

【化学名】3,4-二羟基苯甲酸(3,4-dihydroxybenzoic acid)。

【别名】无。

【CAS 号】99-50-3。

【结构式】

【分子式】$C_7H_6O_4$。

【相对分子质量】154.12。

【主要来源】鳞始蕨科植物乌蕨[*Stenoloma chusanum*(L.)Ching],冬青科植物冬青(*Ilex chinensis* Sims)。

【性状】黄色针晶。易溶于丙酮、甲醇。

【熔点】200~202 ℃。

【光谱】

UV λ_{max}^{MeOH}(nm):205,258,294[1]。

IR ν_{max}^{KBr}(cm^{-1}):3219,1676,1618,1601,1529,1467,1420,1381,1348,1301,1253,1190,1130,1097,942,886,824,799,764,709,669,637,558[1]。

【波谱】

^{1}H-NMR (500 MHz,Acetone-d_6)δ:7.51(1H,d,J=2.0 Hz,H-2),7.46(1H,dd,J=8.2 Hz,H-6),6.88(1H,d,J=8.2 Hz,H-5)[2]。

^{13}C-NMR (500 MHz,CD$_3$OD)δ:122.8(C-1),117.2(C-2),145.4(C-3),150.6(C-4),115.5(C-5),123.4(C-6),167.6(COOH)[2]。

【质谱】

EI-MS m/z:153[M-H]$^-$[3]。

【色谱】

TLC[4]

薄层板:硅胶 GF$_{254}$。

展开剂:三氯甲烷—乙酸乙酯—丙酮—甲酸(6:2.5:2.5:0.2)。

检识:紫外光灯 254 nm 下检视。

HPLC[5]

色谱柱:C18。

流动相:乙腈—1.0%冰乙酸溶液(5:95)。

检测波长:260 nm。

【药理活性】 抗血小板凝集、降低心肌耗氧量、抑菌、镇痛、抗氧化、介导肿瘤细胞凋亡、神经保护[6-10]等。

【贮藏】 干燥、密闭。

【应用】

(1)《广西壮族自治区壮药质量标准:第一卷(2008年版)》[4]

薄层鉴别(TLC):滇桂艾纳香。

(2)《贵州省中药材、民族药材质量标准》[11]

薄层鉴别(TLC):荭草;棕榈子。

参考文献

[1]张锐,曾宪仪,张正行.杏香兔耳风的化学成分研究(Ⅱ)[J].中草药,2006(3):347-348.

[2]颜仁梁,刘志刚.荔枝核多酚类物质的分离与鉴定[J].中药材,2009(4):522-523.

[3]郑丹,张晓琦,王英,等.滇桂艾纳香地上部分的化学成分[J].中国天然药物,2007(6):421-424.

[4]广西壮族自治区食品药品监督管理局.广西壮族自治区壮药质量标准:第一卷(2008年版)[M].南宁:广西科学技术出版社,2008.

[5]国家药典委员会.中华人民共和国药典:2015年版 一部[M].北京:中国医药科技出版社,2015.

[6]TSENG T H,WANG C J,KAO E S,et al.*Hibiscus* protocatechuic acid protects against oxidative damage induced by *tert*-butylhydroperoxide in rat primary hepatocytes[J].Chemico-Biological Interactions,1996(2):137-148.

[7]TSENGA T H,KAO T W,CHU C Y,et al. Induction of apoptosis byhibiscus protocateehuic acid in human leukemia cells via reduction of retinoblastoma(RB) phosphorylation and Bcl-2 expression[J]. Biochem Pharmacol,2000(3):307-315.

[8]TANAKA T H,KAWAMORI T,OHNISHI M,et al. Chemoprevention of 4-nitroquinoline 1-oxide-induced oralcarcinogenesis by dietary protocatechuic acid during initiation and postinitiation phases[J].Cancer Research,1994(9):2359-2365.

[9]GUAN S,GE D,LIU T Q,et al. Protocatechuic acid promotes cell proliferation and reduces basal apoptosis in cultured neural stem cells[J].Toxicolgy In Vitro,2009(2):201-208.

[10]ZHANG H N,AN C N,ZHANG H N,et al. Protocatechuic acid inhibits neurotoxicity induced by MPTP *in vivo*[J].Neurosci Lett,2010(2):99-103.

[11]贵州省药品监督管理局.贵州省中药材、民族药材质量标准[M].贵阳:贵州科技出版,2003.

原儿茶醛
Protocatechualdehyde

【化学名】3,4-二羟基苯甲醛(3,4-dihydroxybenzyl aldehyde)。

【别名】无。

【CAS 号】139-85-5。

【结构式】

HO—⟨benzene ring⟩—CHO
HO

【分子式】$C_7H_6O_3$。

【相对分子质量】138.12。

【主要来源】唇形科植物丹参(*Salvia miltiorrhiza* Bunge),鳞始蕨科植物乌蕨[*Stenoloma chusanum*(L.)Ching],冬青科植物冬青(*Ilex chinensis* Sims)。

【性状】无色结晶性粉末。易溶于甲醇、水。

【熔点】153~154 ℃。

【光谱】

UV λ_{max}^{MeOH}(nm):230,280,310[1]。

IR ν_{max}^{KBr}(cm^{-1}):3325,3233,3060,2875,2825,2756,1655,1647,1595,1536,1444,1422,1389,1299,1192,1166,1120,975,877,814,755,631[1]。

【波谱】

^{1}H-NMR (500 MHz,CD$_3$OD)δ:7.30(1H,d,*J*=1.5 Hz,H-2),6.89(1H,d,*J*=8.0 Hz,H-5),7.31(1H,d,*J*=8.0 Hz,H-6),9.68(1H,s,H-7)[2]。

^{13}C-NMR (125 MHz,CD$_3$OD)δ:130.8(C-1),115.3(C-2),153.8(C-3),147.2(C-4),116.2(C-5),126.4(C-6),193.0(C-7)[2]。

【质谱】

ESI-MS m/z:138[M]$^+$[2]。

【色谱】

TLC[3]

薄层板:硅胶 G。

展开剂:乙酸乙酯—苯—甲酸(7∶8∶0.8)。

检识:自然光下检视。

HPLC[4]

色谱柱:依利特 ODS C18,5 μm(4.6 mm×250 mm)。

流动相:甲醇—0.1%磷酸溶液(25∶75)。

流速:1.0 mL/min。

检测波长:260 nm。

【药理活性】 抗动脉粥样硬化、保护心肌细胞、抗血栓、抗纤维化、抗病毒[5-9]等。

【贮藏】 干燥、密闭。

【应用】

(1)《贵州省中药材、民族药材质量标准》[3]

薄层鉴别:滇丹参。

参考文献

[1]张锐,曾宪仪,张正行.杏香兔耳风的化学成分研究(Ⅱ)[J].中草药,2006(3):347-348.

[2]颜仁梁,刘志刚.荔枝核多酚类物质的分离与鉴定[J].中药材,2009(4):522-523.

[3]贵州省药品监督管理局.贵州省中药材、民族药材质量标准[M].贵阳:贵州科技出版社,2003.

[4]黄文平,吴柳瑾,殷文静,等.铁苋菜中原儿茶酸和原儿茶醛含量的高效液相色谱法测定[J].时珍国医国药,2016(7):1570-1572.

[5]邢雅玲,叶志华,钟芝茵,等.原儿茶醛对脂多糖损伤的血管内皮细胞的作用机制研究[J].军事医学科学院院刊,2008(4):344-347.

[6]沈玲红,王彬尧,王长谦,等.丹参注射液及其活性成分丹参素、原儿茶醛对人红细胞胞浆 Ca^{2+} 浓度影响的实验研究[J].中国中药杂志,2004(10):984-988.

[7]石琳,吴蝉群,顾振纶,等.原儿茶醛抑制血小板聚集及其机制分析[J].中药药理与临床,1987(2):8-13.

[8]LIC M,JIANG W L,ZHU H B,et al.Antifibrotic effects of protocatechuic aldehyde on experimental liver fibrosis[J].Pharmaceutical Biology,2012(4):413-419.

[9]ZHOU Z,ZHANG Y,DING X R,et al.Protocatechuic aldehyde inhibits hepatitis B virus replication both invitro and in vivo[J].Antiviral Research,2007(1):59-64.

原苏木素 B

Protosappanin B

【化学名】(7S)-3,7,10,11-四羟基-7,8-二氢-6H-二苯[b,d]氧杂环辛三烯-7-甲醇{(7S)-3,7,10,11-tetrahydroxy-7,8-dihydro-6H-dibenzo[b,d]oxocin-7-methanol}。

【别名】原巴西苏木素、±原苏木素 B。

【CAS 号】102036-29-3。

【结构式】

【分子式】$C_{16}H_{16}O_6$。

【相对分子质量】304.29。

【主要来源】豆科植物苏木(*Caesalpinia sappan* L.)。

【性状】橙红色无定形粉末。易溶于甲醇、乙醇、丙酮等。

【熔点】89~91 ℃。

【光谱】

UV　λ_{max}^{MeOH}(nm):210,255,288[1]。

IR　ν_{max}^{KBr}(cm^{-1}):3370(—OH),2934,1698,1613,1499(芳环),1436,1362,1296,1259,1165,1106,1025,884,817[1]。

【波谱】

^{1}H-NMR　(500 MHz,Acetone-d_6)δ:2.54~2.74(4H,each H,*J*=13.0 Hz,H-8),3.16~4.35(2H,each H,*J*=11.0 Hz,7-CH$_2$OH),3.16~4.35(4H,each H,*J*=12.0 Hz,H-6),6.48~6.56(2H,d,*J*=2.5 Hz,H-4),6.56~6.62(2H,dd,*J*=8.0,2.5 Hz,H-2),6.71~6.84(4H,s,H-9,12),7.00(2H,d,*J*=8.0 Hz,H-1)[2]。

^{13}C-NMR　(125 MHz,Acetone-d_6)δ:134.2,133.3(C-1),112.8,112.1(C-2),159.8,159.8(C-3),109.9,109.1(C-4),159.8,160.2(C-4a),78.2,76.9(C-6),73.7,73.2(C-7),43.6,40.9(C-8),125.9,124.3(C-8a),118.4,118.3(C-9),145.5,145.7(C-10),145.5,145.5(C-11),119.9,120.7(C-12),131.1,132.6(C-12a),129.4,128.3(C-12b),

66.7,69.1(7-CH$_2$OH)$^{[2]}$。

【质谱】

EI-MS m/z:327[M+Na]$^+$,631[2M+Na]$^{+[2]}$。

【色谱】

TLC$^{[3]}$

薄层板:硅胶 GF$_{254}$。

展开剂:三氯甲烷—丙酮—甲酸(8:4:1)。

检识:放置 12 h 后紫外光灯 254 nm 下检视。

HPLC$^{[4]}$

色谱柱:C18。

流动相:乙腈(A)—水(B),梯度洗脱(0~20 min,8%A;20~25 min,8%~60%A;25~35 min,60%A;35~40 min,60%~8%A;40~50 min,8%A)。

检测波长:285 nm。

【药理活性】 抗肿瘤$^{[5]}$。

【贮藏】 干燥、密闭。

【应用】

《广西壮族自治区壮药质量标准:第二卷(2011 年版)》$^{[4]}$

含量测定(HPLC):苏木/楼苏木。

参考文献

[1] Masahiro Nagai,Seiji Nagumo.Protosappanin B,a new dibenzoxocin derivative from sappan lignum(*Caesalpinia sappan*)[J].Heterocycles,1986(3):601-605.

[2] FU L C,HUANG X A,LAI Z Y,et al.A New 3-Benzylchroman Derivative from Sappan Lignum (*Caesalpinia sappan*)[J].Molecules,2008(8):1923-1930.

[3] 陈玉平,毕丹,屠鹏飞.苏木的质量标准研究[J].中国中药杂志,2010(16):2068-2071.

[4] 广西壮族自治区食品药品监督管理局.广西壮族自治区壮药质量标准:第二卷(2011 年版)[M].南宁:广西科学技术出版社,2011.

[5] 杨喜花,任连生,赵莉莉,等.原苏木素 B 对膀胱癌细胞 BTT 和 T24 的增殖抑制作用[J].中国药物与临床,2015(7):937-938.

鸭脚树叶碱

Picrinine

【化学名】$2\alpha,5\alpha$-环氧-1,2-二氢阿库米兰-17-酸甲酯($2\alpha,5\alpha$-epoxy-1,2-dihydroakua-mmilan-17-oic acid methyl ester)。

【别名】灯似叶碱。

【CAS 号】4684-32-6。

【结构式】

【分子式】$C_{20}H_{22}N_2O_3$。

【相对分子质量】338.41。

【主要来源】夹竹桃科植物糖胶树[*Alstonia scholaris*(L.)R. Br.]。

【性状】无色针状晶体。易溶于甲醇、三氯甲烷、丙酮。

【熔点】216℃。

【光谱】

UV λ_{max}^{MeOH}(nm):205,235.5,287.5[1]。

IR ν_{max}^{KBr}(cm^{-1}):3430、3391(—NH),3009~2866(C—H),1724(s,C=O),1610、1481、1465(s,C=C),1203~1167(C—O 及 C—N)[1]。

【波谱】

¹H-NMR (400 Hz,CDCl$_3$)δ:5.02(1H,br.s,H-1),3.60(1H,br.d,J=4.2 Hz,H-1),4.83(1H,br.s,H-5),3.45(1H,br.d,J=14.0 Hz,H-6),2.27(1H,br.d,J=14.0 Hz,H-6),7.15(1H,br.d,J=7.5 Hz,H-9),6.80(1H,br.t,J=7.5 Hz,H-10),7.08(1H,br.t,J=7.5 Hz,H-11),6.73(1H,br.d,J=7.5 Hz,H-12),1.85(1H,br.d,J=14.0 Hz,H-14),2.16(1H,br.dd,J=14.0,4.2 Hz,H-14),2.46(1H,br.s,H-16),3.28(1H,br.s,H-15),3.10(1H,br.d,J=18.0 Hz,H-17),3.79(1H,br.d,J=18.0 Hz,H-17),5.42(1H,q,J=6.9 Hz,H-19),1.50

(3H, d, J=6. 9 Hz, H-20) , 3. 66(3H, br. s, OCH$_3$) [1]。

^{13}C-NMR (100 Hz, CDCl$_3$) δ: 106. 3(C-2) , 51. 4(C-3) , 87. 2(C-5) , 40. 5(C-6) , 51. 1(C-7) , 136. 3(C-8) , 125. 0(C-9) , 120. 2(C-10) , 120. 6(C-11) , 127. 9(C-12) , 147. 6(C-13) , 25. 9(C-14) , 31. 0(C-15) , 51. 9(C-16) , 46. 3(C-17) , 135. 1(C-18) , 110. 5(C-19) , 12. 7(C-20) , 172. 4(C-21) , 51. 7(OCH$_3$) [1]。

【质谱】

EI-MS m/z:339[M+H]$^+$, 338[M]$^+$, 239[1]。

【色谱】

TLC[2]

薄层板:硅胶 G。

展开剂:二氯甲烷—乙酸乙酯—甲醇(2∶2∶1)。

检识:喷以碘化铋钾试液,日光下检视。

HPLC[1]

色谱柱:C18。

流动相:四氢呋喃—0. 01%三乙胺溶液(35∶65)。

流速:1. 0 mL/min。

检测波长:287 nm。

【药理活性】 抗炎镇痛[3]、祛痰平喘[4]。

【贮藏】 干燥、避光、密闭。

【应用】

《广西壮族自治区壮药质量标准:第二卷(2011 年版)》[2]

薄层鉴别(TLC):面条树叶/美屯。

含量测定(HPLC):面条树叶/美屯。

参考文献

[1]孙赟,惠婷婷,朱丽萍,等.灯台叶中鸭脚树叶碱化学对照品的制备[J].云南中医学院学报,2007(6): 1-4.

[2]广西壮族自治区食品药品监督管理局.广西壮族自治区壮药质量标准:第二卷(2011 年版)[M].南宁:广西科学技术出版社,2011.

[3]SHANG J H, CAI X H, FENG T, et al. Pharmacological evaluation of *Alstonia scholaris*: anti-inflammatory and analgesic effects[J].Journal of Ethnopharmacology,2010(2):174-181.

[4]SHANG J H, CAI X H, ZHAO Y L, et al. Pharmacological evaluation of *Alstonia scholaris*: anti-tussive, anti-asthmatic and expectorant activities[J].Journal of Ethnopharmacology,2010(3):293-298.

氧化苦参碱
Oxymartrine

【化学名】（4R,7aS,13aR,13bR,13cS）-十二氢-4-氧化物-1H,5H,10H-二吡啶骈［2,1-f:3′,2′,1′-ij］［1,6］萘啶-10-酮 ｛（4R,7aS,13aR,13bR,13cS）-dodecahydro-4-oxide-1H,5H,10H-dipyrido［2,1-f:3′,2′,1′-ij］［1,6］naphthyridin-10-one｝。

【别名】苦参素。

【CAS 号】16837-52-8。

【结构式】

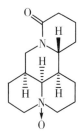

【分子式】$C_{15}H_{24}N_2O_2$。

【相对分子质量】264.36。

【主要来源】豆科植物苦参（*Sophora flavescens* Ait.）、越南槐（*Sophora tonkinensis* Gagnep.）。

【性状】白色粉末。易溶于三氯甲烷、甲醇,难溶于石油醚、丙酮。

【熔点】207～209 ℃。

【光谱】

UV　λ_{max}^{MeOH}（nm）:202[1]。

IR　ν_{max}^{KBr}（cm^{-1}）:3470,2940,1615（C＝O）,1470,1440,1420[2]。

【波谱】

^{1}**H-NMR**　（600 MHz,CDCl$_3$）δ:5.09（1H,dt,J=10.2,6.0 Hz,H-11）,4.42（1H,dd,J=12.0,5.4 Hz,He-17）,4.17（1H,t,J=12.6 Hz,Ha-17）,3.14（5H,m,He-10,Ha-10,2,He-2,H-6）,2.70（2H,m,Ha-3,9）,2.45（1H,m,He-14）,2.22（2H,m,Ha-14,He-12）,2.05（1H,m,He-8）,1.90～1.50（9H,m,He-13,Ha-8,13,He-4,9,3,H-7,5,Ha-4）,1.26（1H,m,Ha-12）[1]。

^{13}**C-NMR**　（150 MHz,CDCl$_3$）δ:69.1（C-2）,17.1（C-3）,26.1（C-4）,34.5（C-5）,67.1（C-6）,42.6（C-7）,24.6（C-8）,17.2（C-9）,69.5（C-10）,52.9（C-11）,28.5（C-12）,

18.6(C-13),32.9(C-14),170.0(C-15),41.7(C-17)[1]。

【质谱】

EI-MS m/z:265[M+H]+,264[M]+,248[M-O]+,247[M-OH]+,246,150,148,96[2]。

【色谱】

TLC[3]

薄层板:硅胶 G。

展开剂:三氯甲烷—甲醇—浓氨试液(4:1:0.1)。

检识:喷以稀碘化铋钾试液,日光下检视。

HPLC[4]

色谱柱:氨基键合硅胶柱。

流动相:乙腈—异丙醇—3%磷酸溶液(80:5:15)。

流速:1.0 mL/min。

检测波长:210 nm。

【药理活性】 抗病毒[5,6]、抗炎[7]、抗菌[8]、抗肿瘤[9]、抗心律失常[10]、抗纤维化[11]等。

【贮藏】 干燥、密闭。

【应用】

《广西壮族自治区瑶药材质量标准:第一卷(2014 年版)》[3]

薄层鉴别(TLC):山豆根/壤笃岜。

含量测定(HPLC):山豆根/壤笃岜。

参考文献

[1]刘斌,石任兵.苦参汤中生物碱部位的化学成分[J].中国中药杂志,2006(7):557-559.

[2]张兰珍,李家实,豪佛顿,等.苦豆子种子生物碱成分研究[J].中国中药杂志,1997(12):36-39.

[3]广西壮族自治区食品药品监督管理局.广西壮族自治区瑶药材质量标准:第一卷(2014 年版)[M].南宁:广西科学技术出版社,2014.

[4]国家药典委员会.中华人民共和国药典:2015 年版 一部[M].北京:中国医药科技出版社,2015:27.

[5]陈小璇,代剑平,万倩英,等.氧化苦参碱抗流感病毒药效及机制研究[J].癌变·畸变·突变,2014(3):175-179.

[6]樊宏伟,卢继红,张蓉.苦参碱类生物碱的体外抑菌、抑病毒及诱生干扰素的实验研究[J].中医药信息,2000(4):75-76.

[7]熊永爱,韩丽,王淼,等.氧化苦参碱干预 IκB-α 蛋白对溃疡性结肠炎的治疗作用机制研究[J].中国实验方剂学杂志,2012(8):152-155.

[8]李媛媛,阎旭,李墨林,等.氧化苦参碱体外抑菌活性的研究[J].中国微生态学杂志,2012(3):244-

245.

[9]吴晓玲,蔡东阁,刘变利,等.氧化苦参碱对子宫内膜癌细胞侵袭转移的抑制作用及其机制探讨[J].陕西医学杂志,2015(10):1284－1285.

[10]李鑫,沈韵桐,黄可心,等.氧化苦参碱抗心律失常作用的研究进展[J].黑龙江科技信息,2015(36):6.

[11]付凌云,黄海烽,徐旖旎,等.氧化苦参碱抑制 p38MAPK 磷酸化改善醛固酮诱导心肌成纤维细胞增殖[J].中国实验方剂学杂志,2015(22):103－107.

积雪草苷

Asiaticoside

【化学名】2,3,23-三羟基-乌苏-12-烯-28-酸-28-O-β-D-吡喃葡糖糖基(1-6)-β-D-吡喃葡糖糖基(1-4)-α-L-鼠李糖酯[2,3,23-trihydroxy-urs-12-en-28-oic acid-28-O-β-D-glucopyranosyl(1-6)-β-D-glucopyranosyl(1-4)-α-L-rhamnosyl ester]。

【别名】积雪草甙、亚细亚皂苷。

【CAS 号】16830-15-2。

【结构式】

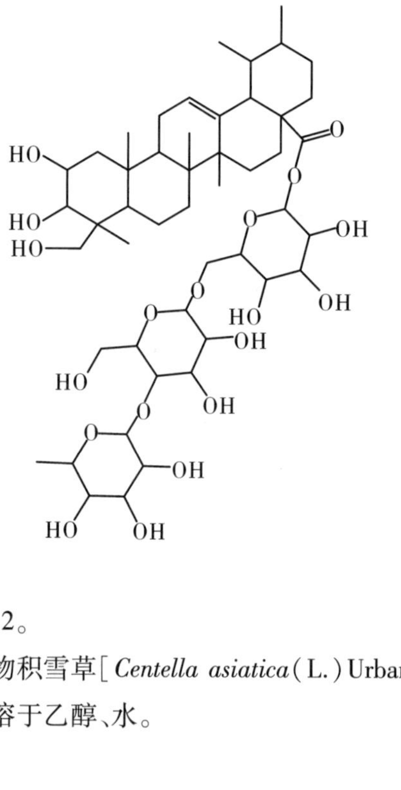

【分子式】$C_{48}H_{78}O_{19}$。

【相对分子质量】959.12。

【主要来源】伞形科植物积雪草[*Centella asiatica*(L.)Urban]。

【性状】白色结晶。易溶于乙醇、水。

【熔点】231~234 ℃。

【光谱】

IR ν_{max}^{KBr}(cm^{-1}):3417(—OH),2925,1735(—C=O),1638,1455,1379,1269,1062(—C—O),962[1]。

【波谱】

^{1}H-NMR (600 MHz,CD$_3$OD)δ:0.87(3H,d,J=6.6 Hz),0.89(3H,d,J=6.4 Hz),1.04(3H,s),1.07(3H,s),1.10(3H,s),1.16(3H,s),1.67(3H,d,J=6.6 Hz,H-6‴),

1.47(1H,d,J=10.8 Hz,H-18),3.66(1H,d,J=11.7 Hz,H-3),4.96(1H,d,J=7.3 Hz,glc-H-1),5.40(1H,br.s,H-12),5.81(1H,br.s,rha-H-1),6.15(1H,d,J=8.1 Hz,glc-H-1)[2]。

^{13}**C-NMR** （150 MHz,CDCl$_3$）δ:47.1（C-1）,68.5（C-2）,78.3（C-3）,42.1（C-4）,47.7（C-5）,18.1（C-6）,32.7（C-7）,39.7（C-8）,47.4（C-9）,37.9（C-10）,24.1（C-11）,125.5（C-12）,138.0（C-13）,43.2（C-14）,28.2（C-15）,24.1（C-16）,47.9（C-17）,52.7（C-18）,38.6（C-19）,38.8（C-20）,30.3（C-21）,36.3（C-22）,65.9（C-23）,14.0（C-24）,17.3（C-25）,17.2（C-26）,23.3（C-27）,175.8（C-28）,16.9（C-29）,20.8（C-30）,95.2（glu-C-1）,73.5（glu-C-2）,77.6（glu-C-3）,69.8（glu-C-4）,76.7（glu-C-5）,70.5（glu-C-6）,104.6（glu-C-1'）,74.9（glu-C-2'）,77.5（glu-C-3'）,77.6（glu-C-4'）,76.0（glu-C-5'）,60.8（glu-C-6'）,102.2（rha-C-1）,72.3（rha-C-2）,72.1（rha-C-3）,73.3（rha-C-4）,68.9（rha-C-5）,18.1（rha-C-6）[3]。

【质谱】

ESI-MS m/z:981.4[M+Na]$^+$,493[1]。

【色谱】

TLC[4]

薄层板:硅胶 G。

展开剂:三氯甲烷—甲醇—水(7:3:0.5)。

检识:喷以 10%硫酸乙醇溶液,105 ℃加热至斑点显色清晰,日光下检视。

HPLC[5]

色谱柱:C18,5 μm(4.6 mm×250 mm)。

流动相:乙腈—2 mmol/L 倍他环糊精溶液(24:76)。

流速:1.0 mL/min。

检测波长:205 nm。

【药理活性】 抗纤维化、神经保护、抗肿瘤[6-8]等。

【贮藏】 干燥、密闭。

【应用】

《广西壮族自治区壮药质量标准:第一卷(2008 年版)》[4]

薄层鉴别(TLC):积雪草/碰喏。

参考文献

[1]张蕾磊,王海生,姚庆强,等. 积雪草化学成分研究[J]. 中草药,2005(12):1761－1763.

[2]MAEDA C,OHTANI K,KASAI R,et al. Oleanane and ursane glycosides from *Schefflera Octophylla* [J]. Phytochemistry,1994(4):1131－1137.

[3]刘瑜,赵余庆.积雪草化学成分的研究[J].中国现代中药,2008(3):7－9.

[4]广西壮族自治区食品药品监督管理局.广西壮族自治区壮药质量标准:第一卷(2008 年版)[M].南宁:广西科学技术出版社,2008.

[5]国家药典委员会.中华人民共和国药典:2015 年版　一部[M].北京:化学工业出版社,2015:284.

[6]李珊珊,王玮蓁,曾宪玉.积雪草苷对瘢痕组织成纤维细胞Ⅰ、Ⅲ胶原和 TGF-β1mRNA 表达的影响[J].中国麻风皮肤病杂志,2013(5):310-313.

[7]金艳,高晓洁.积雪草苷对糖尿病周围神经痛的作用及其机制[J].中药药理与临床,2013(5):39-42.

[8]孙盛梅,李佩玲,吴雅冬,等.积雪草甙诱导人宫颈癌 Hela 细胞凋亡及其机制的探讨[J].黑龙江医药科学,2007(2):42-43.

脂蟾毒配基
Resibufogenin

【化学名】 14,15-β-环氧-3-β 羟基-5-β-蟾-20,22-二烯羟酸内酯(14,15-β-epoxy-3-β-hydroxy-5-β-bufa-20,22-dienolide)。

【别名】 蟾力苏、蟾酥毒基、布福吉宁等。

【CAS 号】 465-39-4。

【结构式】

【分子式】 $C_{24}H_{32}O_4$。

【相对分子质量】 384.51。

【主要来源】 蟾蜍科动物中华大蟾蜍(*Bufo gargarizans* Cantor)、黑眶蟾蜍(*Bufo melanostictus*)。

【性状】 无色片状结晶。易溶于三氯甲烷,不溶于水。

【熔点】 113~115 ℃。

【光谱】

UV λ_{max}^{MeOH}(nm):298[1]。

IR ν_{max}^{KBr}(cm^{-1}):3450、1230(—OH),1715、1630、1540、1040(α,β 不饱和六元内酯环),2950、1350(角甲基)[2]。

【波谱】

^{1}H-NMR (300 MHz,CDCl$_3$)δ:7.78(1H,dd,J=9.8,2.7 Hz,H-22),7.24(1H,d,J=2.7 Hz,H-21),6.24(1H,d,J=9.8 Hz,H-23),4.14(1H,br.s,H-3),3.46(1H,d,J=4.5 Hz,H-15),2.46(2H,m,H-16),0.78(3H,s,18-CH$_3$),1.25(3H,s,19-CH$_3$)[1]。

^{13}C-NMR (75 MHz,CDCl$_3$)δ:162.0(C-24),149.5(C-21),146.9(C-22),122.2(C-20),115.3(C-23),74.7(C-14),66.8(C-3),59.8(C-15),47.7(C-17),45.2(C-13),39.4

(C-12),39. 3(C-9),35. 9(C-10),35. 5(C-5),33. 2(C-4),32. 4(C-8),29. 7(C-1),29. 5(C-16),27. 8(C-2),25. 7(C-6),23. 7(C-19),21. 1(C-11),20. 7(C-7),16. 8(C-18)[1]。

【质谱】

HR-ESI-MS　m/z:385. 2375[M+H]$^{+}$[3]。

【色谱】

TLC[4]

薄层板:硅胶 G。

展开剂:环己烷—三氯甲烷—丙酮(4∶3∶3)。

检识:喷以 10%硫酸乙醇溶液,加热至斑点显色清晰,日光下检视。

HPLC[4]

色谱柱:C18。

流动相:乙腈—0. 5%磷酸二氢钾溶液(50∶50)(用磷酸调节 pH 至 3. 2)。

检测波长:296 nm。

柱温:40 ℃。

【**药理活性**】 抗肿瘤[5]。

【**贮藏**】 干燥、密闭。

【**应用**】

《广西壮族自治区壮药质量标准:第二卷(2011 年版)》[6]

薄层鉴别(TLC):蟾蜍皮/能喷酬。

含量测定(HPLC):蟾蜍皮/能喷酬。

参考文献

[1]乔莉,段文娟,姚遥,等.蟾酥中强心甾类化学成分的分离与鉴定[J].沈阳药科大学学报,2007(10):611－614.

[2]金向群,张豁中,张海霞,等.中华大蟾蜍皮的化学成分研究[J].中草药,1992(3):117－119.

[3]李娟,狄留庆,李俊松,等.HPLC-MS 法同时测定六神丸中 9 种蟾蜍二烯内酯类化合物[J].中草药,2017(4):700－705.

[4]国家药典委员会.中华人民共和国药典:2015 年版　一部[M].北京:中国医药科技出版社,2015:384.

[5]高波,魏晓露,韩玲玉,等.华蟾素注射液中酯蟾毒配基的分离及体内外抗肿瘤活性筛选[J].中国实验方剂学杂志,2017(16):78－84.

[6]广西壮族自治区食品药品监督管理局.广西壮族自治区壮药质量标准:第二卷(2011 年版)[M].南宁:广西科学技术出版社,2011.

黄芩苷

Baicalin

【化学名】5,6-二羟基-4-氧-2-苯基-4H-1-苯并吡喃-7-β-D-吡喃葡萄糖酸(5,6-dihydroxy-4-oxygen-2-phenyl-4H-1-benzopyran-7-β-D-glucopyranose acid)。

【别名】贝加灵、黄芩甙、黄芩貳等。

【CAS 号】21967-41-9。

【结构式】

【分子式】$C_{21}H_{18}O_{11}$。

【相对分子质量】446.36。

【主要来源】唇形科植物黄芩(*Scutellaria baicalensis* Georgi)、滇黄芩(*Scutellaria amoena* C.H.Wright)。

【性状】淡黄色粉末。易溶于 N,N-二甲基甲酰胺,吡啶。

【熔点】231~233℃。

【光谱】

UV $\lambda_{max}^{MeOH}(nm)$:316,276[1]。

IR $\nu_{max}^{KBr}(cm^{-1})$:3370(—OH),1743(—COOH),1666(C=O),1612(C=C)[1]。

【波谱】

^{1}H-NMR (300 Hz,DMSO-d_6)δ:12.58(1H,s,5-OH),8.67(1H,s,6-OH),8.06(2H,m,H-2′,6′),7.59(3H,m,H-3′,4′,5′),7.04(1H,s,H-3),7.00(1H,s,H-8),5.21(1H,d,J=7.2 Hz,glc-H-1)[2]。

^{13}C-NMR (100 MHz,DMSO-d_6)δ:163.6(C-2),106.3(C-3),182.6(C-4),146.9(C-5),130.7(C-6),151.4(C-7),93.9(C-8),149.3(C-9),104.9(C-10),130.9(C-1′),126.5(C-2′,6′),129.3(C-3′,5′),132.2(C-4′),75.5(C-5″),75.4(C-3″),100.1(C-1″),72.9(C-2″),71.5(C-4″),170.4(C-6″)[2]。

【质谱】

ESI-MS m/z:447[M+H]$^+$[3]。

【色谱】

TLC[4]

薄层板:硅胶 G。

展开剂:乙酸乙酯—丁酮—甲酸—水(5∶3∶1∶1)。

检识:喷以 1%三氯化铁乙醇溶液,日光下检视。

HPLC[5]

色谱柱:C18,5 μm(4.6 mm×250 mm)。

流动相:甲醇—水—磷酸(47∶53∶0.2)。

流速:1.0 mL/min。

检测波长:280 nm。

【药理活性】 抗肿瘤、抗炎、抗菌、抗病毒[6-9]等。

【贮藏】 干燥、密闭。

【应用】

《贵州省中药材、民族药材质量标准》[4]

薄层鉴别(TLC):西南黄芩。

参考文献

[1]SEO W T,PARK Y H,CHOE T B.Identification and production of flavonoids in a cell suspension culture of *Scutellaria baicalensis* G[J].Plant Cell Reports,1993(7-8):414-417.

[2]刘英学,刘中刚,苏兰,等.黄芩化学成分研究[J].中国药物化学杂志,2009(1):59-62.

[3]李云霞,索全伶,贺文智,等.黄芩中黄芩苷的分离与结构表征[J].中成药,2007(11):1648-1651.

[4]贵州省药品监督管理局.贵州省中药材、民族药材质量标准[M].贵阳:贵州科技出版社,2003:160.

[5]国家药典委员会.中华人民共和国药典:2015 年版 一部[M].北京:中国医药科技出版社,2015:301.

[6]XU Z,MEI J,TAN Y.Baicalin attenuates DDP(cisplatin)resistance in lung cancer by downregulating MARK2 and p-Akt[J].International Journal of Oncology,2017(1):93-100.

[7]王广志,姜楠,赛凤英,等.黄芩苷对胶原诱导性关节炎大鼠抗炎作用研究[J].中国药物与临床,2017(4):498-501.

[8]WANG T M,SHI G X,SHAO J,et al.In *vitro* antifungal activity of baicalin against *Candida albicans* biofilms via apoptotic induction[J].Microbial Pathogenesis,2015(7):21-29.

[9]ZHU H Y,HAN L,SHI X L,et al.Baicalin inhibits autophagy induced by influenza A virus H3N2[J].Antiviral Research,2015(3):62-70.

萘

Naphthalene

【化学名】萘(naphthalene)。

【别名】骈苯、并苯、环烷等。

【CAS 号】91-20-3。

【结构式】

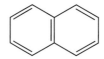

【分子式】$C_{10}H_8$。

【相对分子质量】128.18。

【主要来源】兰科植物石斛(*Dendrobium nobile* Lindl.)。

【性状】白色粉末。不溶于水,溶于乙醇和乙醚。

【熔点】80~82℃。

【光谱】

UV λ_{max}^{MeOH}(nm):286,312[1]。

IR ν_{max}^{KBr}(cm^{-1}):3096,1594,1567,1385,798,483[2]。

【波谱】

1H-NMR (400 MHz,CDCl$_3$)δ:7.73(4H,m,H-1,4,5,8),7.37(4H,m,H-2,3,6,7)[3]。

13C-NMR (100 MHz,CDCl$_3$)δ:127.8(C-1,4,5,8),125.7(C-2,3,6,7),133.4(C-4a,8a)[3]。

【质谱】

ESI-MS m/z:128[M]$^+$[4]。

【色谱】

GC[5]

色谱柱:DB-1 毛细管柱(100%二甲基聚硅氧烷为固定相),0.25 μm(0.25 mm×30 m)。

色谱柱温度:80℃→250℃(5 min)。升温速度:10℃/min。

进样口温度:250℃。

检测器温度:250℃。

进样体积:1.0 μL。

【贮藏】密封,置于阴凉通风、远离火源处。

【应用】

《广西壮族自治区壮药质量标准:第二卷(2011 年版)》[5]

含量测定(GC):石斛/大黄草。

参考文献

[1]孔令义.波谱解析(第 2 版)[M].北京:人民卫生出版社,2016.

[2]上海物竞化工科技有限公司.物竞数据库:萘[DB/OL].[2020-3-22]http://www.basechem.org/chemical/3301.

[3]唐贝,陈光英,宋小平,等.喜光花叶的化学成分研究(Ⅱ)[J].天然产物研究与开发,2012(2):179 - 181.

[4]王宇杰,吴凯凯,赵佳健,等.乙醇汽油及其燃烧产物的 GC-MS 分析[J].武警学院学报,2019(2):14 - 21.

[5]广西壮族自治区食品药品监督管理局.广西壮族自治区壮药质量标准:第二卷(2011 年版)[M].南宁:广西科学技术出版社,2011:116.

常春藤皂苷元

Hederagenin

【化学名】 $(3\beta,4\alpha)$-3,23-二羟基齐墩果-12-烯-28-酸[$(3\beta,4\alpha)$-3,23-dihydroxyolean-12-en-28-oic acid]。

【别名】 常春藤皂甙元。

【CAS 号】 465-99-6。

【结构式】

【分子式】 $C_{30}H_{48}O_4$。

【相对分子质量】 472.70。

【主要来源】 五加科植物常春藤[*Hedera nepalensis* K. Koch var. *sinensis* (Tobl.) Rehd.]。

【性状】 白色结晶粉末。可溶于水,易溶于热水、热甲醇及热乙醇,不溶于乙醚等极性小的有机溶剂。

【熔点】 332~334 ℃。

【光谱】

IR $\nu_{max}^{KBr}(cm^{-1})$:3400,2900,1690,1640,1461,1386,1260,1031,825[1]。

【波谱】

¹H-NMR (400 MHz,DMSO-d_6)δ:12.10(1H,s,COOH),5.16(1H,br.s,H-12),1.10(3H,s,H-30),0.88(3H,s,H-29),0.72(3H,s,H-26)[2]。

¹³C-NMR (100 MHz,DMSO-d_6)δ:37.9(C-1),26.5(C-2),70.2(C-3),45.4(C-4),46.3(C-5),17.4(C-6),31.9(C-7),40.8(C-8),47.1(C-9),36.2(C-10),22.6(C-11),121.5(C-12),143.8(C-13),41.8(C-14),27.2(C-15),23.3(C-16),45.8(C-17),41.3(C-18),45.6(C-19),30.4(C-20),33.3(C-21),32.1(C-22),64.3(C-23),12.6(C-24),15.5(C-25),16.8(C-26),25.6(C-27),178.6(C-28),32.8(C-29),22.9(C-30)[2]。

【质谱】

EI-MS m/z:472[M]$^{+[1]}$。

【色谱】

TLC[3]

薄层板:硅胶 G。

展开剂:正已烷—乙酸乙酯—冰乙酸(6∶4∶0.25)。

检识:喷以 10%硫酸乙醇溶液,105 ℃加热至斑点显色清晰,日光下检视。

HPLC[3]

色谱柱:C18,5 μm(4.6 mm×250 mm)。

流动相:甲醇—0.1%磷酸溶液(78∶22)。

流速:1.0 mL/min。

检测波长:210 nm。

【药理活性】 抗肿瘤[4]、抗炎[5]、抗菌[6]、抗抑郁[7]、抗糖尿病[8]等。

【贮藏】 干燥、密闭。

【应用】

(1)《广西壮族自治区壮药质量标准:第二卷(2011 年版)》[9]

含量测定(HPLC):威灵仙/壤灵仙。

(2)《广西壮族自治区瑶药材质量标准:第一卷(2014 年版)》[3]

薄层鉴别(TLC):常春藤/三角风(反各崩)。

含量测定(HPLC):常春藤/三角风(反各崩);威灵仙/黑九牛(解坐翁)。

参考文献

[1]连纯钢,孔德云,罗思齐.红毛五加化学成分研究(Ⅲ)[J].中草药,1995,(1):50.

[2]石钰,马养民,康永祥,等.美丽芍药化学成分[J].中国实验方剂学杂志,2014(23):104-106.

[3]广西壮族自治区食品药品监督管理局.广西壮族自治区瑶药材质量标准:第一卷(2014 年版)[M].南宁:广西科学技术出版社,2014.

[4]徐福春.异叶败酱化学成分及其抗肿瘤活性的研究[D].兰州:西北师范大学,2007.

[5]CHOI J,HUH K,KIM S H,et al.Antinociceptive and antirheumatoidal effects of *Kalopanax pictus* extract and its saponin components in experimental animals[J].Journal of Ethnopharmacology,2002(2):199-204.

[6]NDJATEU F S T,TSAFACK R B N,NGANOU B K,et al.Antimicrobial and antioxidant activities of extracts and ten compounds from three Cameroonian medicinal plants:*Dissotis perkinsiae*(Melastomaceae),*Adenocarpus mannii*(Fabaceae)and *Barteria fistulosa*(Passifloraceae)[J].South African Journal of Botany,2014(3):37-42.

[7]ZHOU D,JIN H,LIN H B,et al.Antidepressant effect of the extracts from Fructus Akebiae[J].Pharmacolo-

gy Biochemistry and Behavior,2010(3):488 – 495.

[8]赵全成,南敏伦,赫玉芳,等.续断皂苷元及单一成分常春藤皂苷元在制备 α-葡萄糖苷酶抑制剂药物中的应用:200910067016.3[P].2009 – 05 – 26.

[9]广西壮族自治区食品药品监督管理局.广西壮族自治区壮药质量标准:第二卷(2011 年版)[M].南宁:广西科学技术出版社,2011.

野黄芩苷

Scutellarin

【化学名】野黄芩素 7-*O*-*β*-*D*-葡萄糖苷酸(scutellarein 7-*O*-*β*-*D*-glucuronide)。

【别名】灯盏花乙素、黄芩苷、印黄芩苷等。

【CAS 号】27740-01-8。

【结构式】

【分子式】$C_{21}H_{18}O_{12}$。

【相对分子质量】462.36。

【主要来源】唇形科植物高黄芩(*Scutellaria altissima* L.)、黄芩(*Scutellaria baicalensis* Georgi)、半枝莲(*Scutellaria barbata* D. Don)。

【性状】土黄色粉末。溶于碱和冰乙酸、吡啶,微溶于一般的有机溶剂,不溶于水。

【熔点】300~301 ℃。

【光谱】

UV $\lambda_{max}^{MeOH}(nm):285,336^{[1]}$。

IR $\nu_{max}^{KBr}(cm^{-1}):2920~3388(—OH),1976(—COOH),1635(C=O)^{[1]}$。

【波谱】

^{1}H-NMR (600 MHz,DMSO-d_6)δ:12.75(1H,s,5-OH),10.40(1H,s,6-OH),8.63(1H,s,4′-OH),7.94(2H,dd,*J*=8.9,2.8 Hz,H-2′,6′),6.96(1H,s,H-8),6.94(2H,dd,*J*=8.9 Hz,2.8 Hz,H-2,8,3′,5′),6.76(1H,s,H-3)$^{[2]}$。

^{13}C-NMR (150 MHz,DMSO-d_6)δ:161.4(C-2),102.7(C-3),182.5(C-4),147.0(C-5),130.6(C-6),164.2(C-7),93.7(C-8),151.1(C-9),106.0(C-10),121.4(C-1′),128.6(C-2′),116.3(C-3′),149.2(C-4′),116.3(C-5′),128.6(C-6′),100.0(C-1″),72.9(C-2″),75.4(C-3″),71.4(C-4″),75.6(C-5″),170.2(C-6″)$^{[2]}$。

【质谱】

ESI-MS m/z:463[M+H]$^{+[2]}$。

【色谱】

TLC[3]

薄层板:聚酰胺膜。

展开剂:冰乙酸—乙醇(4:1)。

检识:喷以 2% 三氯化铁乙醇溶液,日光下检视。

HPLC[4,5]

色谱柱:C18。

流动相:甲醇—水—乙酸(35:61:4)。

流速:1.0 mL/min。

检测波长:335 nm。

【药理活性】 抗肿瘤[6-8]、抗炎[9,10]、改善心脑缺血[11]、抗氧化[12]、抗纤维化[13]、保护肝细胞损伤[14]、神经保护[15]、促成骨分化[16,17]等。

【贮藏】 干燥、密闭。

【应用】

(1)《广西壮族自治区壮药质量标准:第二卷(2011 年版)》[4]

含量测定(HPLC):半枝莲/那松虽。

(2)《广西壮族自治区瑶药材质量标准:第一卷(2014 年版)》[5]

含量测定(HPLC):半枝莲/半枝莲(扁条林)。

(3)《贵州省中药材、民族药材质量标准》[3]

薄层鉴别(TLC):灯盏细辛(灯盏花)。

含量测定(HPLC):灯盏细辛(灯盏花)。

参考文献

[1]张人伟,张元玲,王杰生,等.灯盏花黄酮类成分的分离鉴定[J].中草药,1988(5):7-9.

[2]仲浩,薛晓霞,姚庆强.半枝莲化学成分的研究[J].中草药,2008(1):21-23.

[3]贵州省药品监督管理局.贵州省中药材、民族药材质量标准[M].贵阳:贵州科技出版社,2003.

[4]广西壮族自治区食品药品监督管理局.广西壮族自治区壮药质量标准:第二卷(2011 年版)[M].南宁:广西科学技术出版社,2011.

[5]广西壮族自治区食品药品监督管理局.广西壮族自治区瑶药材质量标准:第一卷(2014 年版)[M].南宁:广西科学技术出版社,2014.

[6]李俊玫,杨宁,王行天,等.野黄芩苷对人舌鳞癌 Tca8113 细胞周期及 Fas 蛋白表达的影响[J].实用口腔医学杂志,2013(2):250-252.

[7]郭晓菲,高树建,闫朝岐,等.野黄芩苷抑制人乳腺癌细胞系 MCF-7 的增殖并上调 miRNA 表达[J].现代肿瘤医学,2016(2):197-200.

[8]KE Y,BAO T H,WU X S,et al.Scutellarin suppresses migration and invasion of human hepatocellular carci-

noma by inhibiting the STAT3 /Girdin /Akt activity[J].Biochem Biophys Res Commun,2017(1):509 – 515.

[9]刘俊,李晓芸,张晨晨,等.野黄芩苷对 LPS 诱发巨噬细胞炎症模型中 MAPK 信号通路及细胞因子基因表达的影响[J].时珍国医国药,2012(7):1707 – 1709.

[10]景艳芸,李陈广,颜亮,等.灯盏花乙素对 J774A.1 巨噬细胞中 ATP 诱导的炎症小体活化和细胞焦亡的影响[J].中国药理学通报,2018(2):174 – 180.

[11]范利斌,康剑锋,张战波,等.野黄芩苷通过抑制线粒体凋亡通路对抗心肌细胞急性缺血损伤[J].中国中西医结合急救杂志,2016(3):273 – 277.

[12]WANG D F,WANG L,GU J Q,et al.Scutellarin inhibits high glu-cose-induced and hypoxia-mimetic agent-induced angiogenic effects in human retinal endothelial cells through reactive oxygen species/hypoxia-inducible factor-1α/vascular endothelial growth factor pathway[J].J Cardiovasc Pharmacol,2014(3):218 – 227.

[13]闫璨玓,方慧,迟莉.灯盏花乙素对肝星状细胞及 TGF-β1/Smad 信号通路的作用评价[J].环球中医药,2016(11):1314 – 1317.

[14]NIU C W,SHENG Y C,YANG R,et al.Scutellarin protects against the liver injury induced by diosbulbin B in mice and its mechanism[J].Journal of Ethnopharmacology,2015:301 – 308.

[15]YUAN Y,ZHA H,RANGARAJAN P,et al.Anti-inflammatory effects of edaravone and scutellarin in activated microglia in experimentally induced ischemia injury in rats and in BV-microglia[J].BMC Neuroscience,2014(1):125.

[16]赵晓丽,陈金晶,司书毅,等.野黄芩苷体外促成骨分化作用研究[J].中国医药生物技术,2016(1):27 – 31.

[17]刘彬,舒欣,葛怡坤,等.野黄芩苷对大鼠成骨细胞 OPG、RANKL 表达的影响[J].临床口腔医学杂志,2017(1):7 – 10.

银杏内酯 A

Ginkgolide A

【化学名】（1R,3S,3aS,4R,6aR,7aR,7bR,8S,10aS,11aS）-3-（1,1-二甲基乙基）六氢-4,7b-二羟基-8-甲基-9H-1,7a-（环氧桥亚甲基）-1H,6aH-环戊烯[c]呋喃[2,3-b]呋喃[3',2':3,4]环戊烯[1,2-d]呋喃-5,9,12（4H）-三酮{（1R,3S,3aS,4R,6aR,7aR,7bR,8S,10aS,11aS）-3-（1,1-dimethylethyl）hexahydro-4,7b-dihydroxy-8-methyl-9H-1,7a-（epoxymethano）-1H,6aH-cyclopenta[c]furo[2,3-b]furo[3',2':3,4]cyclopenta[1,2-d]furan-5,9,12（4H）-trione}。

【别名】无。

【CAS 号】15291-75-5。

【结构式】

【分子式】$C_{20}H_{24}O_9$。

【相对分子质量】408.40。

【主要来源】银杏科植物银杏（Ginkgo biloba L.）。

【性状】白色针晶。易溶于甲醇、丙酮。

【熔点】330~332℃。

【光谱】

IR $\nu_{max}^{KBr}(cm^{-1})$：3420（—OH），1780，1790（C=O），1360，1140，1090，1070，1040[1]。

【波谱】

^{1}H-NMR （500 MHz，DMSO-d_6）δ：6.80（1H，s，10-OH），6.36（1H，s，3-OH），6.05（1H，s，H-12），4.93（2H，t，J=3.0 Hz，H-6），4.83（1H，d，J=7.2 Hz，H-2），2.92（1H，d，J=7.2 Hz，H-14），2.76（1H，dd，J=7.4，15.2 Hz，H-1α），2.04（1H，m，H-7），1.84（1H，dd，J=8.0，15.2 Hz，H-1β），1.12（3H，d，J=7.2 Hz，H-16）[2]。

^{13}C-NMR （125 MHz，DMSO-d_6）δ：176.5（C-15），174.2（C-11），170.7（C-13），109.5（C-12），100.3（C-4），87.7（C-2），86.1（C-3），85.1（C-6），68.7（C-10），68.1（C-5），66.8

（C-9），48.6（C-8），40.4（C-14），36.3（C-1），35.9（C-7），31.9（C-17），28.9（C-18,19,20），8.1（C-16）[2]。

【质谱】

EI-MS m/z:408[M]$^{+}$[2]。

【色谱】

TLC[3]

薄层板:硅胶 G。

展开剂:甲苯—乙酸乙酯—丙酮—甲醇（10:5:5:0.6）。

检识:喷以醋酐,140~160 ℃加热 30 min,紫外光灯 365 nm 下检视。

HPLC[4]

色谱柱:C18。

流动相:甲醇—四氢呋喃—水（90:45:180）。

检测器:蒸发光散射检测器。

【药理活性】 抗血栓[5]、保护神经[6]等。

【贮藏】 干燥、密闭。

【应用】

《广西壮族自治区壮药质量标准:第二卷（2011 年版）》[7]

薄层鉴别（TLC）:白果/白果;银杏叶/盟银杏。

含量测定（HPLC）:银杏叶/盟银杏。

参考文献

[1]楼凤昌,王国艳,郭寅龙.银杏外种皮化学成分研究[J].中国药科大学学报,1998(4):316–318.

[2]杨蒙,陈重,李笑然,等.毛酸浆宿萼的化学成分研究（Ⅰ）[J].中草药,2013(3):253–256.

[3]沈洁,任世禾.复方银杏叶胶囊质量标准的研究[J].上海中医药杂志,2007(6):79–81.

[4]陶玲,黄芳,吴惠勤,等.绿康银杏叶片质量标准初步研究[J].中药材,2004(10):775–778.

[5]郝艳玲,袁凤刚,孙红,等.银杏内酯 A 对缺血/再灌注损伤的大鼠心功能的影响[J].中国药理学通报,2013(4):577–581.

[6]高向东,陈鹏,刘俊彦,等.银杏内酯 A 对胆碱能神经功能损伤引起的 SD 大鼠学习记忆的促进作用[J].中草药,2002(4):346–348.

[7]广西壮族自治区食品药品监督管理局.广西壮族自治区壮药质量标准:第二卷（2011 年版）[M].南宁:广西科学技术出版社,2011.

银杏内酯 B

Ginkgolide B

【化学名】（1R,3S,3aS,4R,6aR,7aR,7bR,8S,10aS,11R,11aR）-3-（1,1-二甲基乙基）六氢-4,7b,11-三羟基-8-甲基-9H-1,7a-（环氧桥亚甲基）-1H,6aH-环戊烯[c]furo[2,3-b]呋喃[3′,2′:3,4]环戊烯[1,2-d]呋喃-5,9,12（4H）-三酮{（1R,3S,3aS,4R,6aR,7aR,7bR,8S,10aS,11R,11aR）-3-（1,1-dimethylethyl）hexahydro-4,7b,11-trihydroxy-8-methyl-9H-1,7a-（epoxymethano）-1H,6aH-cyclopenta[c]furo[2,3-b]furo[3′,2′:3,4]cyclopenta[1,2-d]furan-5,9,12（4H）-trione}。

【别名】白果苦内酯 B。

【CAS 号】15291-77-7。

【结构式】

【分子式】$C_{20}H_{24}O_{10}$。

【相对分子质量】424.40。

【主要来源】银杏科植物银杏（*Ginkgo biloba* L.）。

【性状】白色针晶。易溶于甲醇、丙酮。

【熔点】295~297 ℃。

【光谱】

UV λ_{max}^{MeOH}（nm）:217[1]。

IR ν_{max}^{KBr}（cm^{-1}）:3600~3300（—OH），1782,1763（C=O,五元饱和 γ-内酯），1620,1361,1213,1171,1142,1098,1071,1047[2]。

【波谱】

^{1}H-NMR （500 MHz,DMSO-d_6）δ: 7.46（1H,s,10-OH），6.46（1H,s,3-OH），6.07（1H,s,H-12），5.30（2H,t,J=4.0 Hz,H-6），5.02（1H,d,J=5.4 Hz,H-10），4.92（1H,s,1-OH），4.66（1H,d,J=7.4 Hz,H-2），4.05（1H,q,J=7.4 Hz,H-1），2.85（2H,d,J=7.0 Hz,H-14），1.11（3H,s,H-16）[3]。

^{13}C-NMR （125 MHz,DMSO-d_6）δ:176.6（C-15），174.1（C-11），170.7（C-13），109.8

（C-12），98. 6（C-4），92. 0（C-2），83. 1（C-3），78. 8（C-6），73. 9（C-1），71. 9（C-5），69. 2（C-10），67. 6（C-9），48. 7（C-8），41. 7（C-14），36. 8（C-7），32. 1（C-17），29. 0（C-18，19，20），8. 0（C-16）[3]。

【质谱】

EI-MS m/z:424[M]$^{+[3]}$。

【色谱】

TLC[4]

薄层板:硅胶 G。

展开剂:甲苯—乙酸乙酯—丙酮—甲醇（10∶5∶5∶0. 6）。

检识:喷以醋酐，104~160 ℃加热 30 min，紫外光灯 365 nm 下检视。

HPLC[5]

色谱柱:C18。

流动相:甲醇—四氢呋喃—水（90∶45∶180）。

检测器:蒸发光散射检测器。

【药理活性】 镇痛[6]、抗损伤[7]、保护神经[8]等。

【贮藏】 干燥、密闭。

【应用】

《广西壮族自治区壮药质量标准:第二卷（2011 年版）》[9]

薄层鉴别（TLC）:白果/白果;银杏叶/盟银杏。

含量测定（HPLC）:银杏叶/盟银杏。

参考文献

[1]林瑞超,马双成.中药化学对照品应用手册[M].北京:化学工业出版社,2013:167.

[2]楼凤昌,凌娅,唐于平,等.银杏萜内酯的分离、纯化和结构鉴定[J].中国天然药物,2004(1):11 - 15.

[3]杨蒙,陈重,李笑然,等.毛酸浆宿萼的化学成分研究（Ⅰ）[J].中草药,2013(3):253 - 256.

[4]沈洁,任世禾.复方银杏叶胶囊质量标准的研究[J].上海中医药杂志,2007(6):79 - 81.

[5]陶玲,黄芳,吴惠勤,等.绿康银杏叶片质量标准初步研究[J].中药材,2004(10):775 - 778.

[6]杨京利,张力,向勇,等.海马区微量注射银杏内酯 B 对选择性神经损伤大鼠血小板活化因子合酶和促炎细胞因子表达的影响[J].华中科技大学学报（医学版）,2018(4):427 - 430.

[7]陈泰弘,李荣.银杏内酯 B 对高糖低氧诱视网膜内皮细胞损伤的保护作用及其机制[J].临床与病理杂志,2018(2):251 - 256.

[8]郑家地,郑红花,聂立铭.银杏内酯 B 对于实验性脑出血后神经保护作用研究[J].中国老年保健医学,2018(2):24 - 26.

[9]广西壮族自治区食品药品监督管理局.广西壮族自治区壮药质量标准:第二卷（2011 年版）[M].南宁:广西科学技术出版社,2011.

银杏内酯 C

Ginkgolide C

【化学名】($1S,2R,3S,3aS,4R,6aR,7aR,7bR,8S,10aS,11R,11aR$)-3-(1,1-二甲基乙基)六氢-2,4,7b,11-四羟基-8-甲基-9H-1,7a-(环氧桥亚甲基)-1H,6aH-环戊烯[c]呋喃[2,3-b]呋喃[3′,2′:3,4]环戊烯[1,2-d]呋喃-5,9,12(4H)-三酮{($1S,2R,3S,3aS,4R,6aR,7aR,7bR,8S,10aS,11R,11aR$)-3-(1,1-dimethylethyl)hexahydro-2,4,7b,11-tetrahydroxy-8-methyl-9H-1,7a-(epoxymethano)-1H,6aH-cyclopenta[c]furo[2,3-b]furo[3′,2′:3,4]cyclopenta[1,2-d]furan-5,9,12(4H)-trione}。

【别名】白果苦内酯 C、1,7-二羟基-银杏内酯 A。

【CAS 号】15291-76-6。

【结构式】

【分子式】$C_{20}H_{24}O_{11}$。

【相对分子质量】440.40。

【主要来源】银杏科植物银杏(*Ginkgo biloba* L.)。

【性状】白色针晶。易溶于甲醇。

【熔点】300 ℃。

【光谱】

UV λ_{max}^{MeOH}(nm):217[1]。

IR ν_{max}^{KBr}(cm^{-1}):3450(—OH),1790,1770(C=O),1640,1300,1180,1140,1105,1100,940,900[2]。

【波谱】

^{1}H-NMR (60 MHz,CF$_3$COOD)δ:4.52(1H,d,J=8.1 Hz,H-1),5.05(1H,d,J=8.1 Hz,H-2),5.58(1H,d,J=4.5 Hz,H-6),4.72(1H,q,J=12.6 Hz,4.5 Hz,H-7d),2.12(1H,d,J=12.6 Hz,H-8),5.50(1H,s,H-10),6.27(1H,s,H-12),3.36(1H,q,J=7.0 Hz,H-14),1.44(3H,d,J=7.0 Hz,Sec,CH$_3$),1.31(9H,s,t-Bu)[2]。

^{13}C-NMR (15 MHz,CF$_3$COOD)δ:73.5(C-1),91.6(C-2),82.7(C-3),98.4(C-4),

66.2(C-5),78.7(C-6),74.0(C-7),49.0(C-8),63.6(C-9),68.8(C-10),173.3(C-11),109.1(C-12),170.1(C-13),41.3(C-14),176.0(C-15),7.5(C-16),31.7(C-17),28.8(C-18,19,20)[2]。

【质谱】

EI-MS　m/z:440[M]$^+$,425[M-CH$_3$]$^+$,412[M-CO]$^+$,404[M-2H$_2$O]$^+$,396[M-CO$_2$]$^+$,322[M-2CO$_2$-HCHO]$^+$,57[(CH$_3$)$_3$C)]$^{+[2]}$。

【色谱】

TLC[3]

薄层板:硅胶 G。

展开剂:甲苯—乙酸乙酯—丙酮—甲醇(10∶5∶5∶0.6)。

检识:喷以醋酐,140~160℃加热30 min,紫外光灯365 nm下检视。

HPLC[4]

色谱柱:C18。

流动相:甲醇—四氢呋喃—水(90∶45∶180)。

检测器:蒸发光散射检测器。

【药理活性】 降血脂、抗炎、抗血小板聚集[5-8]等。

【贮藏】 干燥、密闭。

【应用】

《广西壮族自治区壮药质量标准:第二卷(2011年版)》[9]

薄层鉴别(TLC):白果/白果;银杏叶/盟银杏。

含量测定(HPLC):银杏叶/盟银杏。

参考文献

[1]林瑞超,马双成.中药化学对照品应用手册[M].北京:化学工业出版社,2013:168.

[2]苏亮,楼凤昌,郑卫平,等.银杏枝皮化学成分的研究[J].药物生物技术,1999(4):245-248.

[3]沈洁,任世禾.复方银杏叶胶囊质量标准的研究[J].上海中医药杂志,2007(6):79-81.

[4]陶玲,黄芳,吴惠勤,等.绿康银杏叶片质量标准初步研究[J].中药材,2004(10):775-778.

[5]HUANG W C,CHEN Y L,LIU H C,et al.Ginkgolide C reduced oleic acid-induced lipid accumulation in HepG2 cells[J].Saudi Pharmaceutical Journal Spj the Official Publication of the Saudi Pharmaceutical Society,2018(8):1178-1184.

[6]LIOU C J,LAI X Y,CHEN Y L,et al.Corrigendum to "Ginkgolide C suppresses adipogenesis in 3T3-L1 adipocytes via the AMPK signaling pathway"[J].Evidence-Based Complementary And Alternative Medicine,2017:1.

[7]ZHANG R,HAN D,LI Z Y,et al.Ginkgolide C alleviates myocardial ischemia/reperfusion-induced inflammatory injury via inhibition of CD40-NF-κB pathway[J].Frontiers in Pharmacology,2018:109.

［8］CHO H J,SHON Y H,NAM K S.Ginkgolide C inhibits platelet aggregation in cAMP- and cGMP-dependent manner by activating MMP-9［J］.Biological & Pharmaceutical Bulletin,2007(12):2340 – 2344.

［9］广西壮族自治区食品药品监督管理局.广西壮族自治区壮药质量标准:第二卷(2011 年版)［M］.南宁:广西科学技术出版社,2011.

甜茶素

Rubusoside

【化学名】13β-(β-D-吡喃葡萄糖基)贝壳杉-16-烯-18-酸-β-D-吡喃葡萄糖酯[13β-(β-D-glucopyranosyloxy)kaur-16-en-18-oic acid-β-D-glucopyranosyl ester]。

【别名】甜叶悬钩子苷、甜茶苷、甜茶甙。

【CAS 号】64849-39-4。

【结构式】

【分子式】$C_{32}H_{50}O_{13}$。

【相对分子质量】642.73。

【主要来源】蔷薇科植物甜茶[*Rubus chingii* var.*suavissirnus*(S. Lee)L. T. Lu]。

【性状】白色结晶。溶于水、甲醇、乙醇等。

【熔点】176~178 ℃。

【光谱】

UV λ_{max}^{MeOH}(nm):204[1]。

IR ν_{max}^{KBr}(cm^{-1}):3378(—OH),2931(—CH$_2$),1723(—O—C=O),1638(—C=C),1460(—CH$_3$),1076(C—O),887(C=C—H)[2]。

【波谱】

^{1}H-NMR (600 MHz,CD$_3$OD)δ:1.23(3H,s,H-18),1.30(3H,s,H-20),4.98(1H,br.s,H-17α),5.51(1H,br.s,H-17β),6.11(1H,d,J=8.4 Hz,glc-H-1′),5.10(1H,d,J=7.7 Hz,glc-H-1″)[2]。

^{13}C-NMR (150 MHz,CD$_3$OD)δ:40.8(C-1),19.5(C-2),38.4(C-3),44.1(C-4),57.4(C-5),22.2(C-6),41.7(C-7),42.5(C-8),54.0(C-9),39.9(C-10),20.7(C-11),37.3(C-12),86.0(C-13),44.6(C-14),47.8(C-15),154.6(C-16),104.5(C-17),28.4

（C-18），177.0（C-19），15.7（C-20），99.8（C-1′），75.5（C-2′），78.9（C-3′），72.4（C-4′），78.1（C-5′），63.1（C-6′），95.9（C-1″），74.1（C-2″），79.1（C-3″），71.2（C-4″），79.4（C-5″），62.2（C-6″）[2]。

【质谱】

ESI-MS m/z:665[M+Na]⁺,162,134,133,117[2]。

【色谱】

TLC[3]

薄层板:硅胶 G。

展开剂:三氯甲烷—甲醇—水（5:4:1）。

检识:在碘缸中显色,日光下检视。

HPLC[3]

色谱柱:Turner YWG C18,5 μm（4.6 mm×250 mm）。

流动相:甲醇—水（70:30）。

流速:1.0 mL/min。

检测波长:210 nm。

【药理活性】 降血糖、降血脂[4,5]。

【贮藏】 干燥、密闭。

【应用】

广西甜茶制剂中甜茶素含量的 RSLC-DAD 测定[6]

含量测定（HPLC）:广西甜茶制剂。

参考文献

[1]张健,叶丽琼.甜茶叶中甜茶苷的测定[J].食品工业,2007（1）:55-57.

[2]冯军,黄艳,刘布鸣,等.甜茶素对照品制备方法的研究[J].广西科学,2015（2）:156-159.

[3]银胜高,刘君玲,刘莉丽,等.广西瑶山甜茶质量控制研究[J].中药材,2008（11）:1734-1737.

[4]梁小庆,石涛,谢培,等.甜茶素对四氧嘧啶糖尿病大鼠血糖的影响[J].中外医疗,2008（35）:7-8.

[5]田翠平,瞿伟菁,孙斌,等.甜茶提取物对 STZ 致高血糖大鼠的降血糖作用研究[J].营养学报,2003（1）:29-33.

[6]樊兰兰,韦玮,何丽丽,等.广西甜茶制剂中甜茶素含量的 RSLC-DAD 测定[J].时珍国医国药,2012（1）:129-131.

脱水穿心莲内酯
Dehydroandrographolide

【化学名】（3E）-3-[2-[（1S,4aS,5R,6R,8aS)-十氢-6-羟基-5-(羟甲基)-5,8a-二甲基-2-亚甲基-1-萘基]乙烯基]-2(3H)-呋喃酮{（3E）-3-[2-[（1S,4aS,5R,6R,8aS)-deca-hydro-6-hydroxy-5-(hydroxymethyl)-5,8a-dimethyl-2-methylene-1-naphthalenyl]ethylidene]-2(3H)-furanone}。

【别名】穿心莲丁素。

【CAS 号】134418-28-3。

【结构式】

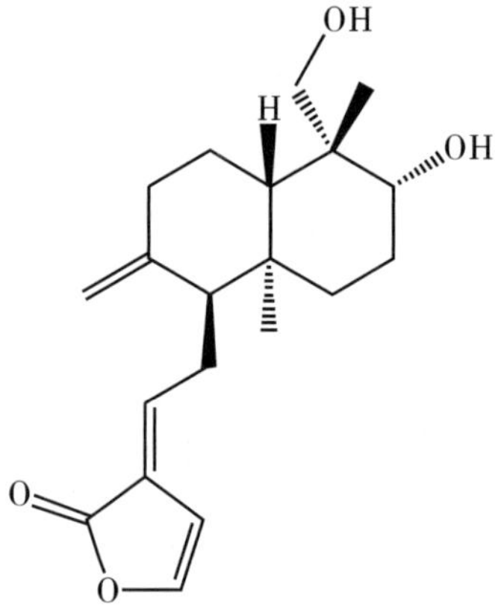

【分子式】$C_{20}H_{28}O_4$。

【相对分子质量】332.42。

【主要来源】爵床科植物穿心莲[*Andrographis paniculata*(Burm. f.) Nees]。

【性状】无色针状结晶。易溶于乙醇、丙酮,可溶于三氯甲烷,微溶于苯,几乎不溶于水。

【熔点】202~204 ℃。

【光谱】

UV　λ_{max}^{MeOH}(nm):253[1]。

IR　ν_{max}^{KBr}(cm^{-1}):3389,1739,884[1]。

【波谱】

1H-NMR　(400 MHz,DMSO-d_6)δ:3.24(1H,m,H-3),6.75(1H,dd,J=10.1,15.6 Hz,H-11),6.12(1H,d,J=15.6 Hz,H-12),7.65(1H,s,H-14),4.89(2H,s,H-15),4.73,4.42(2H,s,H-17),1.09(3H,s,H-18),3.86,3.24(2H,d,J=10.9 Hz,H-19),0.75(3H,s,H-20)[1]。

^{13}**C-NMR** （100 MHz，DMSO-d_6）δ：38.2（C-1），28.5（C-2），8.03（C-3），43.1（C-4），54.7（C-5），23.2（C-6），36.8（C-7），149.0（C-8），61.5（C-9），38.8（C-10），135.2（C-11），121.6（C-12），128.4（C-13），145.3（C-14），70.1（C-15），172.5（C-16），108.5（C-17），23.4（C-18），64.0（C-19），16.3（C-20）[1]。

【质谱】

ESI-MS m/z：333.1［M+H］$^+$，355.1［M+Na］$^+$，315.1［M+H-H$_2$O］$^+$，297.2［M+H-2H$_2$O］$^{+[1]}$。

【色谱】

TLC[2]

薄层板：硅胶 GF$_{254}$。

展开剂：三氯甲烷—乙酸乙酯—甲醇（4∶3∶0.4）。

检识：紫外光灯 254 nm 下检视。

HPLC[2]

色谱柱：C18，5 μm（4.6 mm×250 mm）。

流动相：甲醇—水（52∶48）。

流速：1.0 mL/min。

检测波长：225 nm。

【药理活性】 抗炎解热[3]、抗菌[4]、抗病毒[5]、抗肿瘤[6]等。

【贮藏】 阴凉干燥、密封避光。

【应用】

《广西壮族自治区壮药质量标准：第一卷（2008 年版）》[2]

薄层鉴别（TLC）：穿心莲/牙粉敛。

含量测定（HPLC）：穿心莲/牙粉敛。

参考文献

[1]左文健,陈惠琴,李晓东,等.苦丁茶叶的化学成分研究[J].中草药,2011(1):18-20.

[2]广西壮族自治区食品药品监督管理局.广西壮族自治区壮药质量标准:第一卷(2008 年版)[M].南宁:广西科学技术出版社,2008.

[3]尹青,邓明明.穿心莲内酯抗炎作用机制研究进展[J].广东医学,2014(5):786-788.

[4]程惠娟,刘江,张庚.穿心莲内酯抗铜绿假单胞菌生物被膜及与阿奇霉素协同抗菌作用[J].中国微生态学杂志,2012(2):120-123.

[5]廖世煌,张国辉,朱俊章,等.病毒净滴眼液对单纯疱疹性角膜炎疗效研究[J].中国中医眼科杂志,1992(1):7-9.

[6]任丹虹,方堃,应可净,等.穿心莲内酯对人肺癌 A549 细胞 NF-κB 通路的调控作用[J].中国药理学与毒理学杂志,2010(2):106-110.

猪去氧胆酸
Hyodeoxycholic acid

【化学名】3α,6α-二羟基-5β-胆甾烷-24-酸(3α,6α-dihydroxy-5β-cholan-24-oic acid)。

【别名】猪脱氧胆酸、异去氧胆酸、二羟基胆基酸等。

【CAS 号】83-49-8。

【结构式】

【分子式】$C_{24}H_{40}O_4$。

【相对分子质量】392.57。

【主要来源】猪科动物猪(*Sus scrofa domestica*)。

【性状】白色或略带微黄色粉末,臭且微腥。略溶于醇,微溶于丙酮,极微溶于乙醚、三氯甲烷,几乎不溶于水。

【熔点】200~201 ℃。

【光谱】

IR $\nu_{max}^{KBr}(cm^{-1})$:3436、2934(—OH、—COOH),1712(C=O)[1]。

【波谱】

¹H-NMR (600 MHz,DMSO-d_6)δ:3.79~3.82(1H,m,H-6),3.29(1H,m,H-3),2.17~2.27(1H,m,H-23),1.63~2.98(5H,overlapped,H-1,H-2,H-4,H-12,H-22),1.34~1.50[9H,overlapped,H-1,H-5,H-7,H-8,H-11,H-15,H-16(2H),H-20],0.94~1.22(9H,overlapped,H-2,H-4,H-7,H-9,H-11,H-12,H-14,H-17,H-22),0.94~0.85(1H,overlapped,H-15),0.86~0.88(3H,d,*J*=6.0 Hz,H-21),0.83(3H,s,H-19),0.60(3H,s,H-18)[2]。

¹³C-NMR (150 MHz,DMSO-d_6)δ:36.1(C-1),29.9(C-2),70.7(C-3),28.3(C-4),49.0(C-5),66.6(C-6),35.5(C-7),35.0(C-8),40.0(C-9),36.2(C-10),21.1(C-11),40.5(C-12),43.1(C-13),56.6(C-14),24.6(C-15),31.0(C-16),56.2(C-17),12.5(C-18),24.2(C-19),35.5(C-20),18.8(C-21),31.4(C-22),31.4(C-23),175.5(C-24)[2]。

【质谱】

EI-MS　m/z:374. 5[M-OH-H]$^+$,356. 14[M-2OH-2H]$^{+[2]}$。

【色谱】

TLC[3]

薄层板:硅胶 G。

展开剂:异辛烷—乙酸乙酯—冰乙酸(15∶7∶5)。

检识:喷以 10%磷钼酸乙醇溶液,105 ℃加热至斑点显色清晰,日光下检视。

HPLC[3]

色谱柱:C18。

流动相:甲醇—乙腈—0. 1%甲酸溶液(68∶17∶15)。

检测器:蒸发光散射检测器。

【药理活性】　降血脂、降血压、调节胆固醇、抗心脑血管疾病[4]等。

【贮藏】　干燥、密闭。

【应用】

《广西壮族自治区壮药质量标准:第一卷(2008 年版)》[5]

薄层鉴别(TLC):猪胆汁/忍霉谋。

参考文献

[1]罗峰,邓启华,叶昌伦.猪去氧胆酸的纯化和杂质的结构鉴定[J].化学世界,2011(9):543 – 546.

[2]王凯,张秀兰,葛燕丽,等.猪去氧胆酸的波谱学研究[J].化学世界,2007(5):278 – 282.

[3]国家药典委员会.中华人民共和国药典:2015 年版　一部[M].北京:中国医药科技出版社,2015:1529 –
　　1530.

[4]吴嘉瑞,蔺梦娟,刘鑫馗.基于网络药理学的"胆酸-猪去氧胆酸"作用机制研究[J].中国医院用药评价
　　与分析,2018(1):7 – 11.

[5]广西壮族自治区食品药品监督管理局.广西壮族自治区壮药质量标准:第一卷(2008 年版)[M].南
　　宁:广西科学技术出版社,2008.

商陆皂苷甲
Esculentoside A

【化学名】 (2b,3b,4a,20b)-3-[(4-*O*-β-*D*-吡喃葡萄糖基-β-*D*-吡喃木糖基)氧]-2,23-二羟基齐墩果-12-烯-28,29-二酸 29-甲酯{(2b,3b,4a,20b)-3-[(4-*O*-β-*D*-glucopyranosyl-β-*D*-xlpranosyl)oxy]-2,23-dihydroxyolean-12-ene-28,29-dioic acid 29-methyl ester}。

【别名】 商陆皂苷 A、商陆皂甙甲。

【CAS 号】 65497-07-6。

【结构式】

【分子式】 $C_{42}H_{66}O_{16}$。

【相对分子质量】 826.96。

【主要来源】 商陆科植物商陆(*Phytolacca acinosa* Roxb.)、垂序商陆(*Phytolacca americana* Linn.)。

【性状】 白色结晶粉末。易溶于水、热甲醇、乙醇等。

【熔点】 251~252 ℃。

【光谱】

IR $\nu_{max}^{KBr}(cm^{-1})$:3406(—OH),1727(C=O),1698(羧基=O),1642(C=C),2937、1458、1378(—CH₃,—CH₂),1217(酯键 C—O—C),1069、1043(苷键 C—O)[1]。

【波谱】

¹H-NMR (600 MHz,Pyridine-d_5) δ:1.08(3H,s,26-CH₃),1.22(3H,s,29-CH₃),1.29(3H,s,27-CH₃),1.36(3H,s,24-CH₃),1.59(3H,s,25-CH₃),3.66(3H,s,30-OCH₃),3.32(1H,m,H-18),5.64(1H,m,H-12)[2]。

¹³C-NMR (150 MHz,Pyridine-d_5) δ:44.4(C-1),71.5(C-2),83.4(C-3),43.1(C-4),48.0(C-5),18.5(C-6),33.4(C-7),40.6(C-8),49.3(C-9),37.5(C-10),24.6(C-

11），124.2（C-12），144.9（C-13），43.0（C-14），28.8（C-15），24.2（C-16），47.0（C-17），44.0（C-18），43.3（C-19），45.0（C-20），31.3（C-21），35.0（C-22），65.3（C-23），14.7（C-24），17.5（C-25），17.8（C-26），26.4（C-27），181.3（C-28），28.7（C-29），178.8（C-30），52.3（CH₃O-30），106.3（C-1′），75.1（C-2′），76.3（C-3′），78.5（C-4′），64.6（C-5′），103.5（C-1″），74.6（C-2″），78.1（C-3″），71.6（C-4″），77.8（C-5″），62.6（C-6″）[2]。

【质谱】

EI-MS m/z:849[M+Na]$^{+}$[2]。

【色谱】

TLC[3]

薄层板:硅胶 G。

展开剂:三氯甲烷—甲醇—水(7∶3∶1)。

检识:喷以 10%硫酸乙醇溶液,加热至斑点显色清晰,日光下检视。

HPLC[4]

色谱柱:C18。

流动相:甲醇—0.4%冰乙酸溶液(70∶30)。

流速:1.0 mL/min。

检测波长:228 nm。

【药理活性】 抗炎[5]、利尿[6]、调节免疫[7]、抗肿瘤[8]。

【贮藏】 干燥、密闭。

【应用】

《广西壮族自治区壮药质量标准:第二卷(2011 年版)》[4]

含量测定(HPLC):商陆/冷朋岜。

参考文献

[1]赖道万.商陆总皂苷及其总苷元的化学成分研究[D].西安:西北大学,2008.

[2]杜琳,王洁雪,陈聪地,等.商陆中皂苷类化学成分研究[J].中国中药杂志,2018(12):2552-2556.

[3]国家药典委员会.中华人民共和国药典:2015 年版 一部[M].北京:中国医药科技出版社,2015:324.

[4]广西壮族自治区食品药品监督管理局.广西壮族自治区壮药质量标准:第二卷(2011 年版)[M].南宁:广西科学技术出版社,2011.

[5]郑钦岳,麦凯,潘祥福,等.商陆皂苷甲的抗炎作用[J].中国药理学与毒理学杂志,1992(3):221-223.

[6]庞军,张克非,祝荣文,等.商陆对阿霉素肾病大鼠可溶性白介素2受体的影响[J].中药药理与临床,2006(Z1):107-108.

[7]王洪斌,郑钦岳,鞠佃文,等.商陆多糖Ⅰ对小鼠脾淋巴细胞增殖及脾淋巴细胞、巨噬细胞分泌细胞因子的影响[J].药学学报,1993(10):732-737.

[8]王洪斌,郑钦岳,鞠佃文,等.商陆多糖Ⅱ体外对小鼠脾细胞增殖及产生集落刺激因子的影响[J].药学学报,1993(7):490-493.

7-羟基香豆素
Umbelliferone

【化学名】 7-羟基-2H-1-苯并吡喃-2-酮（7-hydroxy-2H-1-benzopyran-2-one）。

【别名】 伞形花内酯、伞形酮。

【CAS 号】 93-35-6。

【结构式】

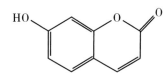

【分子式】 $C_9H_6O_3$。

【相对分子质量】 162.14。

【主要来源】 瑞香科植物结香（*Edgeworthia chrysantha* Lindl.）。

【性状】 白色针状结晶。易溶于醇、三氯甲烷和乙酸。

【熔点】 231～233 ℃。

【光谱】

UV λ_{max}^{MeOH}（nm）:325[1]。

IR ν_{max}^{KBr}（cm^{-1}）:3681（—OH），3092（芳环），3091（芳环），1759（C=O），1603，1595，1536，1480，1419，1283（C—O），1308，824，815，767[2]。

【波谱】

^{1}H-NMR （400 MHz,DMSO-d_6）δ:6.16（1H,d,J=9.6 Hz,H-3），7.90（1H,d,J=9.6 Hz,H-4），7.49（1H,d,J=8.0 Hz,H-5），6.75（1H,dd,J=8.0,1.6 Hz,H-6），6.67（1H,d,J=1.6 Hz,H-8）[3]。

^{13}C-NMR （100 MHz,DMSO-d_6）δ:161.9（C-2），113.3（C-3），144.5（C-4），111.0（C-4a），129.6（C-5），111.0（C-6），160.5（C-7），102.2（C-8），155.6（C-8a）[3]。

【质谱】

EI-MS m/z:185[M+Na]$^{+}$[3]。

【色谱】

TLC[4]

薄层板:硅胶 G。

展开剂:石油醚（60～90 ℃）—乙酸乙酯（6.5∶3.5）。

检识:喷以 10%硫酸乙醇溶液,105 ℃加热至斑点显色清晰,紫外光灯 365 nm 下检视。

HPLC[5]

色谱柱:Agilent SB C18,5 μm(4.6 mm×250 mm)。

流动相:乙腈—四氢呋喃—0.8%乙酸溶液(12∶6∶82)。

流速:1.0 mL/min。

检测波长:324 nm。

【**药理活性**】 抗菌、抗辐射[6,7]等。

【**贮藏**】 干燥、密闭。

【**应用**】

《广西壮族自治区瑶药材质量标准:第一卷(2014年版)》[4]

薄层鉴别(TLC):黄瑞香/保暖风(不公崩)。

参考文献

[1]王明时,刘卫国,忻莉娟.唐古特瑞香化学成分的研究[J].南京药学院学报,1984(2):1.

[2]贾飞云,苏宇,冉鸣,等.7-羟基香豆素红外光谱的密度泛函理论研究[J].光谱学与光谱分析,2016(1):60-63.

[3]柳航,沈纪中,张海霞.假黄皮茎枝化学成分研究[J].中药材,2014(11):2012-2015.

[4]广西壮族自治区食品药品监督管理局.广西壮族自治区瑶药材质量标准:第一卷(2014年版)[M].南宁:广西科学技术出版社,2014.

[5]周伟,冯颂桥.速效牙痛宁酊质量标准的建立[J].中国药师,2015(9):1610-1612.

[6]杨亮,姚晓远,丁伟.香豆素类化合物的抑菌活性研究[J].天然产物研究与开发,2018(2):332-338.

[7]童永彭,林念芸,张加山.2,4-二羟基肉桂酸和7-羟基香豆素对dTMP的辐射保护效应研究[J].辐射研究与辐射工艺学报,1988(4):51-53.

10-羟基喜树碱

10-Hydroxycamptothecin

【化学名】(+/-)-4-ethyl-4,9-dihydroxy-1H-pyrano[3',4':6,7]indolizino[1,2-b]quinoline-3,14(4H,12H)-dione。

【别名】羟喜树碱、羟基喜树碱。

【CAS 号】64439-81-2。

【结构式】

【分子式】$C_{20}H_{16}N_2O_5$。

【相对分子质量】364.35。

【主要来源】蓝果树科植物喜树(*Camptotheca acuminata* Decne.)。

【性状】淡黄色结晶粉末。微溶于甲醇、三氯甲烷、吡啶等。

【熔点】266~267℃。

【光谱】

UV　$\lambda_{max}^{MeOH}(nm)$:205,222,267,331,370,383[1]。

IR　$\nu_{max}^{KBr}(cm^{-1})$:3406(—OH),1722(C=O),1593(芳环),1503(芳环),1463(芳环)[1]。

【波谱】

^{1}H-NMR　(500 MHz,DMSO-d_6)δ:10.33(1H,s,20-OH),8.46(1H,s,H-7),8.03(1H,d,*J*=9.1 Hz,H-12),7.43(1H,dd,*J*=9.1,2.6 Hz,H-11),7.29(1H,d,*J*=2.6 Hz,H-14),7.27(1H,s,H-9),6.48(1H,s,10-OH),5.42(2H,s,H-17),5.24(2H,s,H-5),1.88(2H,m,H-19),0.88(3H,m,H-18)[1,2]。

^{13}C-NMR　(125 MHz,DMSO-d_6)δ:172.7(C-21),156.9(C-16a),156.7(C-10),150.2(C-15),149.5(C-2),145.9(C-3),143.3(C-13),130.7(C-12),130.0(C-6),129.8

(C-8),129. 4(C-7),123. 1(C-11),118. 2(C-16),108. 9(C-9),95. 9(C-14),65. 3(C-17),
72. 5(C-20),50. 2(C-5),30. 3(C-19),7. 9(C-18)[1,2]。

【质谱】

HR-ESI-MS m／z:365. 1135[M+H]+[1]。

【色谱】

TLC[3]

薄层板:硅胶 G。

展开剂:三氯甲烷—丙酮(7∶3)。

检识:紫外光灯 365 nm 下检视。

HPLC[4]

色谱柱:Symmetry C18,5 μm(4. 6 mm×250 mm)。

流动相:甲醇(A)—水(B),梯度洗脱(0～25 min,30％～40％A;25～40 min,40％～50％
A;40～60 min,50％～70％A;60～65 min,70％～30％A)。

流速:1. 0 mL／min。

检测波长:254 nm。

【药理活性】 抗肿瘤、抗风湿[5-7]等。

【贮藏】 干燥、密闭。

【应用】

《贵州省中药材、民族药材质量标准》[3]

薄层鉴别(TLC):喜树果。

参考文献

[1]李国强,李韵仪,谭卓杰.10-羟基喜树碱的波谱学结构解析[J].广东化工,2018(12):76.

[2]胡祖艳,范青飞,张玉梅,等.青脆枝小枝的化学成分研究[J].天然产物研究与开发,2014(10):1605－1609.

[3]贵州省药品监督管理局.贵州省中药材、民族药材质量标准[M].贵阳:贵州科技出版社,2003.

[4]隆林,罗朝凤,李天先,等.喜树果质量标准修定研究[J].现代食品,2017(8):87－92.

[5]陈鹏,雷德林,孙沐逸,等.羟基喜树碱、平阳霉素、顺铂单独及联合应用对人舌癌细胞活性的影响[J].实用口腔医学杂志,2003(1):54－56.

[6]潘登,廖立新.羟基喜树碱对病理性瘢痕成纤维细胞活性和凋亡的影响[J].中国现代药物应用,2008(9):26－28.

[7]王燕,孟令杰,王建平,等.10-羟基喜树碱对类风湿关节炎患者 Th17 细胞功能的影响[J].郑州大学学报(医学版),2012(5):688－690.

淫羊藿苷

Icarrin

【化学名】3-[（6-去氧-α-L-吡喃甘露糖基）氧]-7-O-（β-D-吡喃葡萄糖基氧）-5-羟基-2-（4-甲氧基苯基）-8-（3-甲基-2-丁烯基）-4H-1-苯并吡喃-4-酮{3-[（6-deoxy-α-L-mannopy-ranosyl）oxy]-7-（β-D-glucopyranosyloxy）-5-hydroxy-2-（4-methoxyphenyl）-8-（3-methyl-2-buten-1-yl）-4H-1-benzopyran-4-one}。

【别名】淫羊藿甙。

【CAS 号】489-32-7。

【结构式】

【分子式】$C_{33}H_{40}O_{15}$。

【相对分子质量】676.66。

【主要来源】小檗科植物淫羊藿（*Epimedium brevicornum* Maxim.）。

【性状】黄色针状结晶。易溶于甲醇。

【熔点】221～222 ℃。

【光谱】

UV λ_{max}^{MeOH}（nm）:268,365[1]。

IR ν_{max}^{KBr}（cm^{-1}）:3400（—OH）,2920,1650（C=O）,1600,1510（C=C）,1490,1440,1370,1350,1300,1260,1220,1180,1070,990,950,840,810[1]。

【波谱】

^{1}H-NMR （500 MHz,DMSO-d_6）δ:0.78（3H,d,J=5.5 Hz,rha-H-6）,1.59（3H,s,H-5″）,1.68（3H,s,H-4″）,3.85（3H,s,OCH$_3$）,4.99（1H,d,J=7.5 Hz,glc-H-1）,5.16（1H,t,J=7.0 Hz,H-2″）,5.27（1H,d,J=1.5 Hz,rha-H-1）,6.62（1H,s,6-H）,7.12（2H,d,J=

9. 0 Hz, H-3′,5′),7. 88(2H, d, J=9. 0 Hz, H-2′,6′),12. 55(1H, s,5-OH)[1]。

¹³C-NMR (125 MHz, DMSO-d_6)δ:157. 2(C-2),134. 6(C-3),178. 2(C-4),159. 0(C-5),98. 1(C-6),160. 4(C-7),108. 3(C-8),152. 9(C-9),105. 5(C-10),122. 0(C-1′),130. 4(C-2′),114. 0(C-3′),161. 3(C-4′),114. 0(C-5′),130. 4(C-6′),21. 5(C-1″),122. 2(C-2″),130. 9(C-3″),25. 5(C-4″),17. 9(C-5″),55. 4(OCH₃),100. 5(glc-C₁),73. 3(glc-C₂),76. 5(glc-C₃),70. 3(glc-C₄),77. 1(glc-C₅),101. 9(rha-C₁),70. 0(rha-C₂),70. 5(rha-C₃),71. 0(rha-C₄),69. 6(rha-C₅),17. 5(rha-C₆)[1]。

【质谱】

FAB-MS m/z:677[M+H]⁺,531[M-Rha+H]⁺,369[M-Rha-Glc+H]⁺[1]。

【色谱】

TLC[2]

薄层板:硅胶 H。

展开剂:乙酸乙酯—丁酮—甲酸—水(10∶1∶1∶1)。

检识:紫外光灯 365 nm 下检视。

HPLC[3]

色谱柱:C18。

流动相:乙腈—水(30∶70)。

检测波长:270 nm。

【药理活性】 抗炎[4]、抗肿瘤[5]、改善生殖功能[6]、保护心血管系统[7]等。

【贮藏】 干燥、密闭。

【应用】

(1)《广西壮族自治区壮药质量标准:第二卷(2011 年版)》[3]

含量测定(HPLC):淫羊藿/盟国羊。

(2)《贵州省中药材、民族药材质量标准》[2]

薄层鉴别(TLC):黔淫羊藿。

含量测定(HPLC):黔淫羊藿。

参考文献

[1] 韩冰,沈彤,刘东,等.黔岭淫羊藿化学成分的研究(Ⅱ)[J].中国药学杂志,2002(10):740 - 742.

[2] 贵州省药品监督管理局.贵州省中药材、民族药材质量标准[M].贵阳:贵州科技出版社,2003.

[3] 广西壮族自治区食品药品监督管理局.广西壮族自治区壮药质量标准:第二卷(2011 年版)[M].南宁:广西科学技术出版社,2011.

[4] ZENG L, RONG X F, LI R H, et al. Icariin inhibits MMP-1, MMP-3 and MMP-13 expression through MAPK pathways in IL-1B-stimulated SW1353 chondrosarcoma cells[J]. Molecular Medicine Reports,2017(5):2853 - 2858.

［5］纪昕,李伟皓,王崇,等.淫羊藿苷对食管癌细胞 EC9706 增殖与凋亡的影响［J］.中国实验方剂学杂志,2016(3):143 - 147.

［6］JIN F,GONG Q H,XU Y S,et al. Icariin,a phoshphodiesterase-5 inhibitor,improves learning and memory in APP/PS1 transgenic mice by stimulation of NO/cGMP signaling［J］. The International Journal of Neuropsychopharmacology,2014(6):871 - 881.

［7］ZHOU H,YUAN Y,LIU Y,et a1. Icariin attenuates angiotensin Ⅱ-induced hypertrophy and apoptosis in H9c2 cardiomyocytes by inhibitin greactive oxygen species-dependent JNK and p38 pathways［J］.Experimental and Therapeutic Medicine,2014(5):1116 - 1122.

绿原酸

Chlorogenic acid

【化学名】3-O-咖啡酰奎尼酸(3-O-caffeoylquinic acid)。

【别名】咖啡鞣酸、氯原酸。

【CAS 号】327-97-9。

【结构式】

【分子式】$C_{16}H_{18}O_9$。

【相对分子质量】354.31。

【主要来源】杜仲科植物杜仲(*Eucommia ulmoides* Oliv.),忍冬科植物毛花柱忍冬(*Lonicera dasytyla* Rehd.),千屈菜科植物千屈菜(*Lythrum salicaria* L.),等等。

【性状】半水合物为针状结晶。溶于热水。

【熔点】204~206 ℃。

【光谱】

UV λ_{max}^{EtOH}(nm):329[1]。

IR ν_{max}^{KBr}(cm^{-1}):3342(—OH),3500~2500(—COOH),2924(—CH),1680(C=O),1633、1596、1524(—Ar),969(反式烯烃的碳氢弯曲振动)[1]。

【波谱】

^{1}H-NMR (400 MHz,CD$_3$OD)δ:7.56(1H,d,J=15.9 Hz,H-7),7.04(1H,br.s,H-2),6.95(1H,br.d,J=8.0 Hz,H-6),6.77(1H,d,J=8.1 Hz,H-5),6.26(1H,d,J=15.9 Hz,H-8),5.33(1H,dd,J=9.2,3.0 Hz,H-4′),4.17(1H,m,H-3′,5′),2.04~2.24(4H,m,H-2′,6′)[2]。

^{13}C-NMR (100 MHz,CD$_3$OD)δ:127.8(C-1),115.2(C-2),146.8(C-3),149.5(C-4),116.5(C-5),123.0(C-6),147.0(C-7),115.2(C-8),168.7(C-9),78.5(C-1′),38.9(C-2′),72.0(C-3′),73.5(C-4′),71.4(C-5′),38.2(C-6′),177.3(COOH)[2]。

【质谱】

EI-MS m/z:377[M+Na]$^+$[2]。

【色谱】

TLC[3]

薄层板:硅胶 G。

展开剂:乙酸丁酯—甲酸—水(7∶2.5∶2.5)的上层溶液。

检识:紫外光灯 365 nm 下检视。

HPLC[3]

色谱柱:C18,5 μm(4.6 mm×250 mm)。

流动相:乙腈—0.4%磷酸溶液(12∶88)。

流速:1.0 mL/min。

检测波长:327 nm。

【药理活性】 保护心血管、降血糖、降血脂[4-6]等。

【贮藏】 干燥、密闭。

【应用】

(1)《广西壮族自治区壮药质量标准:第一卷(2008 年版)》[7]

薄层鉴别(TLC):山银花。

含量测定(HPLC):山银花。

(2)《广西壮族自治区壮药质量标准:第二卷(2011 年版)》[3]

薄层鉴别(TLC):水银花/银花忍。

含量测定(HPLC):水银花/银花忍;路边菊/棵怀航。

(3)《广西壮族自治区壮药质量标准:第三卷(2018 年版)》[8]

含量测定(HPLC):假茼蒿。

(4)《广西壮族自治区瑶药材质量标准:第一卷(2014 年版)》[9]

薄层鉴别(TLC):通脱木/鹡鹞风(懂杠崩)。

含量测定(HPLC):通脱木/鹡鹞风(懂杠崩)。

(5)《贵州省中药材、民族药材质量标准》[10]

薄层鉴别(TLC):杜仲叶。

含量测定(HPLC):茵陈。

参考文献

[1]凌云,鲍燕燕,朱莉莉,等.蒲公英化学成分的研究[J].中国药学杂志,1997(10):584-586.

[2]苏锦松,秦付营,张艺,等.党参的化学成分研究[J].中药材,2018(4):863-867.

[3]广西壮族自治区食品药品监督管理局.广西壮族自治区壮药质量标准:第二卷(2011 年版)[M].南宁:广西科学技术出版社,2011.

[4]FUENTES E,CABALLERO J,ALARCÓN M,et al.Chlorogenic acid inhibits human platelet activation and thrombus formation[J].PLOS One,2014(3):e90699.

［5］KARTHIKESAN K,PARI L,MENON V P.Anti hyperlipidemic effect of chlorogenic acid and tetrahydrocur-cumin in rats subjected to diabetogenic agents［J］.Chemico-Biological Interactions,2010(3):643-650.

［6］HAO S,XIAO Y,LIN Y,et al.Chlorogenic acid-enriched extract from *Eucommia ulmoides* leaves inhibits he-patic lipid accumulation through regulation of cholesterol metabolism in HepG2 cells［J］.Pharmaceutical Bi-ology,2015(2):1-9.

［7］广西壮族自治区食品药品监督管理局.广西壮族自治区壮药质量标准:第一卷(2008年版)［M］.南宁:广西科学技术出版社,2008.

［8］广西壮族自治区食品药品监督管理局.广西壮族自治区壮药质量标准:第三卷(2018年版)［M］.南宁:广西科学技术出版社,2018.

［9］广西壮族自治区食品药品监督管理局.广西壮族自治区瑶药材质量标准:第一卷(2014年版)［M］.南宁:广西科学技术出版社,2014.

［10］贵州省药品监督管理局.贵州省中药材、民族药材质量标准［M］.贵阳:贵州科技出版社,2003.

喜树碱
（＋）-Camptothecin

【化学名】（S）-4-ethyl-4-hydroxy-1H-pyrano［3′,4′:6,7］indolizino［1,2-6］quinoline-3,14（4H,12H）-dione。

【别名】无。

【CAS 号】7689-03-4。

【结构式】

【分子式】$C_{20}H_{16}N_2O_4$。

【相对分子质量】348.34。

【主要来源】蓝果树科植物喜树（*Camptotheca acuminata* Decne.）。

【性状】淡黄色针状结晶。溶于三氯甲烷、甲醇、乙醇,不溶于水。

【熔点】265~267 ℃。

【光谱】

UV λ_{max}^{MeOH}（nm）:203,218,253,370[1]。

IR ν_{max}^{KBr}（cm^{-1}）:3441（—OH）,1741（C=O）,1601,1501,1439（苯环）[1]。

【波谱】

^{1}H-NMR （500 MHz,DMSO-d_6）δ:5.27（2H,s,H-5）,8.68（1H,s,H-7）,8.12（1H,d,J=8.0 Hz,H-9）,7.71（1H,m,H-10）,7.86（1H,m,H-11）,8.17（1H,d,J=8.5 Hz,H-12）,7.34（1H,s,H-14）,5.42（2H,s,H-17）,0.90（3H,t,J=7.3 Hz,H-18）,1.88（2H,m,H-19）[1]。

^{13}C-NMR （125 MHz,DMSO-d_6）δ:152.5（C-2）,145.4（C-3）,50.1（C-5）,129.7（C-6）,131.5（C-7）,127.9（C-8）,128.4（C-9）,127.6（C-10）,130.3（C-11）,129（C-12）,147.9（C-13）,96.6（C-14）,149.9（C-15）,119.0（C-16）,65.2（C-17）,7.7（C-18）,30.2（C-19）,72.3（C-20）,172.4（C-21）,156.7（C-22）[1]。

【质谱】

EI-MS m/z:349. 1183[M+H]$^{+[1]}$。

【色谱】

TLC[2]

薄层板:硅胶 G。

展开剂:三氯甲烷—丙酮(7∶3)。

检识:紫外光灯 365 nm 下检视。

HPLC[2]

色谱柱:Symmetry C18,5 μm(4. 6 mm×250 mm)。

流动相:甲醇(A)—水(B),洗脱梯度(0~25 min,30%~40%A;25~40 min,40%~50%A;40~60 min,50%~70%A;60~65 min,70%~30%A)。

流速:1. 0 mL/min。

检测波长:254 nm。

【药理活性】 抗肿瘤[3]、抗病毒[4]等。

【贮藏】 避光、密封。

【应用】

(1)《广西壮族自治区壮药质量标准:第一卷(2008 年版)》[5]

薄层鉴别(TLC):喜树果/芒美扨。

(2)《广西壮族自治区瑶药材质量标准:第一卷(2014 年版)》[6]

薄层鉴别(TLC):喜树果/喜树果(喜树果)。

(3)《贵州省中药材、民族药材质量标准》[7]

薄层鉴别(TLC):喜树果。

参考文献

[1]李国强,李韵怡,谭卓杰.喜树碱的提取及结构鉴定[J].广东化工,2018(11):44.

[2]隆林,罗朝凤,李天先,等.喜树果质量标准修定研究[J].现代食品,2017,(15):87－92.

[3]陈义发,龚建平,吴在德,等.喜树碱、胺苯丫啶、长春花碱对淋巴细胞性和髓样白血病细胞周期的影响[J].中华实验外科杂志,2002(1):44－45.

[4]周洁,钟鹏禹,许群芬,等.喜树碱通过抑制 HSV-1 复制相关基因的表达发挥抗 HSV-1 作用[J].中草药,2018(17):4087－4084.

[5]广西壮族自治区食品药品监督管理局.广西壮族自治区壮药质量标准:第一卷(2008 年版)[M].南宁:广西科学技术出版社,2008.

[6]广西壮族自治区食品药品监督管理局.广西壮族自治区瑶药材质量标准:第一卷(2014 年版)[M].南宁:广西科学技术出版社,2014.

[7]贵州省药品监督管理局.贵州省中药材、民族药材质量标准[M].贵阳:贵州科技出版社,2003.

葛根素

Puerarin

【化学名】 8-(β-D-吡喃葡萄糖基)-7-羟基-3-(4-羟基苯基)-4H-1-苯并吡喃-4-酮[8-(β-D-glucopyranosyl)-7-hydroxyl-3-4-(hydroxyphenyl)-4H-1-bezopyran-4-one]。

【别名】 葛根黄酮、8-β-D-葡萄吡喃糖-4′,7-二羟基异黄酮、黄豆甙元-8-葡萄糖甙。

【CAS 号】 3681-99-0。

【结构式】

【分子式】 $C_{21}H_{20}O_9$。

【相对分子质量】 416.38。

【主要来源】 豆科植物葛[*Pueraria montana*(Loureiro)Merrill]。

【性状】 白色至微黄色结晶性粉末。溶于甲醇,略溶于乙醇,微溶于水,不溶于三氯甲烷或乙醚。

【熔点】 187~189 ℃。

【光谱】

UV λ_{max}^{MeOH}(nm):236,270,308[1]。

IR ν_{max}^{KBr}(cm^{-1}):3370,1631,1607,1514,1447,1396,1273,1210,1103,1059,1008[2]。

【波谱】

^{1}H-NMR (500 MHz,CD$_3$OD)δ:8.08(1H,s,H-2),7.99(1H,d,*J*=8.5 Hz,H-5),7.31(2H,d,*J*=8.0 Hz,H-2′,6′),6.94(1H,d,*J*=8.5 Hz,H-6),6.82(2H,d,*J*=8.0 Hz,H-3′,5′),5.10(1H,d,*J*=9.9 Hz,glc-H-1″),3.51~4.16(6H,m,glc-H-2″~6″)[1]。

^{13}C-NMR (125 MHz,CD$_3$OD)δ:153.1(C-2),122.8(C-3),176.9(C-4),126.7(C-5),115.5(C-6),162.0(C-7),111.6(C-8),157.1(C-9),116.9(C-10),124.0(C-1′),130.0(C-2′,6′),114.9(C-3′,5′),156.6(C-4′),74.3(C-1″),71.6(C-2″),78.6(C-3″),

70. 3(C-4″),81. 3(C-5″),61. 4(C-6″)[1]。

【质谱】

ESI-MS m/z:417[M+H]⁺,415[M-H]⁻[1]。

【色谱】

TLC[3]

薄层板:硅胶 G。

展开剂:三氯甲烷—甲醇—水(7:2.5:0.25)。

检识:紫外光灯 365 nm 下检视。

HPLC[3]

色谱柱:C18,5 μm(4.6 mm×250 mm)。

流动相:甲醇—水(25:75)。

流速:1.0 mL/min。

检测波长:250 nm。

【药理活性】 降血糖[4]、降血脂[5]、抗氧化[6]等。

【贮藏】 干燥、密闭。

【应用】

(1)《广西壮族自治区瑶药材质量标准:第一卷(2014 年版)》[3]

薄层鉴别(TLC):葛根/五层风(巴掌崩)。

含量测定(HPLC):葛根/五层风(巴掌崩)。

(2)《中华人民共和国药典:2015 年版 一部》[7]

薄层鉴别(TLC):葛根。

含量测定(HPLC):葛根。

参考文献

[1]龚婧如,王书芳.刺五加的化学成分研究[J].中草药,2012(12):2337－2341.

[2]崔颖,梁剑平,郭延生.葛根素的分离与鉴定[J].安徽农业科学,2009(13):5817－5818.

[3]广西壮族自治区食品药品监督管理局.广西壮族自治区瑶药材质量标准:第一卷(2014 年版)[M].南宁:广西科学技术出版社,2014.

[4]茅彩萍,顾振纶.葛根素对糖尿病大鼠主动脉糖基化终产物的形成及其受体表达的影响[J].中国药理学通报,2004(4):393－397.

[5]杨人泽,曾靖,刘春棋,等.葛根素对小鼠血脂作用的影响[J].时珍国医国药,2007(10):2496.

[6]MENG X H,NI C,ZHU L,et al.Puerarin protects against high glucose-induced acute vascular dysfunction:role of heme oxygenase-1 in rat thoracic aorta[J].Vascular Pharmacology,2009(3-4):110－115.

[7]国家药典委员会.中华人民共和国药典:2015 年版 一部[M].北京:中国医药科技出版社,2015:333.

落新妇苷

Astilbin

【化学名】花旗松素 3-*O*-α-*L*-鼠李糖苷(taxifolin 3-*O*-α-*L*-rhamnoside)。

【别名】紫杉叶-3-*O*-鼠李甲基酸酯。

【CAS 号】29838-67-3。

【结构式】

【分子式】$C_{21}H_{22}O_{11}$。

【相对分子质量】450.39。

【主要来源】百合科植物土茯苓(*Smilax glabra* Roxb.),胡桃科植物黄杞(*Engelhardtia roxburghiana* Wall.)。

【性状】无色结晶。易溶于沸水,几乎不溶于乙醚。

【熔点】175~177 ℃。

【光谱】

UV $\lambda_{max}^{MeOH}(nm):290,325^{[1]}$。

IR $\nu_{max}^{KBr}(cm^{-1}):3600~2500,1640,1600,1520,1500,1470,1370,1295,1265,1175,1155,1115,1090,1060,1035,1005^{[1]}$。

【波谱】

¹H-NMR (600 MHz,CD₃OD)δ:5.22(1H,d,*J*=12.5 Hz,H-2),4.97(1H,d,*J*=10.7 Hz,H-3),5.80(1H,d,*J*=2.1 Hz,H-6),5.82(1H,d,*J*=2.1 Hz,H-8),6.86(1H,d,*J*=1.7 Hz,H-2′),6.71(1H,d,*J*=3.0 Hz,H-5′),6.74(1H,d,*J*=1.8 Hz,H-6′),4.09(1H,d,*J*=2.4 Hz,rha-H-1),1.09(3H,d,*J*=6.2 Hz,rha-CH₃)$^{[2]}$。

¹³C-NMR (150 MHz,CD₃OD)δ:84.1(C-2),78.7(C-3),196.1(C-4),165.6(C-5),

97.6(C-6),168.8(C-7),96.4(C-8),164.2(C-9),102.6(C-10),129.3(C-1′),116.5(C-2′),146.7(C-3′),147.5(C-4′),115.6(C-5′),120.6(C-6′),102.3(rha-C-1),71.9(rha-C-2),72.3(rha-C-3),74.0(rha-C-4),70.7(rha-C-5),18.0(rha-C-6)[2]。

【质谱】

EI-MS m/z:451.3[M+H]+,473.6[M+Na]+[3]。

【色谱】

TLC[4]

薄层板:硅胶 G。

展开剂:甲苯—乙酸乙酯—甲酸(13:32:9)。

检识:喷以三氯化铝试液,放置 5 min,紫外光灯 365 nm 下检视。

HPLC[5]

色谱柱:C18,5 μm(4.6 mm×250 mm)。

流动相:甲醇—0.1%磷酸溶液(40:60)。

流速:1.0 mL/min。

检测波长:290 nm。

【药理活性】 抗炎、抑制免疫、抑制排异反应、保肝护肾[6-8]等。

【贮藏】 干燥、密闭。

【应用】

《广西壮族自治区壮药质量标准:第二卷(2011 年版)》[5]

含量测定(HPLC):罗汉茶/茶罗汉。

参考文献

[1]CHEN M T,KUOH Y P,WANG C H,et al.Additional constituents of *Hypericum Subalatum*[J].Journal of the Chinese Chemical Society,1989(2):165-168.

[2]胡佳,王泽宇,康敏,等.江南紫金牛的化学成分研究[J].中草药,2015(14):2048-2051.

[3]袁久志,窦德强,陈英杰,等.土茯苓二氢黄酮醇类成分研究[J].2004(9):867-870.

[4]国家药典委员会.中华人民共和国药典:2015 年版 一部[M].北京:中国医药科技出版社,2015,18.

[5]广西壮族自治区食品药品监督管理局.广西壮族自治区壮药质量标准:第二卷(2011 年版)[M].南宁:广西科学技术出版社,2011.

[6]宋少华,沈筱芸,丁国善,等.落新妇苷对小鼠骨髓来源树突状细胞成熟及免疫功能的抑制作用[J].中西医结合学报,2010(2):145-151.

[7]高思海,李平,陈涛,等.落新妇苷对心脏移植排斥反应中活化 T 细胞 p38 丝裂原激活蛋白激酶信号传导通路的影响[J].中国医院药学杂志,2007(2):153-156.

[8]慕宁,王海梁,傅宏,等.落新妇苷通过促进 IL-10 表达保护小鼠缺血再灌注损伤肝脏[J].第二军医大学学报,2008(12):1429-1432.

棒柄花苷 A

Anol *β-D*-glucopyranoside

【化学名】反式-4-(1-丙烯基)-苯酚-*β-D*-吡喃葡萄糖苷[*trans*-4-(1-propenyl)-phenol-*β-D*-glucopyranoside]。

【CAS 号】无。

【结构式】

【分子式】$C_{15}H_{20}O_6$。

【相对分子质量】296.316。

【主要来源】大戟科植物棒柄花(*Cleidion brevipetiolatum* pax et Hoffm.)、灰岩棒柄花(*Cleidion bracteosum* Gagnep.)。

【性状】白色粉末。易溶于甲醇、乙醇、丙酮[3]。

【熔点】190~192℃。

【光谱】

UV λ_{max}^{MeOH}(nm):255[1]。

IR ν_{max}^{KBr}(cm^{-1}):3397(—OH),1607(苯环),1510(苯环),1235(C—O)[1]。

【波谱】

^{1}H-NMR (600 MHz,DMSO-d_6)δ:7.28(2H,*J*=8.4 Hz,H-2,H-6),6.94(2H,d,*J*=8.4 Hz,H-3,H-5),6.35(1H,d,*J*=16.0 Hz,H-7),6.14(1H,dq,*J*=16.0,6.6 Hz,H-8),5.32(1H,d,*J*=4.8 Hz,H-1′),3.69~3.14(5H,m,H-2′,6′),1.81(3H,dd,*J*=6.6,1.2 Hz,H-9)[1]。

^{13}C-NMR (150 MHz,DMSO-d_6)δ:131.2(C-1),126.8(C-2,6),116.2(C-3,5),156.5(C-4),130.3(C-7),123.6(C-8),18.3(C-9),100.5(C-1′),73.3(C-2′),77.1(C-3′),69.8(C-4′),76.7(C-5′),60.8(C-6′)[1]。

【质谱】

EI-MS m/z:296[M]$^+$[1]。

【色谱】

TLC[1]

薄层板:硅胶 G。

展开剂:乙酸乙酯—乙醇(9∶1),石油醚—乙酸乙酯—甲醇(3∶6∶1),三氯甲烷—甲醇(8∶2)。

检识:喷以 10%磷钼酸乙醇溶液,105 ℃加热至斑点显色清晰,日光下检视。

HPLC[1]

色谱柱:Ecosil ODS-3 C18,10 μm(4.6 mm×250 mm)。

流动相:乙腈—0.2%磷酸溶液(28∶72)。

流速:1.0 mL/min。

检测波长:255 nm。

【药理活性】 抗炎[2]。

【贮藏】 干燥、密闭。

【应用】

棒柄花中反式-4-(1-丙烯基)苯酚-β-D-吡喃葡萄糖苷的含量测定[3]。

参考文献

[1]黄艳,刘元,陈小刚,等.棒柄花苷 A 对照品的制备研究[J].广西科学,2014(3):264-266.

[2]黄春英,谭跃,覃武海,等.棒柄花方联合西药治疗肝胆湿热型慢性乙型肝炎的临床疗效[J].中国民族民间医药,2017(7):122-123.

[3]刘布鸣,卢文杰,林霄,等.反相高效液相色谱法测定棒柄花中反式-4-(1-丙烯基)苯酚-β-D-吡喃葡萄糖苷[J].分析测试学报,2006(3):98-99.

硫酸阿托品
Atropine sulfate

【化学名】α-(羟甲基)苯乙酸-8-甲基-8-氮杂二环[3.2.1]-3-辛酯硫酸盐一水合物 {α-(hydroxymethyl) benzeneacetic acid-8-methyl-8-azabicyclo[3.2.1]-3-octyl ester sulfate monohydrate}。

【别名】阿托品硫酸盐(带一个结晶水)、阿托品硫酸。

【CAS 号】5908-99-6。

【结构式】

【分子式】$(C_{17}H_{23}NO_3)_2 \cdot H_2SO_4 \cdot H_2O$。

【相对分子质量】694.84。

【主要来源】茄科植物曼陀罗(*Datura stramonium* L.)、洋金花(*Datura metel* L.)、毛曼陀罗(*Datura innoxia* Miller)等。

【性状】无色结晶或白色结晶性粉末。易溶于水、乙醇。

【熔点】189~192 ℃。

【光谱】

UV $\lambda_{max}^{MeOH}(nm):264^{[1]}$。

IR $\nu_{max}^{KBr}(cm^{-1})$:3370,3029,2963,2869,2852,2833,2798,2715,2663,2617,2583,2554,1728,1494,1477,1453,1432,1371,1332,1263,1240,1225,1166,1121,1078,1065,1025,972,772,758,737,703,620,611,512$^{[2]}$。

【波谱】

¹H-NMR (400 MHz,DMSO-d_6)δ:7.33(4H,s,Ar-H),7.30(1H,s,Ar-H),4.87(1H,s,H-3),3.98(1H,s,CH$_2$),3.78(1H,s,H-α),3.67(1H,s,CH$_2$),3.52(1H,s,H-1),3.45(1H,s,H-5),2.48(1H,s,NH),2.44(1H,s,H-4),1.98(1H,s,H-6),1.92(1H,s,H-7),

1.76(1H,s,H-2)[2]。

¹³C-NMR (100 MHz,DMSO-d_6)δ:171.2(C-1),136.2(C-2),128.5(C-4,6),128.0(C-3,7),127.3(C-5),65.4(C-8),62.9(C-9),60.0(C-10),59.9(C-11),54.2(C-12),38.0(C-13),33.6(C-14),33.5(C-15),24.0(C-16),23.7(C-17)[2]。

【质谱】

ESI-MS m/z:290[M+H-H_2O-H_3PO_4-$C_{17}H_{23}NO_3$]⁺,124[3]。

【色谱】

TLC[4]

薄层板:硅胶 G。

展开剂:乙酸乙酯—甲醇—浓氨试液(10:2:1)。

检识:喷以稀碘化铋钾试液,日光下检视。

HPLC[5]

色谱柱:C18,5 μm(4.6 mm×250 mm)。

流动相:甲醇—乙腈—30 mmol/L 乙酸钠缓冲液(含 0.02%三乙胺、0.3%四氢呋喃,用冰乙酸调节 pH 值至 6.0)(10:5:85)。

流速:1.0 mL/min。

检测波长:210 nm。

【药理活性】 解除平滑肌痉挛、抑制腺体分泌、散大瞳孔、升高眼压[6]等。

【贮藏】 干燥、密闭。

【应用】

(1)《广西壮族自治区壮药质量标准:第二卷(2011 年版)》[7]

薄层鉴别(TLC):曼陀罗叶/盟闷打拉。

(2)《贵州省中药材、民族药材质量标准》[8]

薄层鉴别(TLC):曼陀罗子。

参考文献

[1]韩光伟.紫外分光光度法测定硫酸阿托品眼膏的含量[J].光谱仪器与分析,1992(2):35-37.

[2]AIST.https://sdbs.db.aist.go.jp/sdbs/cgi-bin/landingpage? sdbsno=7818[DB/OL].SDBS,1999-03-31.

[3]刘云,杨玉忠.超高效液相色谱-质谱联用定性定量测定硫酸阿托品片[J].中国卫生检验杂志,2019(18):2194-2197.

[4]广西壮族自治区食品药品监督管理局.广西壮族自治区壮药质量标准:第二卷(2011 年版)[M].南宁:广西科学技术出版社,2011:265.

[5]国家药典委员会.中华人民共和国药典:2015 年版 一部[M].北京:中国医药科技出版社,2015:54.

[6]赵金凤,王秀龙.西药硫酸阿托品注射液的药理及应用[J].中外健康文摘,2014(9):190.

[7]广西壮族自治区食品药品监督管理局.广西壮族自治区壮药质量标准:第二卷(2011年版)[M].南宁:广西科学技术出版社,2011.

[8]贵州省药品监督管理局.贵州省中药材、民族药材质量标准[M].贵阳:贵州科技出版社,2003.

紫丁香苷
Syringin

【化学名】 (2R,3S,4S,5R,6S)-2-羟甲基-6-[4-[(E)-3-羟基丙-1-烯基]-2,6-二甲氧基苯氧基]氧杂环己烷-3,4,5-三醇{(2R,3S,4S,5R,6S)-2-hydroxymethyl-6-[4-[(E)-3-hydroxyprop-1-enyl]-2,6-dimethoxyphenoxy]oxane-3,4,5-triol}。

【别名】 丁香甙、紫丁香酚苷。

【CAS 号】 118-34-3。

【结构式】

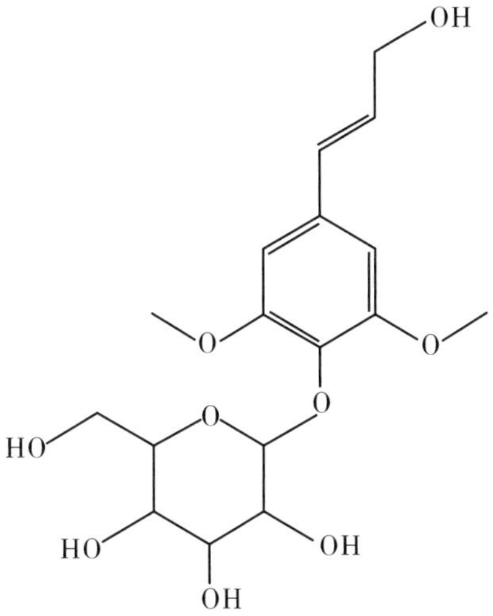

【分子式】 $C_{17}H_{24}O_9$。

【相对分子质量】 372.37。

【主要来源】 木犀科植物欧丁香(*Syringa vulgaris* L.),五加科植物刺五加[*Eleutherococcus senticosus*(Rupr. & Maxim.)Maxim.]。

【性状】 淡黄色粉末。溶于热水和乙醇,微溶于冷水,不溶于醚。

【熔点】 191~193 ℃。

【光谱】

UV λ_{max}^{MeOH}(nm):226,268[1]。

IR ν_{max}^{KBr}(cm^{-1}):3412(—OH),1588[1]。

【波谱】

^{1}H-NMR (600 MHz,CD$_3$OD)δ:6.75(2H,s,H-3,5),6.54(1H,d,*J*=15.9 Hz,H-7),6.34(1H,dt,*J*=5.4 Hz,H-8),4.86(1H,d,*J*=7.2 Hz,H-1'),4.22(2H,br.d,*J*=5.4 Hz,H-9),

3.82（2×OCH$_3$）[2]。

^{13}C-NMR （150 MHz，CD$_3$OD）δ：154.4（C-2,6），135.9（C-1），135.3（C-4），131.3（C-8），130.0（C-7），105.5（C-3,5），105.4（C-1′），78.4（C-3′），77.8（C-5′），75.7（C-2′），71.4（C-4′），63.4（C-9），62.6（C-6′），57.1（2×OCH$_3$）[2]。

【质谱】

ESI-MS m/z：395.3[M+Na]$^{+}$[2]。

【色谱】

TLC[3]

薄层板：硅胶 G。

展开剂：三氯甲烷—甲醇—无水甲酸（16∶4∶1）。

检识：喷以 10%硫酸乙醇溶液，105 ℃加热至斑点显色清晰，分别在日光和紫外光灯 365 nm 下检视。

HPLC[3]

色谱柱：C18。

流动相：乙腈（A）—水（B），梯度洗脱（0~10 min，10%A；10~20 min，10%~40%A；20~30 min，40%A）。

检测波长：210 nm。

【**药理活性**】 抗肿瘤[4]、保肝[5]。

【**贮藏**】 −4~2 ℃，避光、干燥、密闭。

【**应用**】

（1）《广西壮族自治区壮药质量标准：第二卷（2011 年版）》[6]

薄层鉴别（TLC）：救必应/美内妹。

含量测定（HPLC）：救必应/美内妹。

（2）《广西壮族自治区瑶药材质量标准：第一卷（2014 年版）》[7]

薄层鉴别（TLC）：救必应/救必应（林寨亮）。

含量测定（HPLC）：救必应/救必应（林寨亮）；黄瑞香/保暖风（不公崩）。

参考文献

[1]张永煜,郭允珍,上田博之,等.Studies on the constituents of aerial parts of scutellaria planipes[J].中国药学（英文版）,1998(2):44-46.

[2]张婷,杨燕,杜冠华,等.云木香化学成分研究Ⅱ[J].中国中药杂志,2011(12):1620-1622.

[3]国家药典委员会.中华人民共和国药典:2015 年版 一部[M].北京:中国医药科技出版社,2015:312.

[4]秦湫红,朱爱华.紫丁香苷抗肿瘤活性筛选及作用机制研究[J].安徽农业科学,2018(14):107-108.

[5]姜月红,王燕颖.紫丁香苷对大鼠肝缺血再灌注损伤保护作用的初步研究[J].中国实验诊断学,2016(3):359-361.

[6]广西壮族自治区食品药品监督管理局.广西壮族自治区壮药质量标准:第二卷(2011 年版)[M].南宁:广西科学技术出版社,2011.

[7]广西壮族自治区食品药品监督管理局.广西壮族自治区瑶药材质量标准:第一卷(2014 年版)[M].南宁:广西科学技术出版社,2014.

紫苏醛

Perillaldehyde

【化学名】 4-异丙烯基-1-环己烯-1-甲醛（4-isopropenyl-1-cyclohexene-1-carboxalde-hyde）。

【别名】 二氢枯茗醛。

【CAS 号】 18031-40-8。

【结构式】

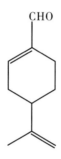

【分子式】 $C_{10}H_{14}O$。

【相对分子质量】 150.22。

【主要来源】 唇形科植物紫苏[*Perilla frutescens* (L.) Britt.]。

【性状】 无色透明液体。溶于甲醇、乙醇、三氯甲烷和石油醚,不溶于水。

【沸点】 104~105 ℃。

【光谱】

UV λ_{max}^{MeOH} (nm) :231[1]。

IR ν_{max}^{KBr} (cm^{-1}) :3038,2932,2814,2719,1686,1645,1453,1377,1211,1167,891,816,771,692[2]。

【波谱】

^{1}H-NMR （600 MHz,Benzene-d_6）δ:5.98(1H,H-2) ,1.70(1H,H-3a) ,1.88(1H,H-3b) ,1.79(1H,H-4) ,1.04(1H,H-5a) ,1.52(1H,H-5b) ,1.95(1H,H-6a) ,2.43(1H,H-6b) ,9.29(1H,H-7) ,4.62(1H,H-8) ,4.73(1H,H-9) ,1.50(3H,10-CH$_3$)[3]。

^{13}C-NMR （150 MHz,Benzene-d_6）δ:141.7(C-1) ,149.1(C-2) ,31.6(C-3) ,31.7(C-4) ,26.5(C-5) ,21.1(C-6) ,192.7(C-7) ,148.8(C-8) ,109.8(C-9) ,20.7(C-10)[3]。

【质谱】

EI-MS m/z:150[M]$^+$,135,122,107,93,79,68,53,39[2]。

【色谱】

TLC[4]

(1)薄层板:硅胶 G。

展开剂:石油醚(60~90℃)—乙酸乙酯(15:1)。

检识:喷以 2,4 二硝基苯肼乙醇试液,日光下检视。

(2)薄层板:硅胶 G。

展开剂:环己烷—乙酸乙酯(15:1)。

检识:喷以 2,4 二硝基苯肼乙醇试液,日光下检视。

GC[4]

色谱柱:DB-5 毛细管柱,0.25 μm(0.25 mm×30 m)。

柱温:135℃。

检测器:FID。

【药理活性】 抗炎[5]。

【贮藏】 干燥、密闭。

【应用】

《广西壮族自治区壮药质量标准:第二卷(2011 年版)》[6]

薄层鉴别(TLC):紫苏叶/盟紫苏。

参考文献

[1]林瑞超,马双成.中药化学对照品应用手册[M].北京:化学工业出版社,2013:315-316.

[2]李谦和,冯真真,李雪辉,等.l-紫苏醛的合成方法改进(英文)[J].合成化学,2006(3):287-289.

[3]DOSSEY A T,WALSE S S,CONLE O V,et al.Parectadial,a monoterpenoid from the defensive spray of *Parectatosoma mocquerysi*[J].The Journal of Natural Products,2007(8):1335-1338.

[4]王玉萍,朱兆仪,杨峻山,等.紫苏叶的质量研究-Ⅰ.气相色谱法测定紫苏叶中紫苏醛的含量[J].药物分析杂志,2000(5):307-309.

[5]姚玲珑,宫宇,陈清华,等.紫苏籽活性成分的抗炎作用及其在畜牧生产中的应用研究进展[J].中国畜牧兽医,2019(1):123-129.

[6]广西壮族自治区食品药品监督管理局.广西壮族自治区壮药质量标准:第二卷(2011 年版)[M].南宁:广西科学技术出版社,2011.

氯化两面针碱
Nitidine chloride

【化学名】 2，3-dimethoxy-12-methyl-（1，3）-benzodioxolo（5，6-C）phenanthridinium chloride。

【别名】 光叶花椒碱。

【CAS 号】 13063-04-2。

【结构式】

H$_3$CO、H$_3$CO—benzodioxolo环—N$^+$—CH$_3$ +Cl$^-$

【分子式】 C$_{21}$H$_{18}$NO$_4$Cl。

【相对分子质量】 382.82。

【主要来源】 芸香科植物两面针［*Zanthoxylum nitidum*（*Roxb.*）DC.］、拟砚壳花椒（*Zanthoxylum laetum.* Drake）、飞龙掌血［*Toddalia asiatica*（L.）Lam.］等。

【性状】 黄色针状结晶。溶于甲醇、乙醇和水。

【熔点】 280~282℃。

【光谱】

UV λ_{max}^{EtOH}（nm）:232，272，329[1]。

IR ν_{max}^{KBr}（cm^{-1}）:1685、1500、1431（苯环），1273，1036，939[2]。

【波谱】

^{1}H-NMR （600 MHz，CD$_3$OD）δ:9.84（1H，s，H-6），8.85（1H，d，*J*=8.4 Hz，H-11），8.32（1H，s，H-7），8.29（1H，s，H-10），8.25（1H，d，*J*=8.4 Hz，H-12），7.87（1H，s，H-4），7.74（1H，s，H-1），6.34（2H，s，OCH$_2$O），4.88（3H，s，OCH$_3$），4.04（3H，s，OCH$_3$）[2]。

^{13}C-NMR （100 MHz，DMSO-d_6）δ:158.3（C-9），151.5（C-8），151.3（C-6），148.9（C-2），148.4（C-3），132.6（C-4b），132.5（C-12a），132.1（C-10a），130.1（C-12），124.1（C-10b），119.9（C-4a），119.5（C-6a），119.3（C-11），108.7（C-7），105.8（C-1），104.6（C-4），103.3（C-10），102.7（C-13），57.3（C-16），56.3（C-15），51.5（C-14）[3]。

【质谱】

ESI-MS m/z:348［M-Cl］$^+$[4]。

【色谱】

TLC[5,6]

(1)薄层板:硅胶 G。

展开剂:三氯甲烷—甲醇—浓氨试液(30∶1∶0.2)。

检识:紫外光灯 365 nm 下检视。

(2)薄层板:硅胶 G。

展开剂:甲苯—乙酸乙酯—甲醇(20∶5∶4)。

检识:紫外光灯 365 nm 下检视。

HPLC[5]

色谱柱:C18。

流动相:乙腈—水—三乙胺—磷酸(25∶75∶1∶1)。

检测波长:271 nm。

【药理活性】 抗炎、抗菌、抗肿瘤[7,8]等。

【贮藏】 干燥、密闭。

【应用】

(1)《广西壮族自治区瑶药材质量标准:第一卷(2014 年版)》[5]

薄层鉴别(TLC):入地金牛/入山虎(别更懂卵);飞龙掌血/走血风(养藏崩)。

含量测定(HPLC):入地金牛/入山虎(别更懂卵)。

(2)《广西壮族自治区壮药质量标准:第一卷(2008 年版)》[6]

薄层鉴别(TLC):两面针/棵剩咯;毛两面针/剩咯金。

含量测定(薄层扫描):两面针/棵剩咯。

(3)《广西壮族自治区壮药质量标准:第二卷(2011 年版)》[9]

薄层鉴别(TLC):飞龙掌血/温肖。

参考文献

[1]WALL M E,WANI M C,TAYLOR H.Plant antitumor agents,27. Isolation,structure,and structure activity relationships of alkaloids from *Fagara macrophylla* [J].Journal of Natural Products,1987(6):1095－1099.

[2]黄艳,刘布鸣,赖茂祥,等.两面针中氯化两面针碱对照品的制备[J].广西科学,2013(3):258－260.

[3]孙文博,杨洲,梁妍,等.飞龙掌血根皮的正丁醇部位化学成分研究[J].中国药学杂志,2018(13):1052－1056.

[4]许旭升,刘志千,邵文浩,等.氯化两面针碱合成方法的改进[J].有机化学,2015(5):1353－1356.

[5]广西壮族自治区食品药品监督管理局.广西壮族自治区瑶药材质量标准:第一卷(2014 年版)[M].南宁:广西科学技术出版社,2014.

[6]广西壮族自治区食品药品监督管理局.广西壮族自治区壮药质量标准:第一卷(2008 年版)[M].南宁:广西科学技术出版社,2008.

[7] 杨仓良.毒药本草[M].北京:中国中医药出版社,1993:431.

[8] 黄治勋,李志和.两面针抗肿瘤有效成分的研究[J].化学学报,1980(6):535-542.

[9] 广西壮族自治区食品药品监督管理局.广西壮族自治区壮药质量标准:第二卷(2011年版)[M].南宁:广西科学技术出版社,2011.

蒽贝素

Embelin

【化学名】2,5-二羟基-3-十一基-2,5-环己二烯-1,4-二酮(2,5-dihydroxy-3-undecyl-2,5-cyclohexadiene-1,4-dione)。

【别名】恩贝酸、信筒子素、信筒子醌等。

【CAS 号】550-24-3。

【结构式】

【分子式】$C_{17}H_{26}O_4$。

【相对分子质量】294.39。

【主要来源】紫金牛科植物酸藤子[*Embelia laeta*(L.) Mez]。

【性状】橙红色结晶。溶于乙酸乙酯、三氯甲烷、丙酮、乙醇、甲醇,不溶于水。

【熔点】142~143℃。

【光谱】

UV λ_{max}^{MeOH}(nm):290[1]。

IR ν_{max}^{KBr}(cm^{-1}):3300(—OH),1640(—C=O—),1608(苯环)[1]。

【波谱】

^{1}H-NMR (600 MHz,CDCl$_3$)δ:6.03(1H,s,H-6),2.40(2H,t,*J*=7.5 Hz,H-1'),1.43(2H,m,H-2),1.28-1.30(16H,m,H-3'~10'),0.89(3H,t,*J*=6.6 Hz,H-11')[1]。

^{13}C-NMR (150 MHz,CDCl$_3$)δ:117.0(C-3),102.2(C-6,6),31.9(C-1'),29.6(C-2'),29.5(C-3'~8'),22.6(C-9'),22.5(C-10'),14.1(C-11')[1]。

【质谱】

HR-ESI-MS m/z:317.17166[M+Na]$^+$,295.18979[M+H]$^+$,155.03336[M-C$_{10}$H$_{20}$+H]$^{[1]}$。

【色谱】

HPLC[1]

色谱柱:Agilent pursuit C18,10 μm(4.6 mm×250 mm)。

流动相:甲醇—水(80∶20)。

流速:1.0 mL/min。

检测波长:290 nm。

【药理活性】 抗炎、降血糖、驱虫、镇痛、抗肿瘤[2-7]等。

【贮藏】 干燥、密闭。

【应用】 无。

参考文献

[1] 刘布鸣,韦宝伟,黄艳,等.蒽贝素候选化学对照品的制备及分析研究[J].中药新药与临床药理,2018 (6):794-798.

[2] MAHENDRAN S,THIPPESWAMY B S,VEERAPUR V P,et al.Anticonvulsant activity of embelin isolated from *Embelia ribes* [J].Phytomedicine,2011(2-3):186-188.

[3] CHITRA M,SUKUMAR E,SUJA V,et al.Antitumour,antiinflammatory and analgesic property of embelin,a plant product[J].Chemotherapy,1994(2):109-113.

[4] MAHENDRAN S,BADAMI S,MAITHILI V.Evaluation of antidiabetic effect of embelin from *Embelia ribes* in alloxan induced diabetes in rats[J].Biomedicine & Preventive Nutrition,2011(1):25-31.

[5] BHANDARI U,ANSARI M N.Antihyperglycaemic activity of aqueous extract of *Embelia ribes* Burm in streptozotocin- induced diabetic rats[J].Indian Journal of Experimental Biology,2008(8):607-613.

[6] BHANDARI U,JAIN N,ANSARI M N,et al.Beneficial effect of *Embelia ribes* ethanolic extract on blood pressure and glycosylated hemoglobin in streptozotocin-induced diabetes in rats[J]. Fitoterapia,2008(5): 351-355.

[7] BHANDARI U,KANOJIA R,PILLAI K K.Effect of ethanolicextract of *Embelia ribes* on dyslipidemia in diabetic rats[J].International Journal of Experimental Diabetes Research,2002(3):159-162.

蒙花苷

Buddleoside

【化学名】7-〔〔6-O-(6-脱氧-α-L-吡喃甘露糖基)-β-D-吡喃葡萄糖基〕氧〕-5-羟基-2-(4-甲氧基苯基)-4H-苯并吡喃-4-酮{7-〔〔6-O-(6-deoxy-α-L-mannopyranosyl)-β-D-glucopy-ranosyl〕oxy〕-5-hydroxy-2-(4-methoxyphenyl)-4H-benzopyran-4-one}。

【别名】里哪苷、玄参苷、刺槐苷。

【CAS 号】480-36-4。

【结构式】

【分子式】$C_{28}H_{32}O_{14}$。

【相对分子质量】592.55。

【主要来源】菊科植物野菊(*Chrysanthemum indicum* L.)、刺儿菜(*Cirsium arvense* var. *integrifolium* C. Wimm.et Grabowski),马钱科植物密蒙花(*Buddleja officinalis* Maxim.),等等。

【性状】白色粉末。易溶于甲醇,几乎不溶于乙醚。

【熔点】258~260℃。

【光谱】

UV $\lambda_{max}^{MeOH}(nm):324,269$[1]。

IR $\nu_{max}^{KBr}(cm^{-1}):3422(—OH),1664(\alpha,\beta-不饱和 C=O),1612,1487(芳环C=C),1117,1082(糖苷 C—O)$[1]。

【波谱】

1H-NMR (600 MHz,DMSO-d_6)δ:6.97(1H,s,H-3),6.46(1H,d,*J*=2.0 Hz,H-6),6.80(1H,d,*J*=2.0 Hz,H-8),8.07(2H,d,*J*=8.8 Hz,H-2′,6′),7.16(2H,d,*J*=8.8 Hz,H-3′,5′),5.07(1H,d,*J*=7.4 Hz,H-1″),5.47(1H,d,*J*=4.7 Hz,H-1‴),1.08(3H,s,CH₃-6‴),

3.87(3H,s,4'-OCH$_3$),12.92(1H,s,5-OH)[2]。

^{13}C-NMR　(150 MHz,DMSO-d_6)δ:163.5(C-2),104.3(C-3),182.5(C-4),157.5(C-5),101.0(C-6),164.4(C-7),95.3(C-8),161.6(C-9),106.0(C-10),123.2(C-1'),128.9(C-2',6'),115.2(C-3',5'),162.9(C-4'),100.5(C-1″),73.6(C-2″),76.7(C-3″),70.1(C-4″),76.2(C-5″),66.6(C-6″),100.2(C-1‴),71.2(C-2‴),70.8(C-3‴),72.5(C-4‴),68.8(C-5‴),18.3(C-6‴),56.1(OCH$_3$)[2]。

【质谱】

ESI-MS　m/z:615[M+Na]$^+$[3]。

【色谱】

TLC[4]

薄层板:聚酰胺薄膜。

展开剂:乙酸乙酯—丁酮—三氯甲烷—甲酸—水(15:15:6:4:1)。

检识:喷以2%三氯化铝溶液,热风吹干,紫外光灯365 nm下检视。

HPLC[4]

色谱柱:Diamensil^{TM} C18,5 μm(4.6 mm×250 mm)。

流动相:甲醇—水—冰乙酸(26:23:1)。

流速:1.0 mL/min。

检测波长:334 nm。

【**药理活性**】 抗炎[5]、抗菌[6]、舒张血管[7]等。

【**贮藏**】 干燥、密闭。

【**应用**】

《广西壮族自治区壮药质量标准:第二卷(2011 年版)》[4]

薄层鉴别(TLC):菊花/华库农。

含量测定(HPLC):菊花/华库农;密蒙花/华埋。

参考文献

[1]PARK J C,LEE J H,CHOI J S.A flavone diglycoside from *Cirsium japonicum* var. *ussuriense*[J].Phytochemistry,1995(1):261–262.

[2]邹旭.西藏胡黄连和鸡矢藤的化学成分及黄芪多糖的提取工艺研究[D].成都:中国科学院成都生物研究所,2006.

[3]曾建伟,钱士辉,吴锦忠,等.薄荷非挥发性成分研究[J].中国中药杂志,2006(5):400–402.

[4]广西壮族自治区食品药品监督管理局.广西壮族自治区壮药质量标准:第二卷(2011 年版)[M].南宁:广西科学技术出版社,2011.

[5]陈向阳,张淑静,玄子男,等.薄荷酚酸部位及蒙花苷体外抗炎活性研究[C]//中国免疫学会.第十届全国免疫学学术大会汇编.北京:2015.

[6]张金杰,吕文文,翁远超,等.野菊花中黄酮类成分的抗菌活性及指纹图谱[C]∥姚新生院士八十华诞庆典暨中药和天然药物学术研讨会.姚新生院士八十华诞庆典暨中药和天然药物学术研讨会论文集.北京:2013.

[7]杨耀,陈波,梁凯伦,等.蒙花苷与木犀草素联用对离体血管的舒张作用及其机制研究[J].中国中药杂志,2017(7):1370-1375.

赖氨酸

Lysine

【化学名】2,6-二氨基己酸(2,6-diaminohexanoic acid)。

【别名】*L*-赖氨酸、*L*-赖氨酸碱。

【CAS 号】56-87-1。

【结构式】

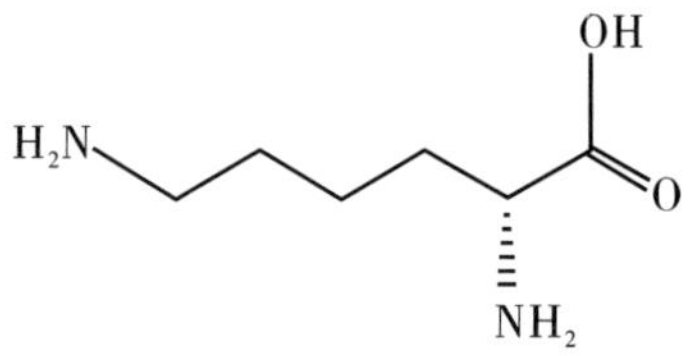

【分子式】$C_6H_{14}N_2O_2$。

【相对分子质量】146.19。

【主要来源】钜蚓科动物参环毛蚓[*Pheretima aspergillum*(E.Perrier)]、通俗环毛蚓(*Pheretima vulgaris* Chen)、威廉环毛蚓[*Pheretima guillelmi*(Michaelsen)]等。

【性状】白色或近白色自由流动的结晶性粉末。易溶于水,微溶于醇,不溶于醚。

【熔点】215℃。

【光谱】

IR $\nu_{max}^{KBr}(cm^{-1})$:3300~2500(br.,—COOH),1600(C=O),1504,1413[1]。

【波谱】

^{1}H-NMR (600 MHz,D_2O)δ:1.27(2H,m,H-4),1.51(2H,m,H-3),1.57(2H,m,H-5),2.82(2H,m,H-6),3.24(1H,m,H-2)[1]。

^{13}C-NMR (50 MHz,$CDCl_3$)δ:177.0(C-l),55.9(C-2),34.5(C-3),22.7(C-4),36.4(C-5),41.7(C-6)[2]。

【质谱】

EI-MS m/z:146[M]$^+$[1]。

【色谱】

TLC[3]

薄层板:硅胶 G。

展开剂:正丁醇—冰乙酸—水(4:1:1)。

检识:喷以茚三酮试液,105℃加热至斑点显色清晰,日光下检视。

HPLC[4]

色谱柱:henomenex Gemini C18,5 μm(4.6 mm×250 mm)。

流动相:0.05 mol/L 乙酸钠溶液(pH=6.40)(A)—50%乙腈(B),梯度洗脱[0(74%A)→5 min(74%~65%A)→15 min(60%A)→20 min(45%A)→25 min(35%A)→30 min(25%A)→35 min(2%)→40 min(2%A)]。

流速:1.0 mL/min。

检测波长:360 nm。

【药理活性】 兴奋中枢神经、帮助神经组织修复、止血[5]等。

【贮藏】 密封,置于阴凉、通风、干燥处。

【应用】

《广西壮族自治区壮药质量标准:第二卷(2011 年版)》[3]

薄层鉴别(TLC):地龙/督粘。

参考文献

[1]陈路,蓝鸣生.特优 2 号桑叶化学成分研究[J].中药材,2010(33):380–382.

[2]SCHRAML J,KVÍ ČALOVÁ M,SCHWARZOVÁ I,et al.29Si and 13C NMR spectra of trimethylsilylated amino aids[J].Magnetic Resonance in Chemistry,1994(10):591–595.

[3]广西壮族自治区食品药品监督管理局.广西壮族自治区壮药质量标准:第二卷(2011 年版)[M].南宁:广西科学技术出版社,2011.

[4]陈晨,赵晓辉,文怀秀,等.不同地点虎耳草中 17 种氨基酸含量的高效液相色谱测定[J].时珍国医国药,2011(10):2402–2403.

[5]吴振杰,王玉生,刘业俭,等.桂圆牌药用赖氨酸药理及临床应用[J].功能性和立体定向神经外科杂志,1992(4):57–58.

路路通酸

Betulonic acid

【化学名】3-氧羽扇-20(29)-烯-28-酸[3-oxolup-20(29)-en-28-oic acid]。

【别名】桦木酮酸、白桦脂酸、白桦脂酮酸。

【CAS 号】4481-62-3。

【结构式】

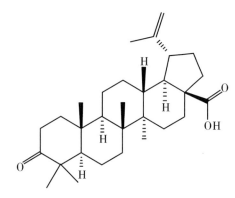

【分子式】$C_{30}H_{46}O_3$。

【相对分子质量】454.68。

【主要来源】金缕梅科植物枫香树(*Liquidambar formosana* Hance)。

【性状】白色粉末。溶于甲醇。

【熔点】244~246℃。

【光谱】

UV $\lambda_{max}^{MeOH}(nm):203^{[1]}$。

IR $\nu_{max}^{KBr}(cm^{-1}):3400(—OH),3070~2850,1700,1685(C=O),1642,890(丙烯基末端甲基)^{[1]}$。

【波谱】

^{1}H-NMR (400 MHz,Pyridine-d_5)δ:4.96(1H,br.s,H-30a),4.79(1H,br.s,H-30b),3.47(1H,dd,*J*=10.0,8.0 Hz,H-3),2.76(1H,br.t,*J*=10.2 Hz,H-19),1.81(3H,s,H-29),1.24、1.10、1.08、1.03、0.85(5×3H,s,H-23~27)$^{[2]}$。

^{13}C-NMR (100 MHz,Pyridine-d_5)δ:39.7(C-1),28.7(C-2),78.5(C-3),39.9(C-4),56.3(C-5),19.2(C-6),35.2(C-7),41.5(C-8),51.4(C-9),37.9(C-10),21.6(C-11),26.5(C-12),39.0(C-13),43.2(C-14),31.6(C-15),33.3(C-16),57.0(C-17),48.1(C-18),50.2(C-19),151.7(C-20),30.7(C-21),38.0(C-22),29.0(C-23),16.8(C-24),

16.8(C-25),16.7(C-26),15.3(C-27),179.2(C-28),19.9(C-29),110.3(C-30)[2]。

【质谱】

EI-MS m/z:454[M]$^+$,439,426,408,393,365,327,287,259,248[1]。

【色谱】

TLC[3]

薄层板:硅胶 G。

展开剂:甲苯—乙酸乙酯—甲酸(20:2:1)。

检识:喷以 1%香草醛的 10%硫酸乙醇溶液,80 ℃加热至斑点显色清晰,日光下检视。

HPLC[3]

色谱柱:Phenomenex C18,5 μm(4.6 mm×250 mm)。

流动相:甲醇—水—冰乙酸(87:13:0.1)。

流速:1.0 mL/min。

检测器:蒸发光散射检测器。

【药理活性】 抗炎、镇痛[4]。

【贮藏】 干燥、密闭。

【应用】

《广西壮族自治区壮药质量标准:第二卷(2011 年版)》[3]

薄层鉴别(TLC):路路通/芒柔。

含量测定(HPLC):路路通/芒柔。

参考文献

[1]李春,孙玉茹,孙有富.中药路路通化学成分的研究[J].药学学报,2002(4):263-267.

[2]李雅静,孙辉,王国才,等.密脉鹅掌柴的化学成分研究[J].中药材,2018(1):115-118.

[3]广西壮族自治区食品药品监督管理局.广西壮族自治区壮药质量标准:第二卷(2011 年版)[M].南宁:广西科学技术出版社,2011.

[4]刘婷,孙玉茹,秦彩玲,等.路路通酸的抗炎镇痛作用[J].中国实验方剂学杂志,2006(12):45-47.

蜕皮甾酮

Ecdysterone

【化学名】 2β,3β,14α,20,22,25-六羟基-5β-胆甾-7-烯-6-酮(2β,3β,14α,20,22,25-hexahydroxy-5β-cholest-7-en-6-one)。

【别名】 蜕皮激素、β-蜕皮激素、20-羟基蜕皮甾酮等。

【CAS 号】 5289-74-7。

【结构式】

【分子式】 $C_{27}H_{44}O_7$。

【相对分子质量】 480.64。

【主要来源】 马鞭草科植物山牡荆[*Vitex quinata*(Lour.) Will.],鸭跖草科植物蛛丝毛蓝耳草(*Cyanotis arachnoidea* C. B. Clarke),苋科植物牛膝(*Achyranthes bidentata* Blume),等等。

【性状】 淡黄色粉末。易溶于乙醇,略溶于丙酮,微溶于乙酸乙酯、三氯甲烷,几乎不溶于乙醚。

【熔点】 242~244 ℃。

【光谱】

UV λ_{max}^{MeOH}(nm):242[1]。

IR ν_{max}^{KBr}(cm^{-1}):3339,3472(—OH),1644(C═O),1073,1056,1042(C—O)[1]。

【波谱】

^{1}H-NMR (400 MHz,CD$_3$OD)δ:5.80(1H,d,J=2.0 Hz,H-7),3.93(1H,q,J=3.0 Hz,H-3),3.83(1H,dt,J=12.0,4.2,3.0 Hz,H-2),3.34(1H,dd,J=10.6 Hz,1.8 Hz,H-22),3.30(1H,ddd,J=11.3 Hz,7.1 Hz,2.6 Hz,H-9),2.38(1H,t,J=7.5 Hz,H-17),2.36(1H,dd,J=13.2 Hz,4.8 Hz,H-5),1.19(3H,s,H-27),1.18(3H,s,H-21),1.17(3H,s,H-26),0.92(3H,s,H-19),0.88(3H,s,H-18)[2]。

^{13}C-NMR (100 MHz,CD$_3$OD)δ:206.5(C-6),167.9(C-8),122.1(C-7),85.2(C-

14),78. 4~77. 8(C-20),77. 8(C-22),68. 7(C-2),68. 6(C-3),68. 5(C-25),51. 8(C-5),50. 5(C-17),48. 4(C-13),42. 4(C-24),39. 3(C-10),37. 4(C-1),37. 0(C-15),35. 1(C-9),31. 8(C-12),30. 2(C-27),30. 0(C-26),29. 7(C-23),24. 0(C-19),21. 5(C-16),21. 5(C-11),21. 0(C-21),18. 0(C-18)[2]。

【质谱】

EI-MS m/z:481$[M+H]^+$,503$[M+Na]^{+[2]}$。

【色谱】

TLC[3]

薄层板:硅胶 G。

展开剂:三氯甲烷—甲醇—甲酸(10∶2∶0. 1)。

检识:紫外光灯 254 nm 下检视。

HPLC[3]

色谱柱:Gemini C18,5 μm(4. 6 mm×250 mm)。

流动相:乙腈—水(18∶82)。

流速:1. 0 mL/min。

检测波长:247 nm。

【药理活性】 影响糖代谢[4]、促进脂类代谢[5]、抗氧化[6]等。

【贮藏】 通风、干燥。

【应用】

(1)《广西壮族自治区壮药质量标准:第三卷(2018 年版)》[7]

薄层鉴别(TLC):山牡荆/棵劲岜。

含量测定(HPLC):山牡荆/棵劲岜。

(2)《广西壮族自治区瑶药材质量标准:第一卷(2014 年版)》[8]

薄层鉴别(TLC):山牡荆/山牡荆(更牡荆)。

含量测定(HPLC):山牡荆/山牡荆(更牡荆)。

参考文献

[1]BUDĚŠÍNSKÝ M,VOKÁČ K,HARMATHA J,et al. Additional minor ecdysteroid components of *Leuzea carthamoides*[J]. Steroids,2008(5):502 – 514.

[2]童琴琴,颜建,郑梦斐,等.牛膝种子化学成分研究[J].热带亚热带植物学报,2010(5):569 – 572.

[3]陆峥琳,竺勇,黄瑞松,等.民族药山牡荆质量标准研究[J].广西医科大学学报,2017(4):607 – 611.

[4]陈秋,夏永鹏,邱宗荫.蜕皮甾酮对胰岛素抵抗细胞模型胰岛素敏感性和糖代谢的影响[J].中国药理学通报,2006(4):460 – 464.

[5]张欢,杨中林,郑琢,等.β-蜕皮甾酮对油酸诱导 HepG2 细胞内脂肪堆积的抑制作用[J].海峡药学,2015(4):227 – 229.

[6]姜晓,夏西超,王海鑫,等.20-羟基蜕皮甾酮对 2 型糖尿病大鼠海马抗氧化能力的影响[J].现代预防医学,2015(13):2397 - 2400.

[7]广西壮族自治区食品药品监督管理局.广西壮族自治区壮药质量标准:第三卷(2018 年版)[M].南宁:广西科学技术出版社,2018.

[8]广西壮族自治区食品药品监督管理局.广西壮族自治区瑶药材质量标准:第一卷(2014 年版)[M].南宁:广西科学技术出版社,2014.

鼠尾草酚
Carnosol

【化学名】(5β)-11,12-二羟基-7,20-环氧松香-8(14),9(11),12-三烯-20-酮[(5β)-11,12-dihydroxy-7,20-epoxyabieta-8(14),9(11),12-trien-20-one]。

【别名】鼠尾草苦内脂。

【CAS 号】5957-80-2。

【结构式】

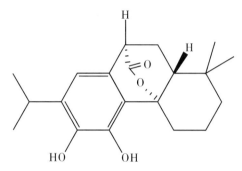

【分子式】$C_{20}H_{26}O_4$。

【相对分子质量】330.42。

【主要来源】唇形科植物迷迭香(*Rosmarinus officinalis* L.)。

【性状】无色针状晶体。易溶于三氯甲烷。

【熔点】233~234 ℃。

【光谱】

UV　λ_{max}^{MeOH}(nm):283[1]。

IR　ν_{max}^{KBr}(cm^{-1}):3493,3290,2923,1713,1454,1200[2]。

【波谱】

^{1}H-NMR　(500 MHz,CDCl$_3$)δ:0.87(6H,s,H-18,19),1.20(3H,d,*J*=6.7 Hz,H-16),1.19(3H,d,*J*=6.6 Hz,H-17),1.32(1H,ddd,*J*=13.5,13.3,3.1 Hz,H-3eq),1.51(1H,d,*J*=13.1 Hz,H-3ax),1.62(1H,dt,*J*=13.7,4.9 Hz,H-2eq),1.69(1H,dd,*J*=10.6,5.7 Hz,H-5),1.84(1H,m,H-6ax),1.89(1H,m,H-2ax),2.20(1H,m,H-6eq),2.57(1H,ddd,*J*=4.4,14.1 Hz,H-1eq),2.80(1H,d,*J*=14.3 Hz,H-1ax),3.25(1H,m,H-15),5.43(1H,dd,*J*=2.8 Hz,H-7ax),6.64(1H,s,H-14)[1]。

^{13}C-NMR　(125 MHz,CDCl$_3$)δ:28.2(C-1),17.9(C-2),40.0(C-3),33.5(C-4),50.1(C-5),28.7(C-6),76.9(C-7),131.8(C-8),131.1(C-9),47.4(C-10),140.8(C-

11),140. 1(C-12),120. 6(C-13),111. 3(C-14),26. 3(C-15),21. 7(C-16),21. 5(C-17),
30. 7(C-18),18. 7(C-19),174. 8(C-20)[2]。

【质谱】

EI-MS　　m/z:330[M]$^+$,286,284,271,269,215,204,202[2]。

【色谱】

TLC[3]

薄层板:硅胶 G。

展开剂:正己烷—乙酸乙酯—甲酸(2∶1∶0. 2)。

检识:喷以 1%铁氰化钾溶液和 1%三氯化铁溶液(1∶1)的混合溶液,日光下检视。

HPLC[4]

色谱柱:Inertsil ODS-SP C18,5 μm(4. 6 mm×250 mm)。

流动相:乙腈—0. 2%磷酸溶液(50∶50)。

流速:1. 0 mL/min。

检测波长:285 nm。

【药理活性】 抗氧化、抗炎[5]、抗癌[6]、止痛[7]等。

【贮藏】 2~8 ℃,干燥、避光、密闭。

【应用】

《广西壮族自治区壮药质量标准:第一卷(2008 年版)》[3]

薄层鉴别(TLC):迷迭香。

参考文献

[1]PUKALSKAS A,VAN BEEK T A,WAARD P D.Development of a triple hyphenated HPLC-radical scaven-ging detection-DAD-SPE-NMR system for the rapid identification of antioxidants in complex plant extracts [J].Journal of Chromatography A,2005(1-2):81 - 88.

[2]程伟贤,陈鸿雁,张义平,等.迷迭香化学成分研究[J].中草药,2005(11):1622 - 1624.

[3]广西壮族自治区食品药品监督管理局.广西壮族自治区壮药质量标准:第一卷(2008 年版)[M].南宁:广西科学技术出版社,2008.

[4]宋芹,梁立,刘鬼,等.基于高效液相色谱法的荔枝草中鼠尾草酚含量测定[J].成都大学学报(自然科学版),2017(1):15 - 17.

[5]LO A H,LIANG Y C,LIN-SHIAU S Y,et al.Carnosol,an antioxidant in rosemary,suppresses inducible ni-tric oxide synthase through down-regulating nuclear factor-kappa B in mouse macrophages[J].Carcinogene-sis,2002(6):983 - 991.

[6]JOHNSON J J,SYED D N,SUH Y,et al.Disruption of androgen and estrogen receptor activity in prostate cancer by a novel dietary diterpene carnosol:implications for chemoprevention[J].Cancer Prevention Re-search,2010(9):1112 - 1123.

［7］RODRIGUES M R A，KANAZAWA L K S，DAS NEVES T L M，et al.Antinociceptive and anti-inflammatory potential of extract and isolated compounds from the leaves of *Salvia officianalis* in mice［J］.Journal of Ethnopharmacology，2012(2)：519－526.

鼠尾草酸
Carnosic acid

【化学名】（4aR-反式）-1,3,4,9,10,10a-六氢-5,6-二羟基-1,1-二甲基-7-（1-甲基乙基）-4a（2H）-菲基羧酸［（4aR-trans）-1,3,4,9,10,10a-hexahydro-5,6-dihydroxy-1,1-dimethyl-7-（1-methylethyl）-4a（2H）-phenanthrenecarboxylic acid］。

【别名】无。

【CAS 号】3650-09-7。

【结构式】

【分子式】$C_{20}H_{28}O_4$。

【相对分子质量】332.43。

【主要来源】唇形科植物迷迭香（*Rosmarinus officinalis* L.）。

【性状】无色针状晶体。易溶于丙酮、三氯甲烷等。

【熔点】230.2~232.0 ℃。

【光谱】

UV　λ_{max}^{MeOH}（nm）:284[1]。

IR　ν_{max}^{KBr}（cm^{-1}）:3280,2960,1710,1450,1350,1320,1243[2]。

【波谱】

^{1}H-NMR　（300 MHz,$CDCl_3$）δ:0.92（3H,s,H-19）,0.99（3H,s,H-18）,1.12（1H,m,H-1ax）,1.16（6H,dd,*J*=7.0 Hz,H-16,17）,1.33（1H,ddd,*J*=13.1,13.4,4.3 Hz,H-3eq）,1.5~1.6（3H,m,H-2eq,3ax,5）,2.78（1H,m,H-7ax）,2.08（1H,dd,*J*=13.0 Hz,H-2ax）,1.82（1H,bd,*J*=13.3 Hz,H-6ax）,2.37（1H,m,H-6eq）,2.78（1H,m,H-7eq）,3.18（1H,m,H-15）,3.53（1H,ddd,*J*=13.8,3.4,3.4 Hz,H-1eq）,6.45（1H,s,H-14）[1]。

^{13}C-NMR　（75 MHz,$CDCl_3$）δ:29.3（C-1）,23.0（C-2）,41.4（C-3）,34.9（C-4）,45.8（C-5）,19.2（C-6）,30.1（C-7）,132.3（C-8）,122.4（C-9）,48.8（C-10）,142.8（C-11）,

142. 0(C-12),133. 9(C-13),112. 6(C-14),27. 5(C-15),18. 6(C-16),18. 6(C-17),32. 1(C-18),20. 1(C-19),177. 0(C-20)[2]。

【质谱】

EI-MS m/z:332[M]$^+$,287,286,271,243,230,217,215,204[2]。

【色谱】

TLC[3]

薄层板:硅胶 G。

展开剂:正己烷—乙酸乙酯—甲酸(2∶1∶0. 2)。

检识:喷以 1%铁氰化钾溶液和 1%三氯化铁溶液的混合溶液(1∶1),日光下检视。

HPLC[4]

色谱柱:Phenomenex C18,5 μm(4. 6 mm×250 mm)。

流动相:乙腈(A)—0. 1%磷酸溶液(B),梯度洗脱(0~10 min,25%A;10~15 min,25%~75%A;15~25 min,75%A)。

流速:1. 0 mL/min。

检测波长:284 nm。

【药理活性】 抗氧化[5]、抗炎[6]、抗肿瘤[7]、抗菌[8]等。

【贮藏】 2~8 ℃,干燥、避光、密封。

【应用】

《广西壮族自治区壮药质量标准:第一卷(2008 年版)》[4]

薄层鉴别(TLC):迷迭香。

参考文献

[1]PUKALSKAS A,VAN BEEK T A,DEWAARD P.Development of a triple hyphenated HPLC-radical scaven-ging dtection-DAD-SPE-NMR system for the rapid identification of antioxidants in complex plant extracts[J].Journal of Chromatography A,2005(1-2):81-88.

[2]程伟贤,陈鸿雁,张义平,等.迷迭香化学成分研究[J].中草药,2005(11):1622-1624.

[3]广西壮族自治区食品药品监督管理局.广西壮族自治区壮药质量标准:第一卷(2008 年版)[M].南宁:广西科学技术出版社,2008.

[4]张坤,许秋雁,叶小燕,等.RP-HPLC 法测定迷迭香中鼠尾草酸和迷迭香酸的含量[J].中南药学,2013(8):603-605.

[5]杜纪权,徐鸿,陈雪香,等.迷迭香中鼠尾草酸分离纯化及抗氧化能力指数测定[J].食品与机械,2011(6):87-91.

[6]KUHLMANN A,ROHL C.Phenolic antioxidant compounds produced by in vitro cultures of rosemary (*Rosmarinus officinalis.*) and their anti-inflammatory effect on lipopolysaccharide activated microglia[J].Pharmaceutical Biology,2006(6):401-410.

[7] MANOHARAN S,VASANTHASELVAN M,SILVAN S,et al.Carnosic acid:a potent chemopreventive agent against oral carcinogenesis[J].Chemico-Biological Interactions,2010(3):616 - 622.

[8] 袁干军,李沛波,杨慧.迷迭香中鼠尾草酸的抗 MRSA 活性研究[J].中国现代应用药学,2012(7):571 - 574.

蔓荆子黄素

Casticin

【化学名】5-羟基-2-(3-羟基-4-甲氧基苯基)-3,6,7-三甲氧基-4H-色原-4-酮［5-hydroxy-2-(3-hydroxy-4-methoxyphenyl)-3,6,7-trimethoxy-4H-chromen-4-one］。

【别名】牡荆子黄素、黄荆素、紫花牡荆素。

【CAS 号】479-91-4。

【结构式】

【分子式】$C_{19}H_{18}O_8$。

【相对分子质量】374.35。

【主要来源】马鞭草科植物单叶蔓荆(*Vitex rotundifolia* Linnaeus f.)、蔓荆(*Vitex trifolia* L.)。

【性状】黄色针状结晶。易溶于甲醇,几乎不溶于乙醚。

【熔点】189~190 ℃。

【光谱】

UV $\lambda_{max}^{MeOH}(nm):257,271,350^{[1]}$。

IR $\nu_{max}^{KBr}(cm^{-1}):3269(—OH),2937,2835,1657(—C=O),1593,1516,1475,1462,$ 1433,1348,1273,1219,1163,1134,1095,1066,1003,982,802[1]。

【波谱】

¹H-NMR (600 MHz,DMSO-d_6)δ:12.61(1H,s,5-OH),9.41(1H,s,3′-OH),7.59 (1H,d,*J*=1.8 Hz,H-2′),7.59(1H,dd,*J*=8.4,1.8 Hz,H-6′),7.11(1H,d,*J*=8.4 Hz,H-5′), 6.87(1H,d,*J*=1.8 Hz,H-8),3.93,3.88,3.81,3.74(each 3H,s,3,6,7,4′-OCH₃)[2]。

¹³C-NMR (150 MHz,DMSO-d_6)δ:178.2(C-4),158.7(C-7),155.6(C-9),151.7(C-2),151.6(C-5),150.3(C-4′),146.4(C-3′),138.0(C-3),131.6(C-6),122.2(C-6′), 120.4(C-1′),115.1(C-2′),111.8(C-5′),105.6(C-10),91.3(C-8),55.6,56.4,59.7, 60.0(OCH₃×4)[2]。

【质谱】

EI-MS m/z:374[M]$^+$,373,359,356,331,181,153,151,77,69[2]。

【色谱】

TLC[3]

薄层板:1%氢氧化钠溶液制备的硅胶 G。

展开剂:环己烷—乙酸乙酯—甲醇(3:2:0.2)。

检识:喷以 10%三氯化铝乙醇溶液,日光下检视。

HPLC[3]

色谱柱:Aichrom Hypersil C18,5 μm(4.6 mm×250 mm)。

流动相:甲醇—0.4%磷酸溶液(60:40)。

流速:1.0 mL/min。

检测波长:258 nm。

【药理活性】 抗肿瘤[4]、抗氧化[5]、抗炎[6]等。

【应用】

《广西壮族自治区壮药质量标准:第二卷(2011 年版)》[3]

薄层鉴别(TLC):蔓荆子/些桸瞒。

含量测定(HPLC):蔓荆子/些桸瞒。

参考文献

[1]HAN X,MA X F,ZHANG T Y,et al.Isolation of high-purity casticin from *Artemisia annua* L.by high-speed counter-current chromatography[J].Journal of Chromatography A,2007(1-2):180-182.

[2]闫利华,徐丽珍,林佳,等.三叶蔓荆化学成分研究(Ⅰ)[J].中草药,2009(4):531-533.

[3]广西壮族自治区食品药品监督管理局.广西壮族自治区壮药质量标准:第二卷(2011 年版)[M].南宁:广西科学技术出版社,2011.

[4]杨远超,何芳,刘学伟,等.蔓荆子黄素对小鼠单核巨噬细胞增殖和凋亡的影响[J].中国现代医学杂志,2018(21):1-9.

[5]HAJDÚ Z,HOHMANN J,FORGO P,et al.Diterpenoids and flavonoids from the fruits of *Vitex agnus-castus* and antioxidant activity of the fruit extracts and their constituents[J].Phytotherapy Research:PTR,2007(4):391-394.

[6]LIN S,ZHANG H,HAN T,et al.In vivo effect of casticin on acute inflammation[J].Journal of Chinese Integrative Medicine,2007(5):573-576.

蔗糖
$D(+)$-Sucrose

【化学名】 α-D-吡喃葡糖基-β-D-呋喃果糖苷（α-D-glucopyranosyl-β-D-fructofuranoside）。

【别名】 蔗糖丁烯酯、白砂糖。

【CAS 号】 57-50-1。

【结构式】

【分子式】 $C_{12}H_{22}O_{11}$。

【相对分子质量】 342.30。

【主要来源】禾本科植物甘蔗（Saccharum officinarum L.），藜科植物甜菜（Beta vulgaris L.）。

【性状】 无色方晶。极易溶于水，溶于苯胺、乙酸乙酯和醇水溶液，不溶于无水乙醇、甲醇、三氯甲烷。

【熔点】 185~187℃。

【光谱】

IR $\nu_{max}^{KBr}(cm^{-1})$:3565,3389,2942,1461,1347,1129,1069,990,909[1]。

【波谱】

^{1}H-NMR （500 MHz,DMSO-d_6）δ: 5.29（1H, d, J=3.2 Hz, H-1），4.10（1H, d, J=8.8 Hz, H-3'），3.93（1H, t, J=8.6 Hz, H-4'），3.76（1H, m, H-5'），3.71（5H, m, H-4,6,6'），3.64（1H, t, J=9.6 Hz, H-3）,3.55（2H, s, H-1'），3.41（1H, m, H-2），3.35（1H, t, J=9.5 Hz, H-5）[2]。

^{13}C-NMR （125 MHz,DMSO-d_6）δ:92.3（C-1），72.1（C-2），73.3（C-3），70.4（C-4），73.3（C-5），61.0（C-6），62.1（C-1'），104.5（C-2'），80.1（C-3'），77.9（C-4'），74.9（C-5'），62.7（C-6'）[2]。

【质谱】

HR-ESI-MS m/z:365.10599[M+Na]⁺,341.10889[M-H]⁻。

【色谱】

TLC[3]

薄层板:硅胶 G。

展开剂:冰乙酸—三氯甲烷—乙醇(21∶23∶15,每 10 mL 展开剂加水 0.1 mL)。

检识:喷以苯胺—二苯胺—磷酸显色剂,105 ℃加热 5 min,日光下检视。

HPLC[3]

色谱柱:Pervail Carbohydrate ES。

流动相:乙腈—水(75∶25)。

检测器:示差折光检测器。

检测池温:30 ℃。

柱温:35 ℃。

【贮藏】 干燥、密闭。

【应用】

《贵州省中药材、民族药材质量标准》[4]

薄层鉴别(TLC):山百合。

参考文献

[1]卢志博,伍贤学,杨说,等.甘蔗皮及其提取物的红外光谱分析[J].玉溪师范学院学报,2013(12):13 - 16.

[2]卢海啸,黄晓霞,苏爱秋,等.九节根的化学成分研究[J].中药材,2017(4):858 - 860.

[3]汪祺,牛全福,刘丽娜,等.六味地黄丸(大蜜丸)中蜂蜜辅料的质量考察(1)糖的测定与分析[J].药物分析杂志,2010(11):2022 - 2025.

[4]贵州省药品监督管理局.贵州省中药材、民族药材质量标准[M].贵阳:贵州科技出版社,2003.

蔊菜素

Rorifone

【化学名】10-(甲基磺酰基)癸腈[10-(methylsulfonyl)decanenitrile]。

【别名】甲基-9-氰基-壬基砜。

【CAS 号】53078-90-3。

【结构式】

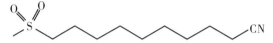

【分子式】$C_{11}H_{21}NO_2S$。

【相对分子质量】231.36。

【主要来源】十字花科植物蔊菜[*Rorippa indica*(L.)Hiern]、无瓣蔊菜[*Rorippa dubia*(Pers.)Hara]。

【性状】白色晶体。易溶于乙酸乙酯、三氯甲烷、苯。

【熔点】45~46 ℃。

【光谱】

IR $\nu_{max}^{KBr}(cm^{-1})$:2240,1312,1290,1132[1]。

【波谱】

^{1}H-NMR (400 MHz,DMSO-d_6)δ:7.60(2H,dd,H-10),8.64(14H,dd,H-3,4,5,6,7,8,9),7.08(5H,dd,H-1,2)[1]。

【质谱】

ESI-MS m/z:232[M]$^+$,216,152,138,124,110,96,82,79,68,54,40[1]。

【色谱】

TLC[2]

薄层板:硅胶 G。

展开剂:乙酸乙酯。

检识:碘蒸气熏或喷以碘化铋钾试液,日光下检视。

【药理活性】抗炎、抗菌、祛痰、镇咳等[3]。

【贮藏】干燥、密闭。

【应用】

《贵州省中药材、民族药材质量标准》[2]

薄层鉴别(TLC):蔊菜(野油菜)。

参考文献

[1]上海药物研究所.薄菜治疗老年慢性气管炎有效成分薄菜素的研究[J].中草药通讯,1972(4):27 – 29.

[2]贵州省药品监督管理局.贵州省中药材、民族药材质量标准[M].贵阳:贵州科技出版社,2003:399.

[3]上海市攻克老年慢性支气管炎药理会战组.薄菜素的实验研究和临床疗效观察[J].医学研究通讯,1972(3):19 – 20.

精氨酸
Arginine

【化学名】2-氨基-5-胍基戊酸(2-amino-5-guanidine valeric acid)。

【别名】蛋白氨基酸、*L*-精氨酸。

【CAS 号】74-79-3。

【结构式】

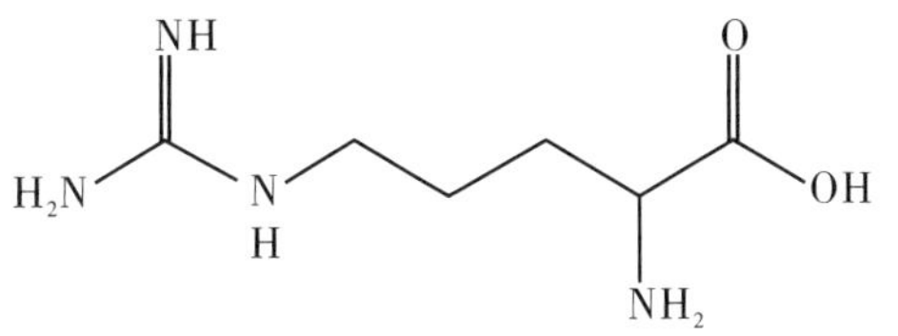

【分子式】$C_6H_{14}N_4O_2$。

【相对分子质量】174.20。

【主要来源】足襞蛞蝓科动物覆套足襞蛞蝓(*Vaginulus alte* Ferussac),天南星科植物半夏[*Pinellia ternate* (Thunb.)Breit.],十字花科植物欧洲菘蓝(*Isatis tinctoria* Linnaeus),等等。

【性状】白色菱形结晶。易溶于水。

【沸点】223~224 ℃。

【光谱】

IR $\nu_{max}^{KBr}(cm^{-1})$:3628,2983,1761,1669,1588,1573,1480,1381,1280,1198,976,877,780[1]。

【波谱】

¹H-NMR (270 MHz,D_2O)δ:1.50(2H,m,H-3),1.53(2H,m,H-4),3.10(2H,t,J=4.9,6.1 Hz,H-5),3.17(1H,t,J=5.8,4.9 Hz,H-2)[2]。

¹³C-NMR (67.8 MHz,D_2O)δ:184.8(C-1),160.1(C-6),58.7(C-2),44.2(C-5),34.2(C-3),27.7(C-4)[2]。

【质谱】

ESI-MS m/z:175.3[M+H]+[3]。

【色谱】

TLC[4]

薄层板:硅胶 G。

展开剂:正丁醇—冰乙酸—水(8:1:2)。

检识:喷以茚三酮试液,105 ℃加热至斑点显色清晰,日光下检视。

HPLC[5]

色谱柱:C18,5 μm(4.6 mm×250 mm)。

流动相:乙腈(A)—0.04 mol/L 磷酸二氢钾溶液(B),梯度洗脱(0~15 min,0A;15~45 min,0~15%A)。

流速:1.0 mL/min。

检测波长:260 nm。

【药理活性】 促进生长发育、增强免疫、调节神经[6,7]等。

【贮藏】 干燥、密闭。

【应用】

《广西壮族自治区壮药质量标准:第二卷(2011 年版)》[4]

薄层鉴别(TLC):蛞蝓/碾沐。

参考文献

[1]张宏森,周扬,张钢.精氨酸的电子结构和光谱特性[J].黑龙江科技学院学报,2010(3):206–210.

[2]郑毅男,韩立坤.人参中精氨酸的分离与鉴定[J].吉林农业大学学报,1994(4):65–68.

[3]刘丽敏.西洋参中 L-精氨酸及其衍生物的研究[D].长春:吉林农业大学,2008.

[4]广西壮族自治区食品药品监督管理局.广西壮族自治区壮药质量标准:第二卷(2011 年版)[M].南宁:广西科学技术出版社,2011.

[5]国家药典委员会.中华人民共和国药典:2015 年版 一部[M].北京:中国医药科技出版社,2015:832.

[6]孙红暖,杨海明,王志跃,等.精氨酸对动物的营养生理及免疫作用[J].动物营养学报,2014(1):54–62.

[7]胡竹林,杜蜀华.L-精氨酸和左旋-硝基精氨酸甲酯对纯化视网膜神经节细胞凋亡的影响[J].中华眼底病杂志,2002(2):52–54.

熊果酸

Ursolic acid

【化学名】3β-羟基-乌苏-12-烯-28-酸（3β-hydroxy-urs-12-en-28-oic acid）。

【别名】乌苏酸、乌索酸。

【CAS 号】77-52-1。

【结构式】

【分子式】$C_{30}H_{48}O_3$。

【相对分子质量】456.68。

【主要来源】唇形科植物香茶菜[*Isodon amethystoides*（Bentham）H.Hara]。

【性状】白色粉末。

【熔点】283～285 ℃。

【光谱】

UV　λ_{max}^{MeOH}（nm）:208.5[1]。

IR　ν_{max}^{KBr}（cm^{-1}）:3438、2940（—OH），1693（C=O），l386，1370，1363，1304，1269，1237[1]。

【波谱】

^{1}H-NMR　（500 MHz,Pyridine-d_5）δ:5.49（1H,d,J=5.0 Hz,H-12），3.46（1H,dd,J=10.5,6.0 Hz,H-3），2.63（1H,d,J=11.3 Hz,H-18），1.24（3H,s,H-23），1.19（3H,s,H-24），1.05（3H,s,H-26），1.02（3H,s,H-27），1.00（3H,d,J=5.8 Hz,H-30），0.94（3H,d,J=5.8 Hz,H-29），0.89（3H,s,H-25）[2]。

^{13}C-NMR　（125 MHz,Pyridine-d_5）δ:39.4（C-1），28.2（C-2），78.2（C-3），39.1（C-4），55.9（C-5），18.8（C-6），33.6（C-7），40.0（C-8），48.1（C-9），37.3（C-10），23.9（C-11），125.7（C-12），139.3（C-13），42.5（C-14），28.7（C-15），24.9（C-16），48.1（C-17），53.6（C-18），39.5（C-19），39.4（C-20），31.1（C-21），37.5（C-22），28.8（C-23），16.6（C-

24),17.4(C-25),17.5(C-26),23.7(C-27),179.9(C-28),15.6(C-29),21.4(C-30)[2]。

【质谱】

EI-MS m/z:456[M]+,438[M-H$_2$O]+,410[M-H$_2$O-CO]+,203[M-C$_{14}$H$_{24}$O-COOH]+,133[M-C$_{14}$H$_{24}$O-COOH-C$_5$H$_{10}$]+[1]。

【色谱】

TLC[3]

薄层板:硅胶 G。

展开剂:环己烷—三氯甲烷—乙酸乙酯—冰乙酸(20:5:8:0.1)。

检识:喷以10%硫酸乙醇溶液,105℃加热至斑点显色清晰,紫外光灯365nm下检视。

HPLC[4]

色谱柱:Symmetry Shield TM RP 柱,5μm(4.6mm×250mm)。

流动相:乙腈—0.1%甲酸溶液(10:90)。

流速:1.0mL/min。

检测波长:210nm。

【药理活性】 抑制氧化应激损伤和炎性反应[5]、抗肝损伤[6]、抗癌[7]等。

【贮藏】 干燥、密闭。

【应用】

(1)《广西壮族自治区壮药质量标准:第一卷(2008年版)》[8]

薄层鉴别(TLC):连钱草/碰奴。

(2)《广西壮族自治区壮药质量标准:第二卷(2011年版)》[9]

薄层鉴别(TLC):马鞭草/棵鞭马;枇杷叶/盟比巴;凉粉草/棵凉粉。

含量测定(HPLC):马鞭草/棵鞭马;枇杷叶/盟比巴。

(3)《广西壮族自治区壮药质量标准:第三卷(2018年版)》[10]

薄层鉴别(TLC):大叶紫珠;尖尾风。

(4)《广西壮自治区瑶药材质量标准:第一卷(2014年版)》[3]

薄层鉴别(TLC):大叶紫珠/穿骨风(存进崩);尖尾风/粘手风(粘博崩)。

参考文献

[1]吕玉光,宋冬雪,张莉,等.中药蚊子草中熊果酸化学成分的研究[J].现代科学仪器,2014(1):105-107.

[2]孙彦君,陈豪杰,高美玲,等.小驳骨中萜类化学成分研究[J].中草药,2020(2):293-298.

[3]广西壮族自治区食品药品监督管理局.广西壮族自治区瑶药材质量标准:第一卷(2014年版)[M].南宁:广西科学技术出版社,2014.

[4]候广月,翟中华,周莉莉,等.高效液相色谱法测定大枣中齐墩果酸、熊果酸、环磷酸腺苷和环磷酸鸟苷[J].中国卫生检验杂志,2018(13):1548-1551.

［5］王金艳,孟祥茹,肖亚利,等.熊果酸对动脉粥样硬化大鼠氧化应激和炎性反应的影响［J］.安徽医药, 2018(5):815－818.

［6］马浩然,贾海莲,张文龙,等.熊果酸对酒精性肝损伤大鼠肠道菌群的影响［J］.食品科学,2018(11): 146－151.

［7］胡晶,董兴高,胡义,等.熊果酸对大鼠实验性大肠癌的化学预防作用［J］.现代免疫学,2011(6):478－ 481.

［8］广西壮族自治区食品药品监督管理局.广西壮族自治区壮药质量标准:第一卷(2008年版)［M］.南 宁:广西科学技术出版社,2008.

［9］广西壮族自治区食品药品监督管理局.广西壮族自治区壮药质量标准:第二卷(2011年版)［M］.南 宁:广西科学技术出版社,2011:40

［10］广西壮族自治区食品药品监督管理局.广西壮族自治区壮药质量标准:第三卷(2018年版)［M］.南 宁:广西科学技术出版社,2018.

槲皮苷

Quercitrin

【化学名】3-[(6-脱氧-α-L-吡喃甘露糖基)氧]2-(3,4-二羟基苯基)-5,7-二羟基-4H-苯并吡喃-4-酮{3-[(6-deoxy-d-L-mannopyranosyl)oxy]2-(3,4-dihydroxyphenyl)-5,7-dihydroxy-4H-benzopyran-4-one}。

【别名】槲黄甙、栎素、橡皮甙等。

【CAS号】522-12-3。

【结构式】

【分子式】$C_{21}H_{20}O_{11}$。

【相对分子质量】448.38。

【主要来源】柏科植物侧柏[*Platycladus orientalis*(L.)Franco],杜鹃花科植物滇白珠[*Gaultheria leucocarpa* var.*erenulata*(kurz)T.Z.Hsu),山茶科植物亮叶杨桐(*Adinandra nitida* Merr. ex Li),等等。

【性状】黄色粉末。易溶于乙醇。

【熔点】183~185℃。

【光谱】

UV λ_{max}^{MeOH}(nm):357,300,260[1]。

IR ν_{max}^{KBr}(cm^{-1}):3354,3071,1658,1603,1564,1505,1296,1203[1]。

【波谱】

^{1}H-NMR (400 MHz,DMSO-d_6)δ:12.66(1H,s,5-OH),10.85(1H,s,7-OH),9.68(1H,s,4′-OH),9.32(4H,s,3′-OH),7.31(1H,d,*J*=2.0 Hz,H-2′),7.26(1H,dd,*J*=2.0,8.4 Hz,H-6′),6.87(1H,d,*J*=8.4 Hz,H-5′),6.40(1H,d,*J*=2.0 Hz,H-8),6.21(1H,d,*J*=2.0 Hz,H-6),5.27(1H,br.s,rha-H-1),0.83(3H,d,*J*=6.0 Hz,rha-H-6)[2]。

^{13}C-NMR (100 MHz,DMSO-d_6)δ:177.7(C-4),164.2(C-7),161.3(C-5),157.3(C-

2),156. 4(C-9),148. 4(C-4′),145. 2(C-3′),134. 2(C-3),121. 1(C-1′),120. 7(C-6′),
115. 7(C-2′),115. 5(C-5′),104. 1(C-10),101. 8(rha-C-1),98. 7(C-6),93. 6(C-8),71. 2
(rha-C-4),70. 6(rha-C-3),70. 4(rha-C-2),70. 0(rha-C-5),17. 5(rha-C-6)[2]。

【质谱】

ESI-MS　m/z:447[M-H]⁻[2]。

【色谱】

TLC[3]

薄层板:硅胶 G。

展开剂:甲苯—乙酸乙酯—甲酸(6∶10∶1)。

检识:喷以 5%三氯化铝乙醇溶液,105 ℃加热 5 min,紫外光灯 365 nm 下检视。

HPLC[3]

色谱柱:C18,5 μm(4. 6 mm×250 mm)。

流动相:乙腈—0. 1%磷酸溶液(20∶80)。

流速:1. 0 mL/min。

检测波长:254 nm。

【药理活性】 抗炎、抗氧化、抗肿瘤、降血糖[4-6]等。

【贮藏】 干燥、密闭。

【应用】

(1)《广西壮族自治区壮药质量标准:第二卷(2011 年版)》[3]

薄层鉴别(TLC):飞扬草/棵降;满山香/棵函博。

含量测定(HPLC):石崖茶/茶盟熔;满山香/棵函博。

(2)《广西壮族自治区壮药质量标准:第三卷(2018 年版)》[7]

薄层鉴别(TLC):竹节蓼。

含量测定(HPLC):竹节蓼。

(3)《广西壮族自治区瑶药材质量标准:第一卷(2014 年版)》[8]

薄层鉴别(TLC):满山香/下山虎(也梗懂卯)。

含量测定(HPLC):满山香/下山虎(也梗懂卯)。

参考文献

[1]MANGURO AROT L O,UGI I,LEMEN P.Further flavonol glycosides of *Embelia schimperi leaves*[J].Bulletin of the Chemical Society of Ethiopia,2004(1):51－57.

[2]刘锐,李茂,谢博君,等.合欢花化学成分的研究[J].天津药学,2017(6):11－15.

[3]广西壮族自治区食品药品监督管理局.广西壮族自治区壮药质量标准:第二卷(2011 年版)[M].南宁:广西科学技术出版社,2011.

[4]刘丽,侯立强,满莹.槲皮苷对扑热息痛诱导的大鼠急性肝损伤的保护作用研究[J].中国现代医生,

2007(10):98.

[5]李钦,郑晓亮,陈爱君,等.槲皮苷防治溃疡性结肠炎的药效学研究[J].中国现代应用药学,2009(3):180-184.

[6]刘珊珊.槲皮苷和熊果酸对睡眠内源性物质影响的研究[D].哈尔滨:黑龙江中医药大学,2008.

[7]广西壮族自治区食品药品监督管理局.广西壮族自治区壮药质量标准:第三卷(2018年版)[M].南宁:广西科学技术出版社,2018.

[8]广西壮族自治区食品药品监督管理局.广西壮族自治区瑶药材质量标准:第一卷(2014年版)[M].南宁:广西科学技术出版社,2014.

槲皮素
Quercetin

【化学名】 2-(3,4-二羟基苯基)-3,5,7-三羟基-4,1-苯并吡喃-4-酮[2-(3,4-di-hydroxyphenyl)-3,5,7-trihydroxy-4,1-benzopyran-4-one]。

【别名】 栎精、槲皮黄素。

【CAS 号】 117-39-5。

【结构式】

【分子式】 $C_{15}H_{10}O_7$。

【相对分子质量】 302.24。

【主要来源】 豆科植物槐[*Styphnolobium japonicum*(L.)Schott],木犀科植物茉莉花[*Jasminum sambac*(Li.)Aiton],景天科植物垂盆草(*Sedum sarmentosum* Bunge),等等。

【性状】 黄色粉末。易溶于甲醇、乙醇。

【熔点】 314~315℃。

【光谱】

UV λ_{max}^{MeOH}(nm):204.2,254.7,371.1[1]。

IR ν_{max}^{KBr}(cm^{-1}):3401(—OH),1600(—C=O),1610,1562,1520(—Ar)[2]。

【波谱】

^{1}H-NMR (400 MHz,DMSO-d_6)δ:12.49(1H,s,5-OH),10.76(1H,s,7-OH),9.56(1H,s,4'-OH),9.32(1H,s,3-OH),9.28(1H,s,3'-OH),7.69(1H,d,*J*=2.0 Hz,H-2'),7.54(1H,dd,*J*=2.0,8.4 Hz,H-6'),6.89(1H,d,*J*=8.4 Hz,H-5'),6.42(1H,d,*J*=2.0 Hz,H-8),6.20(1H,d,*J*=2.0 Hz,H-6)[3]。

^{13}C-NMR (100 MHz,DMSO-d_6)δ:175.8(C-4),163.9(C-7),160.7(C-5),147.7(C-2),156.1(C-9),146.8(C-4'),145.0(C-3'),135.7(C-3),121.9(C-1'),120.0(C-6'),115.6(C-2'),115.1(C-5'),103.0(C-10),98.2(C-6),93.3(C-8)[3]。

【质谱】

ESI-MS m/z:301[M-H]$^-$[3]。

【色谱】

TLC[4]

薄层板:硅胶 G。

展开剂:甲苯—甲酸乙酯—甲酸(6∶4∶0.5)。

检识:喷以三氯化铝试液,105 ℃加热至斑点显色清晰,紫外光灯 365 nm 下检视。

HPLC[4]

色谱柱:C18,5 μm(4.6 mm×250 mm)。

流动相:甲醇—水(55∶45)。

流速:1.0 mL/min。

检测波长:360 nm。

【**药理活性**】 抗过敏、抗肿瘤、抗炎[5-7]等。

【**贮藏**】 干燥、密闭。

【**应用**】

(1)《广西壮族自治区壮药质量标准:第二卷(2011 年版)》[4]

薄层鉴别(TLC):茉莉花/华闷搰;柿叶/盟内;桑寄生/棵想。

含量测定(HPLC):小蜡树叶/盟甘课;茉莉花/华闷搰;垂盆草/牙讽遍;柿叶/盟内;银杏叶/盟银杏。

(2)《广西壮族自治区壮药质量标准:第三卷(2018 年版)》[8]

薄层鉴别(TLC):瘤果紫玉盘。

(3)《广西壮族自治区瑶药材质量标准:第一卷(2014 年版)》[9]

薄层鉴别(TLC):黄鳝藤/黄骨风(往迸崩)。

含量测定(HPLC):黄鳝藤/黄骨风(往迸崩)。

(4)《贵州省中药材、民族药材质量标准》[10]

薄层鉴别(TLC):虎耳草;鼠曲草;辣蓼。

含量测定(HPLC):头花蓼;金丝梅;猪鬃草。

参考文献

[1]续俊文,蒋朝晖,贾宪生,等.江南紫金牛(月月红)化学成分研究[J].中草药,1987(11):5-7.

[2]杨念云,钱士辉,段金廒,等.野马追地上部分的化学成分研究(Ⅰ)[J].中国药科大学学报,2003(3):26-27.

[3]刘锐,李茂,谢博君,等.合欢花化学成分的研究[J].天津药学,2017(6):11-15.

[4]广西壮族自治区食品药品监督管理局.广西壮族自治区壮药质量标准:第二卷(2011 年版)[M].南宁:广西科学技术出版社,2011.

[5]史丽颖,丁辉,卢轩,等.槲皮素抗大鼠速发型过敏反应[J].中成药,2016(9):1906-1909.

[6]张欣,董春力,付丽丽,等.槲皮素对宫颈癌细胞 SiHa 增殖的影响[J].国际妇产科学杂志,2017(3):

304－306.

［7］刘萍,唐富山,朱艳,等.槲皮素对PM2.5导致支气管上皮细胞炎症的保护作用［J］.中药药理与临床,2017(1):22－26.

［8］广西壮族自治区食品药品监督管理局.广西壮族自治区壮药质量标准:第三卷(2018年版)［M］.南宁:广西科学技术出版社,2018.

［9］广西壮族自治区食品药品监督管理局.广西壮族自治区瑶药材质量标准:第一卷(2014年版)［M］.南宁:广西科学技术出版社,2014.

［10］贵州省药品监督管理局.贵州省中药材、民族药材质量标准［M］.贵阳:贵州科技出版社,2003.

樟脑

(+)-Camphor

【化学名】 (1R)-1,7,7-三甲基二环[2.2.1]庚-2-酮{(1R)-1,7,7-trimethylbicyclo[2.2.1]heptan-2-one}。

【别名】 油脑、树脑、韶脑等。

【CAS 号】 464-49-3。

【结构式】

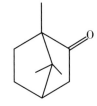

【分子式】 $C_{10}H_{16}O$。

【相对分子质量】 152.23。

【主要来源】 樟科植物樟[*Cinnamomum camphora*(L.)presl]。

【性状】 白色絮状结晶。易溶于水、甲醇。

【熔点】 179~181 ℃。

【光谱】

UV λ_{max}^{MeOH}(nm):289。

IR ν_{max}^{KBr}(cm^{-1}):1739[1]。

【波谱】

1H-NMR (400 MHz,CDCl$_3$)δ:0.84(3H,s,H-9),0.92(3H,s,H-10),0.96(3H,s,H-8),1.30-1.45(2H,m,H-6),1.68(1H,td,*J*=13.2,3.8 Hz,H-5β),1.85(1H,d,*J*=18.3 Hz,H-3β),1.90-2.00(1H,m,H-4),2.09(1H,t,*J*=4.7 Hz,H-5α),2.36(1H,td,*J*=18.3,3.8 Hz,H-3α)[1]。

13C-NMR (100 MHz,CDCl$_3$)δ:9.3(C-10),19.1(C-9),19.7(C-8),27.0(C-5),29.9(C-6),43.0(C-4),43.2(C-3),46.7(C-7),57.7(C-1),219.7(C-2)[1]。

【质谱】

EI-MS m/z:152[M]$^+$,136,123,108,95,81,69,55,41[1]。

【色谱】

TLC[2]

薄层板:硅胶 G。

展开剂:正己烷—乙酸乙酯(9∶1)。

检识:喷以5%香草醛硫酸溶液,热风吹至斑点显色清晰,日光下检视。

GC[3]

色谱柱:Thermo TR-5MS,0.25 μm(0.25 mm×30 m)。

升温程序:从80℃(1 min)以5℃/min升至180℃(3 min),再以8℃/min升至220℃(10 min)。

流速:1.0 mL/min。

【药理活性】 抗菌[4]、保护神经[5]。

【贮藏】 干燥、密闭。

【应用】

《贵州省中药材、民族药材质量标准》[2]

薄层鉴别(TLC):香樟根(走马胎);樟木。

参考文献

[1]IMAI S,TOGO H.Synthetic utility of iodic acid in the oxidation of benzylic alcohols to aromatic aldehydes and ketones[J].Tetrahedron,2016(44):6948-6954.

[2]贵州省药品监督管理局.贵州省中药材、民族药材质量标准[M].贵阳:贵州科技出版社,2003.

[3]张书锋,于新蕊,秦葵,等.石家庄野生黄花蒿挥发油的化学成分分析[J].湖南中医杂志,2012(3):131-132.

[4]方芳.樟脑与克霉唑软膏联合治疗股癣和足癣的临床疗效[J].中国社区医师,2014(26):77-78.

[5]刘雨晴.左旋樟脑靶向MicroRNA-125a-3p对脑缺血再灌注损伤机制的研究[D].广州:广州中医药大学,2017.

缬氨酸
Valine

【化学名】2-氨基-3-甲基丁酸(2-amino-3-methylbutyric acid)。

【别名】无。

【CAS 号】7004-03-7。

【结构式】

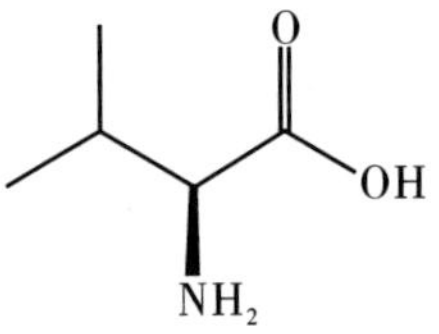

【分子式】$C_5H_{11}NO_2$。

【相对分子质量】117.15。

【主要来源】化学合成、微生物发酵生成及白干酪、鱼、禽类等。

【性状】白色结晶或结晶性粉末,无臭。

【熔点】315 ℃。

【光谱】

IR $\nu_{max}^{KBr}(cm^{-1})$:3067,2965,2835,1588,1397[1]。

【波谱】

^{1}H-NMR (600 MHz,D_2O)δ:3. 15(1H,m,H-2),2. 18(1H,m,H-3),0. 94(3H,d,J=7. 0 Hz,H-4),0. 89(3H,d,J=7. 0 Hz,H-4′)[2]。

^{13}C-NMR (150 MHz,D_2O)δ:174. 2(C-1),60. 3(C-2),29. 0(C-3),17. 9(C-4),16. 0(C-4′)[2]。

【质谱】

EI-MS m/z:118. 0[M+H]$^+$,116. 3[M-H]$^-$[3]。

【色谱】

TLC[4]

薄层板:硅胶 G。

展开剂:甲苯—丙酮(9:1)。

检识:喷以茚三酮试液,105 ℃加热至斑点显色清晰,日光下检视。

HPLC[5]

色谱柱:Diamonsil C18(2),5 μm(4. 6 mm×200 mm)。

流动相:水(A)—乙酸钠溶液(pH=6.4)(B)—乙腈(C),梯度洗脱(0~6 min,10%A,64%B,26%C;6~6.1 min,10%A,62%B,28%C;6.1~20 min,10%A,55%B,35%C)。

流速:1.0 mL/min。

检测波长:350 nm。

【药理活性】 抗炎[6]、抗肿瘤[7]、延缓肝纤维化[8]等。

【贮藏】 遮光、密封。

【应用】

(1)《广西壮族自治区壮药质量标准:第二卷(2011 年版)》[4]

薄层鉴别(TLC):地龙/堵黏;金边蚂蟥/堵平怀;蛞蝓/碾沐。

(2)《广西壮族自治区壮药质量标准:第三卷(2018 年版)》[9]

薄层鉴别(TLC):沙牛。

参考文献

[1]NATH M,GOYAL S.Triorganosilicon(Ⅳ) derivatives of amino acids[J]. Synthesis and Reactivity in Inorganic and Metal-Organic Chemistry,2002(7):1205－1221.

[2]荆文光,符江,刘玉梅,等.水蛭的化学成分[J].中国实验方剂学杂志,2014,(19):120－123.

[3]高允,梁柳春,王瑞,等.美洲大蠊化学成分的研究[J].中成药,2018(2):375－378.

[4]广西壮族自治区食品药品监督管理局.广西壮族自治区壮药质量标准:第二卷(2011 年版)[M].南宁:广西科学技术出版社,2011.

[5]孙璐,刘睿,赵雯,等.苦碟子注射液中 4 种氨基酸含量的测定[J].天津中医药,2015(2):106－109.

[6]倪宇昕,章立群,谢安琪,等.L-缬氨酸对巨噬细胞 raw264.7 的作用[J].中国老年学杂志,2019(24):6069－6073.

[7]CHEN X H,LIU S R,PENG B,et al.Exogenous l-valine promotes phagocytosis to kill multidrug-resistant bacterial pathogens[J].Frontiers in Immunology,2017:207.

[8]田慧,师水生,张舒静,等.缬氨酸对肝纤维化的影响[J].中国医疗前沿,2011(7):18－19.

[9]广西壮族自治区食品药品监督管理局.广西壮族自治区壮药质量标准:第三卷(2018 年版)[M].南宁:广西科学技术出版社,2018.

靛玉红
Indirubin

【化学名】 2-(2-氧代-1H-吲哚-3-亚基)-1H-吲哚-3-酮[2-(2-oxo-1H-indole-3-sub-unit)-1H-indole-3-one]。

【别名】 炮弹树碱B。

【CAS号】 479-41-4。

【结构式】

【分子式】 $C_{16}H_{10}N_2O_2$。

【相对分子质量】 262.26。

【主要来源】 爵床科植物板蓝[*Strobilanthes cusia*(Nees)Kuntze]。

【性状】 暗红色针状结晶。溶于乙酸乙酯、丙酮、三氯甲烷、乙醚,微溶于乙醇,不溶于水。

【熔点】 356~358℃。

【光谱】

UV λ_{max}^{MeOH}(nm):249.6,291.0,361.0,534.8[1]。

IR ν_{max}^{KBr}(cm^{-1}):3345(尖峰,N—H),3183(宽峰,缔合,N—H),1665(C=O),1620,1595(芳环),751(芳环二取代)[1]。

【波谱】

^{1}H-NMR (300 MHz,DMSO-d_6)δ:10.98(1H,s,NH),10.85(1H,s,NH),8.75(1H,d,J=7.5 Hz,H-4'),7.64(1H,d,J=7.5 Hz,H-4),7.56(1H,t,J=7.5,8.0 Hz,H-6'),7.40(1H,d,J=8.0 Hz,H-7'),7.24(1H,t,J=7.5,7.8 Hz,H-6),7.00(2H,t,J=7.5 Hz,H-5,5'),6.89(1H,d,J=7.8 Hz,H-7)[1]。

^{13}C-NMR (75 MHz,DMSO-d_6)δ:189.2(C-3),171.7(C-2'),153.2(C-7a),141.7(C-7'a),139.1(C-2),137.8(C-6),130.0(C-4'),125.4(C-4),125.0(C-6'),122.2(C-3'a),120.0(C-5,5'),119.8(C-3a),114.1(C-7),110.3(C-7'),105.7(C-3')[1]。

【质谱】

EI-MS m/z:262[M]$^+$,234[M-CO]$^+$,205,179,150,131,120,103,76,63,50,44[1]。

【色谱】

TLC[2]

薄层板:硅胶 G。

展开剂:苯—三氯甲烷—丙酮(5∶4∶1)。

检识:日光下检视。

HPLC[3]

色谱柱:Phenomenex Luna C18,5 μm(4.6 mm×250 mm)。

流动相:甲醇—0.02 mol/L 乙酸铵溶液(75∶25)。

流速:1.0 mL/min。

检测波长:289 nm。

【药理活性】 抗癌[4]。

【贮藏】 -20 ℃。

【应用】

《广西壮族自治区壮药质量标准:第一卷(2008 年版)》[2]

薄层鉴别(TLC):南板蓝根/棵烘。

参考文献

[1]阮金兰,邹建华,蔡亚玲.大青叶化学成分研究[J].中国中药杂志,2005(19):1525-1526.

[2]广西壮族自治区食品药品监督管理局.广西壮族自治区壮药质量标准:第一卷(2008 年版)[M].南宁:广西科学技术出版社,2008.

[3]王婷婷,李玲,陈乃江.高效液相色谱法测定双料喉风散中靛蓝和靛玉红含量[J].中国药业,2019(23):24-26.

[4]许旋,罗一帆,陈子超,等.抗癌药靛玉红及其异构体构效关系的量子化学研究[J].数理医药学杂志,1998(4):361-362.

靛蓝

Indigo

【化学名】2,2′-二（2,3-二氢-3-氧吲哚基苪）[2,2′-bis（2,3-dihydro-3-oxoindolyli-dene）]。

【别名】食品蓝1号、食用青色2号、食用蓝等。

【CAS号】482-89-3。

【结构式】

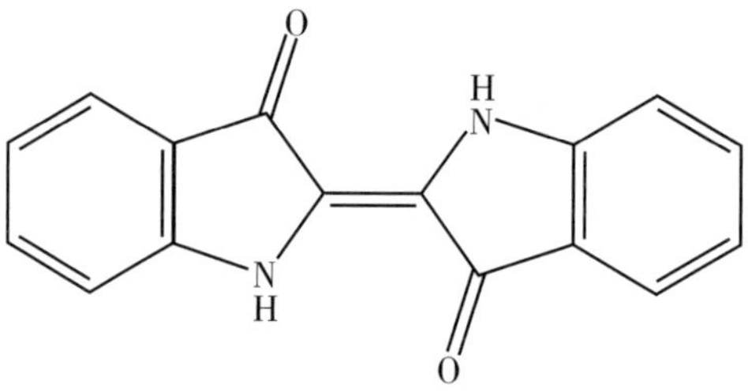

【分子式】$C_{16}H_{10}N_2O_2$。

【相对分子质量】262.26。

【主要来源】蓼科植物蓼蓝（*Polygonum tinctorium* Ait），十字花科植物欧洲菘蓝（*Isaiis tinctoria* Linnaeus），豆科植物木蓝（*Indigofera tinctoria* L.）。

【性状】暗蓝色粉末，无臭。微溶于水、乙醇、甘油和丙二醇，不溶于油脂。

【熔点】390~392 ℃。

【光谱】

IR ν_{max}^{KBr}（cm^{-1}）：3300（N—H），1630、1610（C=O），1590（C=C）[1]。

【波谱】

^{1}H-NMR （400 Hz，$CDCl_3$）δ：7.62（2H，d，J=7.6 Hz，H-4,4′），6.92（2H，d，J=7.6 Hz，H-7,7′），7.57（2H，t，J=7.6 Hz，H-6,6′），7.13（2H，d，J=7.6 Hz，H-5,5′）[2]。

^{13}C-NMR （100 Hz，$CDCl_3$）δ：138.6（C-2,2′），125.8（C-3a,7a,3a′,7a′），124.0（C-4,4′,7,7′），112.3（C-5,6,5′,6′）[2]。

【质谱】

ESI-MS m/z：263[M+H]$^+$[2]。

【色谱】

TLC[3]

薄层板：硅胶 G。

展开剂:苯—三氯甲烷—丙酮(5∶4∶1)。

检识:日光下检视。

HPLC[4]

色谱柱:Phenomenex Luna C18,5 μm(4.6 mm×250 mm)。

流动相:甲醇—0.02 mol/L 乙酸铵溶液(75∶25)。

流速:1.0 mL/min。

检测波长:289 nm。

【药理活性】 无。

【贮藏】 密封、阴凉、干燥。

【应用】

《广西壮族自治区壮药质量标准:第一卷(2008 年版)》[3]

薄层鉴别(TLC):南板蓝根/棵烘。

参考文献

[1]杨秀贤,吕曙华,吴寿金.马蓝叶化学成分的研究[J].中草药,1995(12):622.

[2]裴毅.菘蓝和马蓝药用部位的药学研究[D].哈尔滨:黑龙江中医药大学,2007.

[3]广西壮族自治区食品药品监督管理局.广西壮族自治区壮药质量标准:第一卷(2008 年版)[M].南宁:广西科学技术出版社,2008.

[4]王婷婷,李玲,陈乃江.高效液相色谱法测定双料喉风散中靛蓝和靛玉红含量[J].中国药业,2019(23):24-26.

薄荷脑
Menthol

【化学名】2-异丙基-5-甲基环己醇(2-isopropyl-5-methyl-cyclohexanol)。

【别名】六氢百里香酚、薄荷醇、薄荷冰等。

【CAS 号】89-78-1。

【结构式】

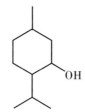

【分子式】$C_{10}H_{20}O$。

【相对分子质量】156.26。

【主要来源】唇形科植物薄荷(*Mentha canadensis* Linnaeus.)。

【性状】无色针状结晶或白色结晶性粉末。极易溶于乙醇、三氯甲烷、乙醚、液状石蜡或挥发油,极微溶于水。

【熔点】34.0~36.0 ℃。

【光谱】

UV $\lambda_{max}^{MeOH}(nm):201$。

IR $\nu_{max}^{KBr}(cm^{-1}):3255(—OH),2950,2920,2850,1450,1365,1075,1040$。

【波谱】

¹H-NMR (600 MHz,CDCl₃)δ:3.52~3.48(OH,t,*J*=24.1 Hz),3.43~3.39(1H,t,*J*=21.7 Hz),1.98~1.95(1H,m,*J*=22.3 Hz),1.738(3H,s),1.68~1.64(2H,m,*J*=22.2 Hz),1.63~1.59(1H,m,*J*=22.8 Hz),1.47~1.40(1H,m,*J*=40.8 Hz),0.99~0.91(2H,m,*J*=47.4 Hz),0.88~0.82(2H,m,*J*=42.3 Hz),0.712(3H,s),0.701(3H,s)[1]。

¹³C-NMR (150 MHz,CDCl₃)δ:71.6(CH),50.2(CH),45.3(CH₂),31.7(CH₂),31.2(CH),25.9(CH₂),25.8(CH),22.3(CH₃),21.1(CH₃),16.2(CH₃)[1]。

【质谱】

EI-MS m/z:156[M]⁺[1]。

【色谱】

TLC[2]

薄层板:硅胶 G。

展开剂:甲苯—乙酸乙酯(19∶1)。

检识:喷以香草醛硫酸试液—乙醇(1∶4)的混合溶液,100 ℃加热至斑点显色清晰,日光下检视。

GC[3]

色谱柱:DB-IMS 石英毛细管,0.25 μm(0.25 mm×30 m)。

柱温:始柱温 60 ℃,保持 1 min,再以 2 ℃/min 升温到 120 ℃,保持 1 min,再以 10 ℃/min升温到 280 ℃,保持 2 min。

进样口温度:250 ℃。

接口温度:230 ℃。

【**药理活性**】 中枢抑制[4]、促透[5]、抗真菌[6]等。

【**贮藏**】 干燥、密闭。

【**应用**】

《广西壮族自治区壮药质量标准:第二卷(2011 年版)》[2]

薄层鉴别(TLC):薄荷/棵薄荷。

参考文献

[1]LEE H W,LEE H S.Acaricidal potency of active constituent isolated from *Mentha piperita* and its structural analogs against pyroglyphid mites[J].Journal of the Korean Society for Applied Biological Chemistry,2015 (4):597－602.

[2]广西壮族自治区食品药品监督管理局.广西壮族自治区壮药质量标准:第二卷(2011 年版)[M].南宁:广西科学技术出版社,2011.

[3]陈土荣,赵毛香,王秀丽,等.健步消肿止痛油化学成分的 GC-MS 分析[J].中国中医药现代远程教育, 2011(16):143.

[4]王晖,许卫铭,王宗锐,等.薄荷醇对戊巴比妥中枢抑制作用的影响[J].现代应用药学,1995(3):1－2.

[5]吴铁,张志平.薄荷脑促进扑热息痛透皮吸收作用研究[J].中国医院药学杂志,1992(3):104－105.

[6]EDRIS A E,FARRAG E S.Antifungal activity of peppermint and sweet basil essential oils and their major aroma constituents on some plant pathogenic fungi from the vapor phase[J].Nahrung,2003(2):117－121.

橙皮苷
Hesperidin

【化学名】7-[2-*O*-(6-脱氧-*α*-*L*-甘露吡喃基)-*β*-*D*-葡萄吡喃基氧]-2,3-二氢-4′,5,7-三羟基黄酮{7-[2-*O*-(6-deoxy-*α*-*L*-mannopyranosyl)-*β*-*D*-glucopyranosyloxy]-2,3-dihydro-4′,5,7-trihydroxyflavone}。

【别名】川陈皮素、二氢黄酮甙、橙皮甙等。

【CAS 号】520-26-3。

【结构式】

【分子式】$C_{28}H_{34}O_{15}$。

【相对分子质量】610.56。

【主要来源】芸香科植物柑橘(*Citrus reticulata* Blanco)、佛手(*Citrus medica* 'Fingered')。

【性状】类白色或淡黄色结晶性粉末。易溶于吡啶或二甲基甲酰胺,不溶于乙醇或水。

【熔点】255.3~255.6 ℃。

【光谱】

UV $\lambda_{max}^{MeOH}(nm)$:285,326[1]。

IR $\nu_{max}^{KBr}(cm^{-1})$:3480,2940,2920,1650,1610,1521,1450,1360,1300,1280,1210,1182,1135,1100,1070,970,820,770,740[1]。

【波谱】

^{1}H-NMR(600 MHz,DMSO-d_6)δ:12.03(1H,s,5-OH),6.94(3H,m,H-2′,5′,6′),9.11(1H,s,3′-OH),4.98(1H,d,*J*=7.8 Hz,H-1″),5.49(1H,dd,*J*=7.5,3.2 Hz,H-2),2.77(1H,dd,*J*=7.8,3.2 Hz,H-3),6.15(1H,s,H-6),6.13(1H,s,H-8),3.78(3H,s,OCH$_3$),3.29~3.13(10H,m,H-sugar),1.09(3H,d,*J*=7.8,3.2 Hz,rha-CH$_3$)[2]。

^{13}C-NMR （150 MHz，DMSO-d_6）δ：78.8（C-2），42.5（C-3），197.5（C-4），163.5（C-1'），114.6（C-2'），148.4（C-3'），56.1（4-OCH$_3$），112.5（C-5'），118.4（C-6'），101.1（C-1'''），99.9（C-1''），73.4（C-2''），76.0（C-3''）76.7（C-5''），66.5（C-6''），71.2（C-2'''），70.7（C-3'''），72.5（C-4'''），68.8（C-5'''），18.3（C-6'''）[2]。

【质谱】

EI-MS m/z：609［M-H］$^-$[2]。

【色谱】

TLC[3]

薄层板：硅胶 G。

展开剂：以乙酸乙酯—甲醇—水（100：17：13）为展开剂，展至约 3 cm，取出，晾干；再以甲苯—乙酸乙酯—甲酸—水（20：10：1：1）的上层溶液为展开剂，展至约 8 cm。

检识：喷以三氯化铝试液，紫外光灯 365 nm 下检视。

HPLC[3]

色谱柱：C18，5 μm（4.6 mm×250 mm）。

流动相：甲醇—乙酸—水（35：4：61）。

流速：1.0 mL/min。

检测波长：283 nm。

【药理活性】 抗炎[4]、抗氧化[5]、抗病毒[6]、抗癌[7]等。

【贮藏】 干燥、密闭。

【应用】

《广西壮族自治区壮药质量标准：第二卷（2011 年版）》[3]

薄层鉴别（TLC）：陈皮/能柑。

含量测定（HPLC）：陈皮/能柑；佛手/芒佛手。

参考文献

[1]齐一萍，郭舜民，夏志林，等.木棉化学成分的研究（Ⅱ）[J].中国中药杂志，1996(4)：234-235.

[2]吴江平，宋珍，刘艳丽，等.芜荽果化学成分的研究[J].中成药，2018(7)：1543-1546.

[3]广西壮族自治区食品药品监督管理局.广西壮族自治区壮药质量标准：第二卷（2011 年版）[M].南宁：广西科学技术出版社，2011.

[4]李荣，李俊，胡成穆，等.橙皮苷对大鼠佐剂性关节炎的治疗作用及机制[J].中国药理学通报，2008(4)：494-498.

[5]娄桂予，江渝，彭家和，等.橙皮武抗 LDL 氧化及对 MCP-1 mRNA 转录的影响[J].第三军医大学学报，2004(8)：717-719.

[6]BAE E A，HAN M J，LEE M，et al.In vitro inhibitory effects of some flavonoids on rota virus infectivity[J].

Biological & Pharmaceutical Bulletin,2000(9):1122－1124.

[7]TANAKA T.Chemoprevention of human cancer:biology and therapy[J].Critical Reviews in Oncology/Hematology,1997(3):139－174.

橙黄决明素

Aurantio-obtusin

【化学名】1,3,7-三羟基-2,8-二甲氧基-6-甲基蒽-9,10-二酮(1,3,7-trihydroxy-2,8-dimethoxy-6-methylanthracene-9,10-dione)。

【别名】无。

【CAS 号】67979-25-3。

【结构式】

【分子式】$C_{17}H_{14}O_7$。

【相对分子质量】330.29。

【主要来源】豆科植物决明[*Cassia tora* (Linnaeus) Roxburgh]。

【性状】橙色粉末。易溶于醇,几乎不溶于乙醚。

【熔点】229~231 ℃。

【光谱】

UV $\lambda_{max}^{MeOH}(nm)$:220,286,316,383[1]。

IR $\nu_{max}^{KBr}(cm^{-1})$:3451(—OH),1675(C=O),1627[1]。

【波谱】

¹H-NMR (400 MHz,DMSO-d_6)δ:2.31(3H,s,3-CH₃),7.21(1H,s,H-5),7.75(1H,s,H-4),10.18(1H,br.s,2-OH),10.59(1H,br.s,6-OH),13.19(1H,s,8-OH)[2]。

¹³C-NMR (100 MHz,DMSO-d_6)δ:16.3(3-CH₃),59.8、60.9(1,7-OCH₃),108.1(C-4),110.8(C-8α),124.1(C-9α),124.9(C-10α),146.8(C-2),128.3(C-3),126.2(C-5),138.9(C-7),131.8(C-4α),156.0(C-6),156.4(C-8),256.5(C-1),179.6(C-10),187.5(C-9)[2]。

【质谱】

EI-MS m/z:330[M]⁺[2]。

【色谱】

TLC[3]

薄层板:硅胶 G。

展开剂:石油醚(30~60℃)—丙酮(2∶1)。

检识:日光下检视。

HPLC[3]

色谱柱:C18,5 μm(4.6 mm×250 mm)。

流动相:乙腈—0.1%磷酸溶液,梯度洗脱(40~90∶60~10)。

流速:1.0 mL/min。

检测波长:284 nm。

【药理活性】降血脂、抗动脉粥样硬化[4]。

【贮藏】 干燥、避光。

【应用】

《广西壮族自治区壮药质量标准:第二卷(2011 年版)》[3]

薄层鉴别(TLC):决明子/些羊灭。

含量测定(HPLC):决明子/些羊灭。

参考文献

[1]张治雄,梁永锋.决明子化学成分的分离与鉴定[J].中国药房,2012(19):1782－1783.

[2]刘建东,徐惠芳,黄中强.短叶决明子的化学成分研究[J].中国药师,2016(6):1077－1078.

[3]广西壮族自治区食品药品监督管理局.广西壮族自治区壮药质量标准:第二卷(2011 年版)[M].南宁:广西科学技术出版社,2011.

[4]李明元,罗孟军,叶娉,等.橙黄决明素的降血脂作用研究[J].中药药理与临床杂志,2008(6):36－37.

磷酸可待因

Codeine phosphate

【化学名】17-甲基-3-甲氧基-4,5α-环氧-7,8-二去氢吗啡喃-6α-醇磷酸盐(17-methyl-3-methoxy-4,5α-epoxy-7,8-didehydromorphinan-6α-ol phosphate sesquihydrate)。

【别名】可待因、磷酸甲基吗啡。

【CAS 号】41444-62-6。

【结构式】

【分子式】$C_{18}H_{24}NO_7P$。

【相对分子质量】397.36。

【主要来源】罂粟科植物罂粟(*Papaver somniferum* L.)。

【性状】白色针状结晶性粉末。易溶于水,微溶于乙醇。

【熔点】245~247 ℃。

【光谱】

UV　$\lambda_{max}^{MeOH}(nm):285^{[1]}$。

IR　$\nu_{max}^{KBr}(cm^{-1}):3500,2500,1645,1618,1515,1280,1090,790,760^{[2]}$。

【波谱】

^{1}H-NMR　(200 MHz,DMSO-d_6)δ:6.78(1H,d,H-1),6.95(1H,d,H-2),5.78(1H,d,H-7),5.40(1H,d,H-8),4.40(1H,d,H-9)$^{[2]}$。

^{13}C-NMR　(80 MHz,DMSO-d_6)δ:121.1(C-1),115.1(C-2),142.7(C-4),66.7(C-5),91.6(C-6),126.4(C-7),134.1(C-8),61.3(C-9),33.4(C-10),125.0(C-11),129.9(C-12),42.4(C-13),41.90(C-14),21.8(C-15),47.9(C-16),39.2(C-17),57.2(C-18)$^{[2]}$。

【质谱】

EI-MS m/z:300[M+H-H_3PO_4]^+[3]。

【色谱】

TLC[4]

薄层板:硅胶 G。

展开剂:甲苯—丙酮—乙醇—浓氨试液(20:20:3:1)。

检识:紫外光灯 365 nm 下检视。

HPLC[5]

色谱柱:C18,5 μm(4.6 mm×250 mm)。

流动相:甲醇—0.03 mol/L 乙酸钠溶液(冰乙酸调 pH 至 3.5)(30:70)。

流速:1.0 mL/min。

检测波长:238 nm。

【药理活性】 阿片受体激动剂、抑制咳嗽反射[6]。

【贮藏】 干燥、密闭。

【应用】

《贵州省中药材、民族药材质量标准》[5]

含量测定(HPLC):罂粟壳。

参考文献

[1]屠洁,倪坤仪,彭丽辉.联邦止咳露分析方法的研究[J].中国药科大学学报,1998(3):43-46.

[2]MUHTADI F J,HASSAN M M A.Codeine phosphate[M].Analytical Profiles of Drug Substances,1981:93-138.

[3]林伟杰,梁祈,詹若挺.止咳平喘类中成药中 9 种非法添加化学成分的定性定量检验方法研究[J].广州中医药大学学报,2017(3):418-423.

[4]国家药典委员会.中华人民共和国药典:2015 年版 一部[M].北京:中国医药科技出版社,2015:1029.

[5]贵州省药品监督管理局.贵州省中药材、民族药材质量标准[M].贵阳:贵州科技出版社,2003.

[6]陆基宗.高血压老人咳喘慎选止咳祛痰药[J].开卷有益:求医问药,2017(3):27.

蟛蜞菊内酯

Wedelolactone

【化学名】1,8,9-三羟基-3-甲氧基-6H-苯并呋喃[3,2-c]苯并吡喃-6-酮[1,8,9-trihydroxy-3-methoxy-6H-benzofuro[3,2-c]benzopyran-6-one]。

【别名】蟛蜞菊内脂。

【CAS 号】524-12-9。

【结构式】

【分子式】$C_{16}H_{10}O_7$。

【相对分子质量】314.25。

【主要来源】菊科植物鳢肠[*Eclipta prostrata*(L.) L.]。

【性状】棕色针状结晶。易溶于甲醇、乙醇,几乎不溶于乙醚。

【熔点】327~328 ℃。

【光谱】

UV λ_{max}^{MeOH}(nm):210,250,350[1]。

IR ν_{max}^{KBr}(cm^{-1}):3500,3250(—OH),1700,1610(C=O),1450,1420,1320,1280,1200,1150,1085,1065,820[1]。

【波谱】

¹H-NMR (500 MHz DMSO-d_6)δ:10.96(1H,s,5-OH),7.22(1H,s,H-13),7.30(1H,s,H-10),6.46(1H,d,J=2.2 Hz,H-8),6.40(1H,d,J=2.2 Hz,H-6),3.81(3H,s,OCH$_3$)[2]。

¹³C-NMR (125 MHz DMSO-d_6)δ:157.9(C-1),100.6(C-2),154.1(C-3),95.82(C-4),153.8(C-5),92.2(C-6),161.0(C-7),97.2(C-8),156.9(C-9),103.5(C-10),144.3(C-11),143.4(C-12),97.8(C-13),112.8(C-14),147.9(C-15),54.7(OCH$_3$)[2]。

【质谱】

ESI-MS m/z:314[M]$^+$[1]。

【色谱】

TLC[3]

薄层板:硅胶 G。

展开剂:甲苯—乙酸乙酯—甲酸(5∶4∶1)。

检识:喷以含 1%香草醛和 10%浓硫酸的乙醇溶液,110 ℃加热 10 min,日光下检视。

HPLC[4]

色谱柱:C18。

流动相:甲醇(A)—0.5%乙酸溶液(B),梯度洗脱(0~10 min,35%→59%A;10~20 min,59%A)。

流速:1.0 mL/min。

检测波长:351 nm。

【药理活性】 保肝、抗蛇毒[5,6]。

【贮藏】 干燥、密闭。

【应用】

《广西壮族自治区壮药质量标准:第二卷(2011 年版)》[4]

含量测定(HPLC):墨旱莲/黑么草。

参考文献

[1]邹建平,中山充.墨旱莲化学成分的研究[J].中草药,1993(4):174-176.

[2]陈腾飞,萧伟,李成,等.二至丸处方提取物化学成分的研究[J].中草药,2011(3):447-449.

[3]Upadhyay K,Gupta N K,Dixit V K.Development and characterization of phyto-vesicles of wedelolactone for hepatoprotective activity[J].Drug Development and Industrial Pharmacy,2011(9):1152-1158.

[4]广西壮族自治区食品药品监督管理局.广西壮族自治区壮药质量标准:第二卷(2011 年版)[M].南宁:广西科学技术出版社,2011.

[5]WAGNER H,GEYER B,KISP Y,et al.Coumestans as the main active principles of the liver drugs *Eclipta alba* and *wedelia calenulaceae*[J].Planta Medica,1986(5):370-374.

[6]MORS W B,DO NASCIMENTO M C,PARENTE J P,et al.Neutralization of lethal and myotoxic activities of South American rattlesnake venom by extracts and constituents of the plant *Eclipta prostrata* (Asteraceae)[J].Toxicon,1989(9):1003-1009.

麝香草酚
Thymol

【化学名】 2-异丙基-5-甲基苯酚(2-isopropyl-5-methylphenol)。

【别名】 百里酚、百里香酚、麝香草脑。

【CAS 号】 89-83-8。

【结构式】

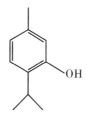

【分子式】 $C_{10}H_{14}O$。

【相对分子质量】 150.22。

【主要来源】 唇形科植物百里香(*Thymus mongolicus* Ronn.)、法国百里香(*Thymus vulgaris* L.)、牛至(*Origanum vulgare* L.)。

【性状】 无色颗粒状结晶。易溶于三氯甲烷、乙醚、乙醇。

【熔点】 49~51 ℃。

【光谱】

UV $\lambda_{max}^{MeOH}(nm):276^{[1]}$。

IR $\nu_{max}^{KBr}(cm^{-1}):3230,3033,2956,2866,1619,1583,1514,1458,1378,1358,1242,1155,853,803^{[1]}$。

【波谱】

¹H-NMR (600 MHz,DMSO-d_6)δ:1.13(6H,d,*J*=6.96 Hz,H-8,H-9),2.17(3H,s,H-10),3.16(1H,m,H-7),6.96(1H,d,*J*=7.80 Hz,H-3),6.55(1H,d,*J*=7.80 Hz,H-4),6.59(1H,s,H-6),9.03(1H,s,OH)$^{[1]}$。

¹³C-NMR (150 MHz,DMSO-d_6)δ:154.62(C-1),131.64(C-2),126.07(C-3),120.08(C-4),135.70(C-5),116.02(C-6),26.49(C-7),23.06(C-8,C-9),21.12(C-10)$^{[1]}$。

【质谱】

EI-MS m/z:150[M]$^+$,135,115,107,91,77,65,51$^{[1]}$。

【色谱】

TLC[2]

薄层板:硅胶 G。

展开剂:二氯甲烷。

检识:喷以 5％香草醛硫酸溶液,100 ℃烘至斑点显色清晰,日光下检视。

HPLC[3]

色谱柱:Wonda Cract C18,5 μm(4.6 mm×150 mm)。

流动相:甲醇(A)—0.2％磷酸溶液(B),梯度洗脱(0~10 min,45％~60％A;10~12.6 min,60％~75％A;12.6~20 min,75％A)。

流速:1.0 mL/min。

检测波长:274 nm。

【药理活性】 抗菌[4]。

【贮藏】 干燥、密闭。

【应用】

《贵州省中药材、民族药材质量标准》[2]

薄层鉴别(TLC):牛至/满坡香。

参考文献

[1]TANG X R,HOU T P.Isolation and identification of 2-isopropyl-5-methylphenol from *Stellera chamaejasme* and its insecticidal activity against *Aphis craccivora* and *Pieris rapae*[J].Natural Product Research,2011(4):381-386.

[2]贵州省药品监督管理局.贵州省中药材、民族药材质量标准[M].贵阳:贵州科技出版社,2003.

[3]曹伟宇,贺文娟,雷丸,等.HPLC 法同时测定干髓糊剂中丁香酚和麝香草酚的含量[J].中国药房,2017(30):4268-4271.

[4]郑玉平.碘仿、本章脑酚、麝香草酚及其混合物体外抗菌作用的研究[J].武警医学,1992(3):52.

附录

英文名称索引